专科技能培训教程

皮肤性病与整形美容分册

主　　编　陈　翔　周建大

副主编　肖　嵘　粟　娟　施　为　雷少榕　李　萍

编　　委　(以姓氏笔画为序)

王少华　尹　恒　尹朝奇　匡叶红　刘芳芬　祁　敏
李　捷　李　萍　李文波　李亚萍　李芳芳　肖　嵘
邱湘宁　张湘彦　陈　佳　陈　翔　陈　静　陈孜孜
范鹏举　周建大　赵　爽　施　为　粟　娟　鲁建云
湛　意　雷少榕　简　丹　谭弩远

编写秘书　李　萍

人民卫生出版社

·北　京·

图书在版编目（CIP）数据

专科技能培训教程．皮肤性病与整形美容分册 / 陈翔，周建大主编．—北京：人民卫生出版社，2023.1
ISBN 978-7-117-33820-2

I.①专… Ⅱ.①陈…②周… Ⅲ.①皮肤病—外科学—技术培训—教材②美容—整形外科学—技术培训—教材 Ⅳ.①R

中国版本图书馆 CIP 数据核字（2022）第 198749 号

人卫智网	www.ipmph.com	医学教育、学术、考试、健康，购书智慧智能综合服务平台
人卫官网	www.pmph.com	人卫官方资讯发布平台

专科技能培训教程
皮肤性病与整形美容分册
Zhuanke Jineng Peixun Jiaocheng
Pifu Xingbing yu Zhengxing Meirong Fence

主　　编：陈　翔　周建大
出版发行：人民卫生出版社（中继线 010-59780011）
地　　址：北京市朝阳区潘家园南里 19 号
邮　　编：100021
E - mail：pmph @ pmph.com
购书热线：010-59787592　010-59787584　010-65264830
印　　刷：北京新华印刷有限公司
经　　销：新华书店
开　　本：787 × 1092　1/16　　印张：19
字　　数：462 千字
版　　次：2023 年 1 月第 1 版
印　　次：2023 年 2 月第 1 次印刷
标准书号：ISBN 978-7-117-33820-2
定　　价：75.00 元

打击盗版举报电话：010-59787491　E-mail：WQ @ pmph.com
质量问题联系电话：010-59787234　E-mail：zhiliang @ pmph.com
数字融合服务电话：4001118166　E-mail：zengzhi @ pmph.com

丛书前言

2020 年国务院办公厅《关于加快医学教育创新发展的指导意见》明确提出要"深化住院医师培训和继续医学教育改革"。临床医师在完成住院医师规范化培训后，需要进一步完成专科医师规范化培训，才能成为独立从事某一专科临床医疗工作的专科医师。而专科技能作为临床实践能力的一环，在专科医师规范化培训及医护人员的继续医学教育中尤为重要。

中南大学湘雅医学院是久负盛名的老校，创办于 1914 年，是我国第一所中外合办的医学院，具备医学本科生、研究生、进修生、住院医师规范化培训等完整的学位教育和继续教育教学体系。中南大学湘雅医学院素来治学严谨，坚持把培养具有扎实的临床实践能力和高尚的职业精神作为教学的根本任务；各附属医院历来重视住院医师规范化培训，尤其在专科医师规范化培训上投入大量的人力和物力，培养了一大批专科高端人才，积累了丰富的专科培训经验。

目前尚无一套涵盖临床医学各专科的专科技能培训教材，为了更好地帮助医护人员提高专科技能操作水平，中南大学湘雅医学院召集各附属医院的临床专科教师，讨论需要撰写的专科技能培训项目和内容，编写了这套《专科技能培训教程》系列教材。

《专科技能培训教程》系列教材涵盖范围广、系统性强，综合了各专科的临床技能培训内容。丛书包括临床各专科和护理共 12 分册，是一套系统的临床专科技能培训教材。内容不但包括常见的各专科技能操作的规范流程、评估标准及操作易犯错误分析，还列出了目前常用的训练方法和相关知识测试题。每一个分册均附有操作视频等数字化资源，生动直观地将专科技能操作全方位多角度展示给学员，让学员有更加身临其境的感受。

本丛书汇聚了湘雅医学院各附属医院临床专家的智慧，紧跟各专科新技术的前沿，对提高各专科医师的专业技能水平有很大的帮助。适用于住院医师及专科医师规范化培训，亦可以用作高等医学院校的专科技能教学的指导用书。

本套丛书由于首次编写，难免有遗漏或错误之处，敬请读者及同仁不吝赐教，予以斧正，以资完善。

陈　翔　吴　静　陈俊香
2022 年 10 月

前　言

　　《皮肤性病与整形美容分册》是中南大学湘雅医学院组织编写的"专科技能培训教程"系列教材中的一分册。本书将皮肤软组织相关的皮肤科和整形美容外科合并为一册，是本系列教材编写过程中的一个创新和尝试。

　　本书共分三篇十四章，围绕皮肤软组织相关疾病的诊断和治疗临床技能进行讲解，内容包括概述、操作规范流程、操作规范检查表、常见操作错误及分析以及相关知识测试题等。内容编写具有以下特点：第一，详细介绍了临床上通识性的皮肤临床技能操作；第二，按照皮肤软组织相关疾病分类和手术方法，全面阐述了专病和专项技术的临床技能操作；第三，提供了各领域的最近研究进展和相关拓展知识，有利于读者在皮肤软组织专科技能领域进行完整的理论学习并掌握相应技术方法；第四，配备了操作视频等数字化资源，直观地将各项操作全方位地展示给读者。

　　本书可操作性和实用性较强，可供医学院校在读本科生、皮肤病学和整形美容外科领域初入门的研究生和低年资住院医师、专科医护人员等不同层次的人员阅读。由于时间紧迫，书中可能存在不足和错误之处，恳请各位专家和广大读者指正。

陈　翔　周建大
2022 年 10 月

目　录

第三篇 常用整形美容外科技术专科技能

第一篇　常用诊断技术专科技能

第一章

皮肤影像学检查

第一节　皮损摄影技术

一、概述

皮肤病学是一门以形态学为主的学科,皮损的变化与疾病的发生、发展、转归、治疗疗效和预后密切相关,而一张典型的皮损图片所提供的信息胜过大段的文字描述。因此,皮损摄影对临床诊疗、教学、科研、学术交流、论文发表、学科继续教育和远程诊疗都具有重要的价值。

皮损摄影应遵循客观真实、拍摄条件一致、构图合理三大原则。客观真实是要求对皮损不进行过度美化和加工;拍摄条件一致是要求不同图片的光线、背景、患者姿势等因素有较好的可比性和统一性;构图合理是要求突出主题的同时兼顾美观。

二、皮损摄影操作规范流程

(一)适应证

适用于所有有肉眼所见皮损的皮肤病。

(二)禁忌证

无特殊禁忌证。

(三)操作前准备

1. 患者的准备

(1)患者或其法定代理人签署拍摄知情同意书,同意拍摄。

(2)脱去衣物及装饰物,充分暴露所有皮损。

2. 物品(器械)的准备

(1)确保拍摄环境安静、整洁、私密,以及光源固定、光线充足。

(2)拍摄背景应单一,一般选用天蓝色、绿色、黑色、白色等纯色背景为宜。

(3)确定相机内存足够、工作状态良好、电源充足。

3. 操作者的准备

(1)核对患者信息:姓名、性别、年龄、主诉、皮损部位等。

(2) 与患者或其家属充分沟通,获得患者或其法定代理人签名的知情同意书。

(四) 操作步骤

1. 再次确认患者的皮损部位,根据皮损部位采取适当体位。

2. 精准对焦,拍摄体现解剖部位的全局照和包含皮损细节的特写照各一组。

3. 查看拍摄的照片是否清晰、构图是否合理,将不合格的照片删除,合格照片归档。

4. 记录照片的患者信息及拍摄条件,如拍摄的光线、背景、部位、体位、角度等。

(五) 操作注意事项

1. 女性外阴部皮损摄影时,应同时有 1 名以上女性医务人员陪同进行。

2. 应尽量熟悉相机的操作,可选用连拍模式增加拍摄到清晰细节的机会。

3. 操作过程中应注意拍摄角度的选择,原则上要求相机镜头与被拍摄部位保持在同一水平面。

4. 掌握手持拍摄最基本的"三点支撑"(双手 + 脸颊)要领,以保证成像清晰。

5. 操作过程中注意人文关怀。

6. 应及时将患者的皮损图片和相关资料归档,最好能当时拍摄当时建档,避免因时间久后失去照片与患者信息的对应性。

(六) 相关知识

1. 相机选择 为保证皮损摄影的拍摄质量,最好能选择分辨率在 500 万像素及以上的相机,像素越大,照片的分辨率越高,越能保证颜色的真实感,因此在使用相机拍摄时,建议选择相机的最高像素。同样像素的手机相机和单反相机拍摄照片的质量相差甚远,因此相机最好能选择数码单反相机。但随着手机双摄镜头的普及提高了其照片的拍摄质量,而且智能手机方便携带、普及率高,适合于没有单反数码相机时拍摄或者患者自己记录皮损变化情况(注意:智能手机拍摄时需关闭相机滤镜与智能算法修图功能,否则会导致照片无法准确反映皮损部位的真实状态)。

2. 光源选择 拍摄时的最佳灯光是自然光、广谱灯光,可使照片呈现最准确、自然的皮肤状态。光源照射方向应与被拍摄的皮肤成一定角度,避免日光、闪光灯、灯泡的直射光,以免增白肤色、减少对比度、导致反光。无论光源如何,在拍摄局部和特写图像时,均应实现整个感兴趣皮损区域的均匀照明,以准确评估皮肤类型和表面纹理。

3. 皮损部位选择 在拍摄皮损时,应根据皮损所在的部位来决定构图画面的比例及所需范围,灵活运用各种构图因素。带状分布的皮损需完整拍摄皮损部位和分布特点;全身性皮损在近距离拍摄皮损细节的同时,还需正面、侧面、背面全方位拍摄,进行全身取景。皮损位于一侧时,需与对侧对应部位一起拍摄,从而凸显病变部位皮损的形态学特征。同时,还可借助刻度尺度一起拍摄。横幅画面更适合拍摄对象水平线条占优势时使用;而竖幅画面多应用于拍摄对象垂直线条占优势时。

4. 拍摄角度选择 拍摄皮损时,应避免出现"俯视"或"仰视"。如平面不隆起的皮损且皮损范围不大,通常选择正对皮损垂直于机体表面的角度拍摄;如皮损范围广泛,选择皮损中心部位所在体表的水平面与体表垂直的角度拍摄为宜,同时需避免与皮损的距离过近而产生变形。隆起或凹陷的皮损,应使镜头与皮损有一定角度,从侧面拍摄以突出其立体形态。

5. 相机设置 一般情况下,标准镜头可满足皮损的整体和局部特征拍摄的需要。标准镜头或微距镜头均可应用于近距离拍摄皮损细节。相机设置包括分辨率、曝光时间、焦距、白平衡。感光度一般设定为100~200,曝光通常设置为"光圈优先"。

皮损摄影通常采用自动对焦,使皮损位于相机取景框或液晶屏上自动对焦的方框区内。以下情况需要手动对焦:①皮损与背景间对比度较小时;②皮损跨度大,需要大景深时;③皮损不在同一平面水平,如大疱、溃疡,或者特殊部位,如毛发、指/趾甲、口腔黏膜、龟头等;④皮肤压诊试验等透过玻璃观察皮损时。

拍摄皮损细节采用微距模式时,需保证镜头与皮损距离足够近(2~5cm),并在拉近过程中对焦。拍摄过程中,为避免因快门时滞造成对焦不准,可半按快门进行预对焦,对焦成功后全按快门。

6. 图像后期处理　图像的后期处理包括调整图片角度和大小、图片的裁切、调整曝光、调节反差和清晰度,可采用"Photoshop"等图像处理软件来进行相应操作。图片资料以"JPEP"格式保存在计算机中,可依据患者就诊时间整理文件,按疾病名称、疾病类型及患者姓名等建立文件夹,并同时记录拍摄条件,及时建档和归档,经常使用大容量移动硬盘备份。

如果想要同一患者不同时间所拍摄照片具有良好的可比性,则需要尽量使拍摄时的曝光时间、光圈与快门速度前后一致,使用相同的照相室和光源设置、相同的相机、相机与被拍摄者的位置相同,并由同一个摄影者拍摄。因此,如果有条件,最好有专门的摄影室,由专人拍摄。

三、皮损摄影规范检查表

皮损摄影规范核查、评估见表1-1-1-1、表1-1-1-2。

表1-1-1-1　皮损摄影规范核查表

项目	内容	是	部分	否
操作前准备	核对患者信息:姓名、性别、年龄、主诉			
	与患者或其家属充分沟通,获得患者或法定代理人签名的知情同意书			
	物品(器械)准备:确定拍摄环境的私密、光源、拍摄背景和相机工作状态正常			
	患者脱去衣物及装饰物,充分暴露所有皮损			
操作过程	根据检查部位采取适当体位			
	根据皮损分布部位及特点,合理构图,精准对焦,拍摄多组照片			
	检查照片是否合格,确认是否需要补拍			
操作后处置	记录照片的患者信息及拍摄条件,建档归档			

表 1-1-1-2 皮损摄影规范评估表

项目	好(5分)	一般(3分)	差(1分)
操作过程流畅度			
操作检查熟练度			
人文关怀			

注:该表适用于各种皮肤影像学检查规范评估。

评分标准:

好:操作过程清晰流畅,无卡顿;人文关怀到位,照片/镜检摄片构图合理、图像清晰。

一般:操作过程能整体完成,细节处理欠缺(如拍照质量等);人文关怀不足。

差:操作过程混乱,行为粗暴;无人文关怀。

四、常见操作错误及分析

1. 未能表现皮损的立体特征 多为拍摄角度不合理所致,应使镜头方向与皮损平面成一定角度,以表现层次。

2. 图像模糊 多为抖动造成对焦不准所致,可使用三脚架避免抖动。

五、相关知识测试题

1. 为保证皮损摄影的拍摄质量,相机分辨率至少需达到的像素为

A. 100 万   B. 200 万   C. 300 万

D. 400 万   E. 500 万

2. 相机设置项目**不包括**

A. 曝光时间   B. 角度   C. 焦距

D. 白平衡   E. 分辨率

3. 以下情况中,**不需要**手动对焦的是

A. 皮损与背景间对比度较小时   B. 皮损跨度大,需要大景深时

C. 皮损不在同一平面水平   D. 皮损与背景间对比度较大时

E. 透过玻璃观察皮损时

4. 以下说法中,**不正确**的是

A. 横幅画面更适合在拍摄对象水平线条占优势时使用

B. 微距模式时,需保证镜头与皮损距离足够近,在拉近过程中对焦

C. 拍摄时最佳灯光是荧光灯光

D. 竖幅画面多应用于拍摄对象垂直线条占优势时

E. 隆起或凹陷的皮损,应从侧面拍摄,以突出其立体形态

5. 拍摄皮损时,感光度一般设定为

A. 100~200   B. 200~300   C. 300~400

D. 400~500   E. 500~600

参考答案:1. E 2. B 3. D 4. C 5. A

第二节　皮肤镜检查

皮肤镜检查
（视频）

一、概述

皮肤表面透光式显微镜检查简称"皮肤镜"检查,是一种观察皮肤表皮、真皮乳头层微细结构黑色素的无创性显微图像分析技术。皮肤镜也是皮肤影像学中发展最为完善、研究最为深入的技术和辅助诊断方法之一,具有便利、无创、实时和有效的特点,已被世界各国皮肤科医师广泛接受和使用,被誉为"皮肤科医师的听诊器"。

目前,皮肤镜的应用范围从最早的色素性肿瘤逐步扩展到非色素性肿瘤,炎症、感染性、免疫性疾病,毛发及甲病等,并用于药物治疗疗效和副作用的随访观察。根据成像原理,皮肤镜可以分为浸润型和偏振光型:①浸润型需要液体浸润皮肤后进行检查,属于接触式;②偏振光型利用交叉偏振光原理消除皮肤表面反射光,既可以是接触式,也可以是非接触式。

二、皮肤镜检查操作规范流程

(一) 适应证

1. 皮肤色素性疾病　色素痣、色素斑、黑色素瘤、雀斑、黑子、黄褐斑、白癜风等。

2. 皮肤肿瘤　除黑色素瘤外,还有基底细胞癌(basal cell carcinoma,BCC)、光线性角化病(actinic keratosis,AK)、角化棘皮瘤、皮脂腺痣、皮肤纤维瘤、血管瘤、脂溢性角化病等。

3. 红斑丘疹鳞屑性皮肤病　如银屑病、湿疹、脂溢性皮炎、扁平苔藓、白色糠疹等。

4. 毛发及甲病　如雄激素性脱发、斑秃、拔毛癖、休止期脱发、甲母痣、甲下出血、甲真菌病等。

5. 感染性疾病　如寻常疣、扁平疣、传染性软疣、头癣、花斑癣、疥疮等。

6. 其他　如蜱叮咬、玫瑰痤疮、结缔组织病的皮肤损害等。

(二) 禁忌证

无特殊禁忌证。

(三) 操作前准备

1. 患者的准备　清洁检查部位的皮肤。

2. 物品(器械)的准备

(1)皮肤镜相关设备正常,电源接通。

(2)确认图像采集系统及图文报告系统操作正常。

(3)每次使用前对探头进行消毒。

3. 操作者的准备　核对患者信息:姓名、性别、年龄、主诉、皮损部位等。

(四) 操作步骤

1. 再次确认患者检查的皮损部位,根据检查部位采取适当体位,清洁皮损部位。

2. 相机采集皮损照片。

3. 消毒探头,将皮肤镜的探头接触或靠近需要观察的皮损表面(特殊部位检查时,用保鲜膜包裹探头)。

4. 调焦,从低倍到高倍观察并拍照。

5. 帮助患者恢复衣物,告知患者等待报告结果。

(五) 操作注意事项

1. 皮肤镜的操作难度不大,检查前操作者应该掌握皮肤镜检查的适应证,以及在诊断皮肤疾病过程中的应用,不仅要会操作,更要会看结果。

2. 操作过程中注意人文关怀。

3. 注意核对图文报告中被检查者的身份信息。

(六) 相关知识

1. 皮肤镜的功能和应用

(1) 皮肤镜的功能特性主要通过以下 2 方面的指标体现:①放大倍数;②消除皮肤表面的反射光所采用的技术。为排除皮肤表面反射光的干扰,有皮肤镜浸润法与皮肤镜偏振法2 种方式,而偏振光皮肤镜因为不需液体浸润皮肤即可观察,目前使用得更为广泛。

(2) 根据皮肤镜的应用场景,可分为传统的医学光学式放大镜和数码皮肤镜。传统的手持式皮肤镜方便专科医师携带,但是无数码摄影和记录功能;目前大多数医院采用的数码皮肤镜有配套的数字图像处理和图文报告系统,临床上称之为“皮肤镜工作站”,可为患者提供检查报告,并将其应用于电子病历。

2. 皮肤镜在色素性皮损诊断中的临床应用

(1) 三分测评法(避免漏诊黑色素瘤的简单快捷方法):颜色和结构不对称、不典型色素网、蓝白结构。观察一例黑色素细胞皮损时,满足上述 2 条即高度怀疑黑色素瘤,建议行皮肤组织病理检查。

(2) 模式分析法

1) 色素性皮损的 4 种整体皮肤镜模式:网状模式、球状模式、均质模式、星爆状模式。满足以上模式之一,即为黑色素细胞痣。

2) 诊断黑色素瘤的 5 条特异性标准:不典型色素网、不规则条纹、不规则点 / 球、不规则斑片、蓝 - 白结构。满足 1~2 条者,行皮肤组织病理检查。

3) 面部黑色素瘤的 4 条特异性诊断标准:环形 - 颗粒状结构、不对称的色素性毛囊、菱形结构、灰色假性网格。满足以上模式之一者建议行组织病理学检查明确诊断。

4) 肢端黑色素细胞性皮损的 4 种模式:皮沟平行模式、皮脊平行模式、网格样模式、纤维样模式。由于肢端皮肤较厚,其他皮肤镜模式不适用。满足一条即可确诊。

3. 皮肤镜在非黑色素细胞诊断中的临床应用

诊断非黑色素细胞性皮损的 6 条标准:蓝 - 灰污斑、树枝状血管、粟粒样囊肿、粉刺样开口、红 - 蓝腔、中央白斑。

4. 皮肤镜在毛发疾病诊断中的临床应用

(1) 斑秃:黄点征、黑点征、断发、感叹号发、螺旋状发、营养不良发、短细发(新生短发 <10mm)。

(2) 雄激素源性脱发:毛发直径粗细不一、毛干直径差异 >20%、毛周色素改变、黄点征、短细发、毳毛比例增加、单一毛发毛囊比例增加。

(3) 休止期脱发:弥漫性脱发,短细发新生毳毛的数目增多,近皮面毛干色素减退。

5. 皮肤镜在红斑鳞屑性疾皮肤病诊断中的临床应用

（1）银屑病：亮红色背景，规则分布的点状血管、小球状血管，发夹样血管，弥漫分布的白色鳞屑。

（2）扁平苔藓：白色网状条纹［威克姆纹（Wickham纹）］，外周点状和/或线状血管；消退期皮损可表现为灰蓝色色点，血管结构减少。

（3）玫瑰糠疹：浅黄色背景，外周领圈状鳞屑；斑片状分布的点状血管和/或线状血管。

6. 皮肤镜在感染性皮肤病诊断中的临床应用

（1）传染性软疣：中心孔状、白色至黄色无定型结构，外周线状/分枝状血管。

（2）疥疮：白色隧道及末端的棕色小三角形结构（"喷射轨迹"）。

三、皮肤镜规范检查表

皮肤镜规范核查、评估见表1-1-2-1。

表 1-1-2-1　皮肤镜规范核查表

项目	内容	是	部分	否
操作前准备	核对患者信息：姓名、性别、年龄、主诉			
	确认需检查的皮损部位，暴露并清洁或消毒皮肤			
	物品（器械）准备：皮肤镜相关设备电源接通、图像采集系统及图文报告系统操作正常			
操作过程	根据检查部位采取适当体位			
	先用相机采集皮损照片，然后用乙醇溶液消毒探头，将探头置于皮损上方（特殊部位用保鲜膜包裹探头），调焦使之清晰，先用低倍镜取全景照片图，再用高倍镜看细节并拍照；根据皮损类型选择偏振光/非偏振光来进行观察			
	帮助患者恢复衣物			
	告知患者等待报告结果			
操作后处置	向患者简要介绍检查情况			

四、常见操作错误及分析

目前大多医院使用偏振光皮肤镜，该探头检查皮损时，不需要接触皮肤即可观察。

五、相关知识测试题

1. 斑秃皮肤镜特点中，敏感度最高的是

A. 黄点征　　　　　　　　B. 黑点征　　　　　　　　C. 断发征

D. 惊叹号状发　　　　　　E. 脆发症

2. 斑秃皮肤镜特点中，具有诊断意义的是

A. 黑点征　　　　　　　　B. 断发征　　　　　　　　C. 惊叹号状发

D. 毛发直径不等　　　　　E. 脆发症

3. **不属于**面部黑色素瘤的特异性诊断标准的是

A. 环形 - 颗粒状结构　　　　B. 不对称的色素性毛囊　　　　C. 菱形结构

D. 红 - 蓝腔　　　　　　　　E. 灰色假性网格

4. 黑色素细胞皮损的整体皮肤镜模式**不包括**

A. 网状模式　　　　　　　　B. 均质模式　　　　　　　　C. 纤维样模式

D. 球状模式　　　　　　　　E. 星爆状模式

5. 属于诊断非黑色素细胞性皮损的标准的是

A. 树枝状血管　　　　　　　B. 不规则条纹　　　　　　　C. 不规则点和球

D. 不规则斑片　　　　　　　E. 蓝 - 白结构

答案: 1. A　2. C　3. D　4. A　5. C

第三节　皮肤反射激光共聚焦显微镜检查

一、概述

皮肤反射激光共聚焦显微镜(reflectance confocal microscopy,RCM),又称"皮肤CT",是基于光学共聚焦原理的皮肤原位、在体、实时、动态三维成像技术,可对皮肤在细胞水平进行无创成像。RCM分辨率为1μm,可对同一组织多次横断面成像,也可以沿矢状面方向逐层深入扫描,并能调整每层跨度,从而立体地反映皮损状况。皮肤组织内微结构(如黑色素、角质及细胞器等)对光的折射率不同而呈现出明暗程度不等,这就是RCM灰度图像的产生基础。基底细胞层因黑色素含量较高、角质层因角蛋白含量较高而在RCM图像中呈现较明亮的颜色。

RCM是常用的皮肤影像学无创诊断技术,最初主要应用于早期辅助诊断肿瘤性皮肤病,现广泛用于炎症性皮肤病、色素性皮肤病等的诊断与鉴别诊断,也可以用于评价疾病发生发展过程、治疗的疗效评价,以及随访。同时,还用于皮肤病各种治疗前后的评估,如评价Mohs手术边界,评价银屑病治疗疗效,光动力或药物治疗皮肤肿瘤、激光美容治疗评价等。RCM在皮肤疾病诊治中的应用需要根据表皮和真皮浅层的细胞水平改变来辅助,要求操作者对皮肤疾病的临床和病理都有较高认知水平,最好由临床和病理知识背景的专业医师操作。

二、皮肤反射激光共聚焦显微镜检查操作规范流程

(一) 适应证

1. 色素性皮肤病　黄褐斑、雀斑、黑变病、太田痣、颧部褐青色痣、咖啡斑、炎症后色素沉着、无色素痣、贫血痣、白癜风、进行性斑状色素减退症、特发性点状色素减少症等。

2. 皮肤肿瘤　黑色素瘤、基底细胞癌、鳞状细胞癌(squamous cell carcinoma,SCC)、色素痣、光线性角化病、脂溢性角化病等。

3. 红斑丘疹鳞屑性皮肤病　银屑病、接触性皮炎、扁平苔藓、线状苔藓、玫瑰糠疹、白色糠疹等。

4. 血管性皮肤病　鲜红斑痣、蜘蛛痣、血管瘤等。

5. 感染性皮肤病　花斑癣、体癣等浅表真菌病、毛囊虫、疥疮、二期梅毒等。

6. 其他　盘状红斑狼疮等结缔组织病的皮肤损害等。

（二）禁忌证

探头不能伸入或皱褶严重的皮肤及指/趾甲。

（三）操作前准备

1. 患者的准备　清洁检查部位的皮肤。

2. 物品（器械）的准备

（1）皮肤反射激光共聚焦显微镜相关设备正常，电源接通。

（2）每次使用前对组织环进行清洁和消毒。

3. 操作者的准备　核对患者信息：姓名、性别、年龄、主诉、皮损部位等。

（四）操作步骤

1. 再次确认患者检查的皮损部位，根据检查部位采取适当体位。

2. 拍摄待检皮损区域的宏观图像。

3. 在选取的皮损部位涂上纯净水或矿物油，将组织环和贴片固定一个区域进行定位扫描。

4. 拍照留图，告知患者等待报告结果。

5. 扫描结束时更换贴片，清洁物镜镜头便于再次使用。

（五）操作注意事项

1. 为保证 X、Y 扫描器对成像目标扫描时的图像完整性，最好选取相对平整部位的皮肤作为成像部位。

2. 为保证成像的穿透深度，不要选取过厚的角质层或有过多的鳞屑、痂皮的皮损。

3. RCM 属于 Ⅰ类激光，工作波长为 830nm，具有很强的穿透性，可以穿透眼球组织，损伤包括视网膜在内的眼内组织，故不可直视工作激光或散射、反射的工作激光。

4. 对眼部周围进行扫描时，患者需佩戴眼罩或遮挡眼球，避免激光对眼球造成损伤。

5. 操作过程中注意人文关怀。

6. 注意核对图文报告中被检查者的身份信息。

（六）相关知识

1. 扫描设备　皮肤反射激光共聚焦显微镜在我国主要有 2 个型号：vivascope 1500 和 vivascope 3000。vivascope 1500 为固定式成像头，通过组织环和贴片固定一个区域进行定位扫描，可以观察固定区域内皮损和正常皮肤及交界处的改变，但需要在平整部位成像，有些部位受限制，例如眼周、指缝等；vivascope 3000 为手持式成像头，扫描头较小，相对灵活，可以对不平整部位进行扫描。

2. 扫描原则　扫描时应遵循的原则有以下几点。

（1）对照原则：RCM 可以对（0.5mm × 0.5mm）~（8.0mm × 8.0mm）大小区域进行扫描，如果成像部位选择在皮损与正常皮肤交界处，须观察两者之间的差异；在不方便取皮损与正常皮肤边界成像时，可先对皮损部位周围的皮肤或肢体对侧相应部位的皮肤进行成像，然后再对皮损进行成像，从而判定皮损与皮周或对侧正常皮肤之间的差异。

（2）RCM 多处成像原则：建议至少对 2 处皮损进行成像，以防止遗漏。

（3）反复成像原则：针对部分皮损，需进行长期动态观察，建议多次动态成像，观察其病情的演变过程,要注意皮损定位与保证重复性。

(4)广度与深度扫描相结合原则:扫描时建议先对皮损各层 XY 轴方向扫描,了解皮损与正常皮肤的差异后,再对某一特定点的区域进行 Z 轴方向多帧扫描,观察该区域表皮至真皮浅层各个深度上的每一层变化。

(5)对于可疑或不典型病灶,可对待检区域先行皮肤镜检查,确定理想区域后再行 RCM 检查。

3. **各部位成像特点** 正常情况下,表皮角质层因含有大量的角蛋白,在 RCM 图像中表现为暗色的皮褶分隔为成群的"岛屿"状;颗粒层胞质折光率相对高,细胞核的折光率相对低,因而核呈黑色卵圆形,核周围包绕胞质呈明亮的颗粒状;呈蜂巢状排列的棘层细胞比颗粒层细胞小,细胞间隔较为明显;基底层细胞成像明亮,同时在真、表皮交界部位表皮突包绕折光率较低的真皮乳头处,形成环状结构。面颊等部位表皮较薄,表皮突较平,且毛囊皮脂腺单位密度很高,不容易看到环形高折光结构,儿童和婴幼儿患者皮肤更薄,观察难度更大。掌跖部位皮肤因角质层厚,表皮下层和真皮的成像难度较其他解剖部位更大。

4. **皮肤色素异常** 在 RCM 下主要有以下几种情况。

(1)表皮色素增加:与周围正常皮肤相比,皮损区域基底层亮度增加。

(2)表皮色素减少或缺失:与周围正常皮肤相比,皮损区域基底层亮度降低或明亮结构消失。

(3)真皮色素增加:真皮内有较明亮的细胞结构或色素颗粒。色素随着病情的发展呈动态变化,RCM 能在不同时间点对同一皮损多次成像,动态监测病情变化和治疗转归。

5. **炎症性皮肤病的 4 种主要炎症模式**

(1)海绵水肿性皮炎:表现为角质形成细胞体积变大、间距增大,伴圆形 - 多角形低折光细胞(炎性细胞外渗),较周围棘细胞折光更暗,表皮有界限清晰的多房性或圆形暗区,中度折光的炎性细胞游入,如接触性皮炎。

(2)角质层和表皮棘层增厚:表皮角质层顶部零点至真、表皮交界处的厚度在 60~90μm 或以上(根据解剖部位不同)的,即为棘层肥厚;角质层的最浅层至表皮的第一层细胞层的厚度在 20~40μm 或以上(根据解剖部位不同)的,即为角化过度,如脂溢性皮炎、银屑病等。

(3)界面改变的疾病:正常真、表皮交界处环状结构消失或部分消失,表皮与真皮界限不清,真、表皮交界处见中低折光的圆形 - 多角形细胞,局灶或全层、单个或成簇,常伴真皮浅层中低折光的炎性细胞和高折光的噬色素细胞浸润,如红斑狼疮、异色性皮肌炎及扁平苔藓等。

(4)非肿瘤性色素性皮肤病:通过评估角质形成细胞和基底细胞环的亮度,评价黑色素细胞的活性,基底细胞环的亮度会因黑色素细胞损伤而下降(如界面皮炎)或消失(如白癜风);真、表皮交界处和棘细胞层的亮度会因黑色素细胞的黑色素小体向角质形成细胞转运减少而消失或减少。

6. **白癜风的 RCM 特征表现** 与周围正常皮肤比较,白斑区域基底层高折光色素环缺失或不完整。稳定期时,白斑区与正常皮肤界限清晰,皮损区域基底层色素完全缺失;进展期时,白斑区与正常皮肤界限模糊,白斑区及其周围正常交界处皮肤基底层色素完全或部分缺失,与交界区域真皮乳头可见中度折光的单一核细胞或高折光色素颗粒浸润;恢复期时,在肉眼可见新生色素岛之前,镜下可见白斑区毛囊周围或皮损周围正常皮肤黑色素细胞呈树突状增殖活跃,RCM 下可动态观察到白斑区色素逐渐增多。

7. 寻常性银屑病的 RCM 特征表现　角化不全,角质层厚度在 20~40μm 或以上,见 Munro 微脓肿,颗粒层消失或减少,不同程度的棘层肥厚,厚度可达 100~300μm;伴轻度的灶性海绵水肿,可见真皮乳头上顶及 Kogoj 微脓肿;真、表皮交界处可见成簇分布的、显著扩大的真皮乳头。

其不同分期的特征又有所不同:①进展期时,棘层和真皮浅层炎性细胞浸润数量更多,Munro 微脓肿和 Kogoj 微脓肿增多,真皮乳头扩张明显,迂曲的血管管径更大,管腔内可见高折光流动的分叶核细胞;②稳定期时,角化不全面积缩小,与周围正常皮肤相比,棘层增厚,真皮乳头扩大,毛细血管迂曲扩张程度减轻,炎性细胞浸润减少;③消退期时,炎症基本消退,见色素减退或沉着。

三、皮肤反射激光共聚焦显微镜规范检查表

皮肤反射激光共聚焦显微镜规范核查、评估见表 1-1-3-1。

表 1-1-3-1　皮肤反射激光共聚焦显微镜规范核查表

项目	内容	是	部分	否
操作前准备	核对患者信息:姓名、性别、年龄、主诉			
	确认需检查的皮损部位,清洁皮肤			
	物品(器械)准备:皮肤反射激光共聚焦显微镜相关设备正常,电源接通。确认组织环已清洁和消毒			
操作过程	根据检查部位采取适当体位			
	拍摄待检皮损区域的宏观图像			
	在选取的皮损部位涂上纯净水或矿物油,将组织环和贴片固定一个区域进行定位扫描			
	拍照留图,告知患者等待报告结果			
	扫描结束时更换贴片,清洁物镜镜头以便于再次使用			
操作后处置	向患者简要介绍检查情况			

四、常见操作错误及分析

1. 忘记更换组织贴片　组织贴片为一次性使用的耗材,不可重复使用,应在扫描结束时即更换贴片,并清洁物镜镜头,以备下次使用。

2. 设备使用间隔期间较长时间处于空置等待状态　设备在预计较长时间不做诊断时,应关闭成像模块,避免激光长时间空置等待。

五、相关知识测试题

1. 皮肤反射激光共聚焦显微镜扫描时应遵循的原则为

A. 对照原则　　　　　　　　　　　　　　B. 多处成像原则

C. 反复成像原则　　　　　　　　　　D. 广度与深度扫描相结合原则

E. 以上都是

2. 以下关于 RCM 图像的表述中，**错误**的是

A. 角质层表现为暗色的皮褶分隔为成群的"岛屿"状

B. 颗粒层细胞核呈黑色卵圆形，胞质折光率相对高，使核周围包绕胞质呈明亮的颗粒状

C. 棘层细胞比颗粒层细胞大，细胞间隔较为明显，呈蜂巢状排列

D. 基底层细胞成像明亮

E. 真、表皮交界部位基底层是比较明亮的"环"，中间包绕的是折光率较低的真皮乳头结构

3. 炎症性皮肤病的 4 种主要炎症模式中，**不包括**

A. 海绵水肿性皮炎　　　　　　　　　B. 角质层和表皮棘层增厚

C. 界面改变的疾病　　　　　　　　　D. 附属器炎症

E. 非肿瘤性色素性皮肤病

4. 稳定期寻常性银屑病的 RCM 特征表现**不包括**

A. 角化不全面积扩大　　　　　　　　B. 棘层较周围正常皮肤肥厚

C. 真皮乳头较周围正常皮肤扩大　　　D. 毛细血管迂曲扩张程度减轻

E. 炎性细胞浸润减少

5. 寻常性银屑病的 RCM 特征表现**不包括**

A. 角化不全　　　　　　B. Munro 微脓肿　　　　　　C. Kogoj 微脓肿

D. 真皮乳头上顶　　　　E. 真、表皮交界处界限模糊

答案: 1. E　2. C　3. D　4. A　5. E

第四节　皮肤面部图像分析

一、概述

皮肤面部图像分析是采用高像素数码相机和图像分析软件相结合的无创性皮肤检测技术，能对面部皮肤状况进行多方位的评估和分析。目前皮肤面部图像分析被广泛应用在评估面部皮损、药物及化妆品功效性评价，以及光电等美容治疗的前后对比、疗效评估等情况；同时，也用于让受试者或者求美者了解自己的皮肤状况和问题。

本节以目前应用相对广泛的 VISIA 皮肤检测仪为例，讲解相应操作规范。

二、皮肤面部图像分析操作规范流程

(一) 适应证

所有需要面部皮肤检测的患者或者求美者。

(二) 禁忌证

无特殊禁忌证。

(三) 操作前准备

1. 患者的准备

(1)清洁面部皮肤，以免影响观察和判断。

（2）如面部皮肤附着有衣物棉絮、纤维、外用药或化妆品等,应尽量清除。

2. 物品（器械）的准备

（1）皮肤面部图像分析仪相关设备正常,电源接通。

（2）确认图像采集系统及图文报告系统操作正常。

（3）避免周围有反射或荧光物体,防止干扰检查。

（4）每次使用前仪器进行消毒。

3. 操作者的准备

（1）核对患者或求美者信息:姓名、性别、出生日期等。

（2）仔细询问并查看患者或求美者面部皮肤是否清洁干净,以排除面部残留物对分析的干扰和影响。

（四）操作步骤

1. 当患者或求美者是第一次检测时,需将其姓名、性别、出生日期填入会话框内;若为随访时,将其姓名输入会话框中进行查询定位,即可找到之前的资料。

2. 将 VISIA 皮肤检测仪自配的黑领褶皱布围在患者或求美者的肩上,以消除服装可能导致的反射。

3. 指导患者或求美者将下颌放在设备的下颌托上,然后轻轻地将额头靠在头枕中。确保患者或求美者坐端正,头部和身体对齐并面向拍照室。保持面部表情放松,自然闭眼。

4. 拍摄患者或求美者面部正位及双侧斜位的照片,并及时保存。

5. 分析和打印分析报告。

（五）操作注意事项

1. 洁面后应该使用不含棉绒的毛巾擦脸,因为残留的棉絮会出现在紫外可见漫反射光谱（UV-VisDRS）图像中并且会扭曲结果。

2. 告知患者或求美者在拍摄过程中一直保持姿势不动,并自然闭眼。

3. 操作过程中注意人文关怀。

（六）相关知识

VISIA 运用先进的多光谱成像技术和软件科技,对人体的面部进行全方位拍摄与图像分析。第七代 VISIA 皮肤检测仪配置了 2 800 万像素的摄像头,采用标准光、紫外光、偏振光及可调氙气灯相机,且能自动对焦,自动进行白平衡校正,其镜头可自动切换,通过一次拍照可得到 8 个皮肤指标,即斑点、皱纹、纹理、毛孔、紫外线色斑、棕色斑、红血丝及卟啉,用特征计数、绝对分值、百分位数等数值定量显示皮肤表面和皮下的真实状况:特征计数代表了同一分析区域里皮肤指标的个数;绝对分值代表了选定区域里皮肤指标的面积和强度;百分位数代表了同年龄同性别人群中测试者符合标准的人数。

标准白光对皮肤表面的斑点、皱纹、纹理、毛孔进行成像,如同肉眼所见;紫外光是系统发射的微量紫外线光,对紫外线色斑和卟啉成像,紫外线色斑显示黑色素在皮肤基底层的沉积;偏振光用于探测皮肤表面和皮下的细节,它自动过滤因外界色差阴影、面部油脂与反射光带来的干扰,提供皮肤深层的血管（红色区）和黑色素（棕色斑）的成像。VISIA 皮肤检测仪采用 RBX（红棕 X）技术把 RGB（红、绿、蓝）图像转换成 RBX（红棕 X）的色彩空间,让红色和棕色分别代表血红蛋白和黑色素,以便更加直观地分析理解图像结果。

1. 表面斑点　通常是棕色或红色的皮肤损伤,包括雀斑、痤疮瘢痕、色素沉着、血管病变,以其独特的颜色与受试者皮肤底色进行对比。它们的大小和形状都不同,通常是肉眼可见的。

2. 皱纹　是皮肤的皱褶或折痕,多因皮肤弹性减少所致,并且随着暴露在阳光下的时间和强度升高而增加。

3. 纹理　主要用于皮肤光滑度的分析。纹理是通过测量皮肤和平滑度来识别周围肤色的渐变,同时,皮肤上的波峰和波谷表明皮肤形貌发生变化。

4. 毛孔　是圆形的表面汗腺导管开口。由于较为遮蔽,与周围皮肤相比,毛孔显得更暗,并且可通过其较暗的颜色和圆形形状进行识别。VISIA 通过面积大小区分毛孔和斑点;根据定义,毛孔的面积远小于斑点。

5. 紫外线色斑　由于日晒损害,在皮肤表面下方发生黑色素积累,在正常光照条件下是不可见的。利用表皮黑色素对紫外线的选择性吸收,通过 365nm 波长的紫外线光拍摄可发现。

6. 棕色斑点　是皮肤深层的病变,例如色素沉着、雀斑、痣和黄褐斑等。过量的黑色素会出现褐色斑点。褐色斑点可通过 VISIA 的 RBX 技术使用交叉极化成像确认,表示为黄色,可提供清晰的可视化的色素沉着图像。

7. 红色区　反映皮肤的毛细血管情况。整个图像使用 RBX 技术进行处理,可提供一张清晰可见的血管图片。红色区可以代表各种皮肤状况,如痤疮、炎症、酒渣鼻或蜘蛛静脉:痤疮和炎症斑点大小各不相同,但一般呈现为圆形;酒渣鼻通常是大的,和痤疮相比是弥漫性的;蜘蛛静脉通常短而薄,并且可以相互连接成一个密集的网络状。

8. 卟啉　是细菌的分泌物,会堵塞毛孔并导致粉刺。它们在紫外线光下会发出荧光,比如红色的光点主要与痤疮丙酸杆菌有关,紫白色荧光点主要与马拉色菌毛囊炎相关。

VISIA 通过内置特殊设备的帮助,能确保同一检测者每次拍照的部位均相同,从而保证了图像的准确性和可比性,避免因患者拍照姿势不同而产生的误差。VISIA 拥有多种功能,比如,对于肉眼观察无法判断的色素性疾病或炎症性疾病,可通过 VISIA 分析判断色素的深浅及皮肤深层血管的分布情况,从而指导治疗方案。

VISIA 拥有庞大的数据储存系统,可比对同一患者治疗前后、8 项指标、左脸、右脸、正面等,可以作为激光美容及其他治疗疗效的一个定量衡量标准,对诊断、指导治疗和疗效评估等方面均有一定意义。同时,VISIA 还能进行同龄人皮肤斑点、血管性病变、皱纹、质地和油脂分泌等指标比较,判断测试者的肌肤年龄,了解肌肤状况与实际岁数是否相符合。除此之外,VISIA 还可以根据患者目前皮肤表面和皮下的状况,进行 3~5 年的皮肤状况模拟,引起患者对肌肤保护的重视。另外,VISIA 拥有三维镜查看功能,三维镜可立体显示患者肌肤质地,如皱纹、瘢痕、色素痣、清洁状况等,可方便对注射填充、抗衰除皱前后的效果进行检测对比,还可以直观分析一些疾病,如色素痣、痘坑、瘢痕等的深度,对判断处理难度、指导治疗方法、预期术后是否容易留下瘢痕或坑洞等情况均有辅助作用。

"OBSERV+"面部肌肤检测仪设备可在 30 秒内自动完成 5 种照明模式检查,包括日光、平行偏振光、交叉偏振光、紫外光、模拟 Wood 光,快速获得直观的面部图像,大大提高工作效率。同时,它也是目前唯一一款能将求美者的正面及侧面图片同平面呈现,同时可以亲眼在五种光下观测自己面部肌肤在各个光谱下呈现病理特征的器械。该检测仪除了可以目视,还可以进行电脑拍照,同时也支持智能手机拍照,具有操作简单、便于携带的优点。

三、皮肤面部图像分析规范检查表

皮肤面部图像分析规范核查、评估见表 1-1-4-1。

表 1-1-4-1 皮肤面部图像分析规范核查表

项目	内容	是	部分	否
操作前准备	核对患者信息:姓名、性别、出生日期等			
	协助患者清洁面部皮肤			
	物品(器械)准备:皮肤面部图像分析仪相关设备电源接通、图像采集系统及图文报告系统操作正常			
操作过程	录入患者资料,将黑领褶皱布围在患者或求美者的肩上			
	指导患者或求美者将下颌放在设备的下颌托上,然后轻轻地将额头靠在头枕中。保持面部表情放松,自然闭眼			
	拍摄患者或求美者面部正位及双侧斜位的照片,图片采集并保存			
	分析和打印分析报告			
操作后处置	向患者简要介绍检查情况			

四、常见操作错误及分析

拍摄时有衣物的反射。应放低衣领,将黑领褶皱布围在患者或求美者的肩上,遮挡住全部衣物;如需要向后拢好头发,可选用黑色发箍或发带。

五、相关知识测试题

1. 标准白光成像**不包括**

A. 斑点　　　　　　　　　B. 皱纹　　　　　　　　　C. 纹理

D. 毛孔　　　　　　　　　E. 红血丝

2. "OBSERV+"面部肌肤检测仪设备可在 30 秒内自动完成 5 种照明模式,其中**不包括**

A. 日光　　　　　　　　　B. 平行偏振光　　　　　　C. 模拟 Wood 光

D. 交叉偏振光　　　　　　E. 紫外光

3. 下列皮肤指标中,通过 VISIA 的 RBX 技术使用交叉极化成像的是

A. 皱纹　　　　　　　　　B. 纹理　　　　　　　　　C. 毛孔

D. 褐色斑点　　　　　　　E. 紫外线色斑

4. 下列皮肤指标中,通过紫外线光拍摄得出的是

A. 红色区　　　　　　　　B. 紫外线色斑　　　　　　C. 毛孔

D. 褐色斑点　　　　　　　E. 纹理

5. 下列皮肤指标中,能反映皮肤毛细血管情况的是

A. 红色区　　　　　　　　B. 紫外线色斑　　　　　　C. 毛孔

D. 褐色斑点　　　　　　　E. 纹理

答案:1. E　2. C　3. D　4. B　5. A

第五节　滤过紫外线检查

一、概述

伍德(Wood)灯又称滤过紫外线灯,以高压汞灯作为发射光源,通过含氧化镍滤片而获得波长为320~400nm的长波紫外线(ultraviolet A,UVA,紫外线A段),再用长波紫外线照射患处,不同皮损会产生不同的荧光颜色,可用于某些皮肤疾病的诊断和治疗,是目前皮肤科常用的临床诊断设备。

二、滤过紫外线检查操作规范流程

(一) 适应证

1. 色素性皮肤病　如白癜风、白色糠疹、黄褐斑、太田痣等。
2. 皮肤细菌感染疾病　如铜绿假单胞菌(绿脓杆菌)感染、其他假单胞菌属感染、痤疮等。
3. 皮肤真菌感染疾病　如头癣、花斑癣、白癣等。
4. 代谢性皮肤疾病　如迟发性皮肤卟啉病等。
5. 其他皮肤疾病　如阴虱、疥疮、鳞状细胞癌、接触性皮炎等。

(二) 禁忌证

无特殊禁忌证。

(三) 操作前准备

1. 患者的准备
(1)一般不需要清洗局部皮肤,以免影响观察和判断。
(2)如表面皮肤附着有衣物棉絮、纤维、外用药或化妆品等,应尽量清除。

2. 物品(器械)的准备
(1)确认Wood灯相关设备正常,电源接通。
(2)确认图像采集系统及图文报告系统操作正常。
(3)确保绝对的暗室环境,密闭性不好的暗室会极大削弱Wood灯下的观察效果和应用价值。
(4)在使用前,Wood灯应预热1分钟,保证光源功率稳定,从而达到满意的荧光成像效果。
(5)避免Wood灯周围有反射或荧光物体,防止干扰检查。
(6)每次使用前仪器进行消毒。

3. 操作者的准备
(1)核对患者信息:姓名、性别、年龄、主诉、皮损部位等。
(2)仔细询问患者局部是否使用外用药物、香料和敷料等,以排除其残留物对荧光诊断的干扰和影响。
(3)为了看清被检查处皮损发出的荧光,操作者在检查前应先于暗室等待1分钟适应暗环境。

（四）操作步骤

1. 再次确认患者检查的皮损部位,根据检查部位采取适当体位。若要检查面部皮损时,告知患者应闭眼、避免直视光源。

2. Wood 灯与皮损的距离保持 10cm 左右,过近观察区域中心会产生暗斑,过远会导致荧光成像不清。

3. 拍照留图,告知患者等待报告结果。

（五）操作注意事项

1. 学习 Wood 灯操作前,需学习有关 Wood 灯检查的适应证,掌握 Wood 灯在皮肤科疾病诊断的应用。

2. 检查时,避免皮损周围有反射或荧光物体。

3. 操作过程中注意人文关怀。

4. 注意核对图文报告中被检查者的身份信息。

（六）相关知识

Wood 灯是 1903 年由美国物理学家 Robert Williams Wood 所发明,以高压汞灯作为发射光源,通过含有 9% 镍氧化物的钡硅酸滤片发出波长为 320~400nm 的光波。当表皮和真皮的黑色素及真皮的胶原在吸收了这一光波时,可发出以蓝光为主的荧光,但不具特征性。组织自身荧光主要取决于弹力纤维、胶原纤维、芳香氨基酸、烟酰胺腺嘌呤二核苷酸和黑色素前体及其产物。

Wood 灯在皮肤疾病诊断中的作用如下:

1. 色素改变性疾病

（1）色素减退黑色素脱失

1）白癜风:边界清楚,纯亮白色荧光,反差加大明显。

2）单纯糠疹:炎症后色素脱失,反差加大不明显。

3）结节性硬化:直径>10mm 的色素减退斑,反差加大不明显。

（2）色素沉着

1）黄褐斑:Wood 灯下蓝黑色斑片,境界清楚,色差明显,Sanchez 等报告应用 Wood 灯对黄褐斑分型。①表皮型:Wood 灯下颜色加深,反差加大明显;②真皮型:自然光下显示淡蓝色,在 Wood 灯下检查时颜色并不加深;③混合型:部分皮损颜色加深,而其余部分皮损颜色则不加深。

2）太田痣、咖啡斑、颧部褐青色痣:与周围正常皮肤反差明显。

2. 感染性疾病

（1）细菌感染

1）红癣:珊瑚红荧光。

2）痤疮:橘红色荧光,面部毛囊内荧光的强弱与痤疮丙酸杆菌数量有明显关系。

3）铜绿假单胞菌感染:显示黄绿色荧光。

（2）真菌感染

1）犬小孢子菌、锈菌和石膏样小孢子菌:亮绿色荧光。

2）黄癣:暗绿色荧光。

3）断发毛癣菌、紫色毛癣菌:不发生荧光。

4）花斑癣（花斑糠疹）：棕黄色荧光。

3. 其他

（1）阴虱：阴毛干上覆着针头大小的白色荧光。

（2）疥疮：在指缝、腕侧及男性龟头处易检出灰白隧道。

（3）迟发性皮肤卟啉病：尿液为明亮的粉红、橙黄色荧光。

（4）先天性卟啉病：牙、尿、骨髓可出现红色荧光。

（5）红细胞生成性原卟啉病：血红细胞在荧光显微镜下发出强红色荧光。

三、滤过紫外线操作规范检查

滤过紫外线规范核查、评估见表 1-1-5-1。

表 1-1-5-1　滤过紫外线规范核查表

项目	内容	是	部分	否
操作前准备	操作者检查前先进入暗室，适应 1 分钟			
	核对患者信息：姓名、性别、年龄、主诉			
	确认需检查的皮损部位，尽量清除检查部位上遗留的衣物棉絮、纤维等			
	询问患者局部是否使用外用药物、香料和敷料等			
	物品（器械）准备：Wood 灯电源接通、图像采集系统及图文报告系统操作正常、确保绝对的暗室环境、使用前仪器消毒 Wood 灯应预热 1 分钟、避免 Wood 灯周围有反射或荧光物体			
操作过程	根据检查部位采取适当体位，避免直视光源			
	Wood 灯与皮损的距离保持 10cm 左右			
	拍照留图			
	告知患者等待报告结果			
操作后处置	向患者简要介绍检查情况			

四、常见操作错误及分析

该操作不直接接触检查部位，具有无痛苦、无传染性等优点，在确保密闭暗室、Wood 灯周围无反射或荧光物体、患者检查部位无特殊药物及残留物影响的情况下，一般无操作错误发生。

五、相关知识测试题

1. 下列关于 Wood 灯检查的说法中，正确的是

A. 白癣无荧光　　　　　　　　　　B. 黑癣呈暗绿荧光

C. 黄癣呈亮绿荧光　　　　　　　　D. 红癣呈红色荧光

E. 基底细胞癌呈白色荧光

2. Wood 灯下花斑癣皮损呈

A. 亮绿色荧光 　　　　　　　B. 暗绿色荧光 　　　　　　　C. 棕色荧光

D. 黄色荧光 　　　　　　　　E. 无荧光

3. 白癜风用 Wood 灯照射后呈

A. 珊瑚红色 　　　　　　　　B. 黄白色 　　　　　　　　　C. 绿色

D. 蓝白色 　　　　　　　　　E. 棕黄色

4. Wood 灯检查时,白癣菌呈

A. 暗绿色 　　　　　　　　　B. 亮绿色 　　　　　　　　　C. 黑褐色

D. 黄色 　　　　　　　　　　E. 红色

5. Wood 灯检查下,黑点癣病呈

A. 暗绿色荧光 　　　　　　　B. 亮绿色荧光 　　　　　　　C. 无荧光

D. 棕黄色荧光 　　　　　　　E. 亮黄色荧光

答案:1. D　2. C　3. D　4. B　5. C

第二章

皮肤微生物学检查

第一节　真菌镜检与培养

一、概述

真菌镜检常用于皮肤浅表真菌的初步诊断,真菌培养是诊断皮肤真菌感染的"金标准"。镜检法取材方便,有利于快速诊断,但灵敏度较低;真菌培养耗时,但灵敏度相对较高,且可进行菌种鉴定与药物敏感试验。

镜检法包括直接涂片、墨汁涂片、涂片或组织切片染色。其中直接涂片主要用于皮屑、甲屑和毛发的检查,墨汁涂片常作为隐球菌初筛试验。

二、真菌镜检操作规范流程

(一) 适应证
皮肤与皮肤附属器的浅表真菌感染,如头癣、手足癣、甲真菌病、体癣、花斑癣等。

(二) 禁忌证
无特别禁忌。

(三) 操作前准备
1. 确定取材部位及注意事项　浅表部位的标本,如皮屑、毛发、甲屑、痂皮等,取材前需用 75% 乙醇溶液处理。取材部位要在皮损活动区,如环状皮损的边缘、水疱的疱顶,量要足够。深部真菌的标本要依据病变情况取脓液、痰液、尿液、口腔分泌物、脑脊液、血液、活检组织和各种穿刺液等。

2. 物品(器械)的准备　基本设备和试剂为光学显微镜、酒精灯、10%~20% 氢氧化钾溶液,常用耗材为无菌刀片、镊子、载玻片、剪刀、盖玻片等。

(四) 操作方法
1. 与患者沟通　核对被检者基本信息,向其解释检查目的、操作方法及意义,然后用 75% 乙醇溶液消毒取材部位。

2. 取材方法

(1)体癣和手足癣的皮损:要用消毒钝刀片刮取皮损边缘的皮屑;水疱应取疱壁;脓疱需取脓液。

（2）甲癣皮损：需用刀片刮掉表面后取松脆变色的甲屑，尽可能取甲缘较深部靠近甲床部位的甲屑。

（3）头癣皮损：应在病变部位用镊子拔取病发。

（4）体液：应在离心后进行沉渣镜检，镜检灵敏度不高者可同时取材行真菌培养。

3．检测方法

（1）直接涂片：简单快速，用于检测菌丝或孢子，检出阳性有助于诊断。将标本置于玻片上，滴加 1 滴 10% 氢氧化钾溶液覆盖标本，盖上盖玻片，用酒精灯火焰微加热至标本溶解，轻压盖玻片后用棉拭子擦去多余液体，镜下观察。低倍镜下判断有无孢子和菌丝，而后在高倍镜下观察其形态、大小、位置和排列等特征。

（2）墨汁涂片：可用于有荚膜的孢子（如隐球菌）检查。将一小滴墨汁与待检标本混匀，盖上盖玻片后镜检。

（3）涂片或组织切片染色：能更清晰地显示孢子菌丝的形态结构。革兰氏染色用于孢子丝菌和白念珠菌等；瑞氏染色用于组织胞质菌；过碘酸希夫染色（PAS）用于组织切片，大部分真菌可被染成红色。

4．结果判断　典型镜下可见如下：

（1）头癣

1）白癣：断发外见成堆孢子形成菌鞘。

2）黄癣：发内延毛发长轴排列的菌丝和关节孢子。

3）黑癣：发内链状孢子。

（2）花斑癣：为两端钝圆、粗短、稍弯曲的菌丝，或者成堆的卵圆形或圆形厚壁孢子，有时可见芽孢。

（3）手足癣、体股癣：分枝状的菌丝和关节孢子。

（4）甲癣：分枝状的菌丝，或为关节样孢子。

（5）念珠菌病：假菌丝或球形芽孢。

（6）隐球菌病：墨汁染色可见球形孢子，内为反光孢子，外有一层透光的厚荚膜。

（7）着色芽生菌病：孤立或成堆的棕色圆形厚壁的孢子，可见纵横分隔。

（8）暗色丝孢霉病：黑褐色分枝分隔的菌丝或酵母样孢子。

（9）芽生菌病：链状出芽形孢子。

（10）毛霉病：宽而不分隔的菌丝。

（五）注意事项

1．检查前 1 周内外用抗真菌药物者，须停药 1 周再进行检查。

2．检查部位取材前需要用生理盐水浸湿的棉拭子擦拭局部。

3．标本采集后应立即检查。

（六）相关知识

滤过紫外线检查

1．适应证　见本篇第一章第五节。

2．操作方法　见本篇第一章第五节。

3．结果及意义

（1）色素脱失、色素减退或色素沉着性皮疹与周围正常皮肤较易区别。

（2）黄癣病发为暗绿色荧光，白癣病发为亮绿色荧光，假单胞菌属感染为绿色荧光，铜绿假单胞菌感染为黄绿色荧光，马拉色菌感染为棕色荧光，断发毛癣菌和紫色毛癣菌感染无荧光。

（3）先天性卟啉病者的尿、牙可见红色荧光，迟发性皮肤卟啉病者的尿液检查为明亮的珊瑚红色荧光，红细胞生成性原卟啉病者表现为强红色荧光。

（4）局部外用药（如水杨酸、凡士林、碘酊等）的残留物也可出现荧光，需注意鉴别。

三、真菌镜检规范检查表

真菌镜检规范核查、评估见表 1-2-1-1、表 1-2-1-2。

表 1-2-1-1 真菌镜检规范核查表

项目	内容	是	部分	否
操作前准备	核查被检者信息：姓名、年龄、性别			
	向被检者交代检查（真菌直接涂片）方法及注意事项			
	准备物品的检查			
	与患者沟通：介绍检查内容，取得被检者配合			
	选取恰当的取材部位			
	洗手、戴口罩及帽子			
	消毒过程及无菌观念			
	置标本于载玻片上			
操作过程	滴加 10% 氢氧化钾溶液			
	盖上盖玻片			
	加热			
	轻压盖玻片使标本透明			
	正确使用显微镜			
结果判断	对孢子或菌丝进行正确描述			
	评估操作的顺序、手法及熟练程度			

表 1-2-1-2 真菌镜检规范评估表

项目	好（5分）	一般（3分）	差（1分）
操作过程流畅度			
操作检查熟练度			
人文关怀			

注：该表适用于各种皮肤微生物学、组织活检、细胞学诊断、试验的检查规范评估。

评分标准：

好：操作过程清晰流畅，无卡顿；无菌观念严格；人文关怀到位。

一般：操作过程能整体完成，细节处理欠缺；人文关怀不足。

差：操作过程混乱，行为粗暴；无菌观念疏忽；无人文关怀。

四、常见操作错误及分析

1. 标本采集时应注意无菌操作,防止杂菌污染。

2. 氢氧化钾溶液盖上盖玻片后,需在酒精灯上微加热,勿加热过度。

3. 先用低倍镜找到目标区域,再用高倍镜仔细查看,不能顺序颠倒。

五、相关知识测试题

1. 患者,男,18 岁,因"双侧腹股沟环状红斑丘疹伴瘙痒 2 周"就诊。曾自行购买"皮炎平"软膏,外用后瘙痒减轻,但皮损仍向周围扩展。体格检查:双侧腹股沟约半环形红斑、小丘疹,环状外缘可见细小鳞屑。该被检者目前最恰当的检查是

A. 钝头棉签刮屑观察奥斯皮茨征(Auspitz sign)

B. 没必要检查,可外用糖皮质激素软膏

C. 斑贴试验

D. 皮损外侧缘取皮屑真菌镜检

E. Wood 灯检查

2. 患儿,男,8 岁,因"头皮红斑、黄痂、脱发 1 个月"就诊。伴瘙痒,与家中猫有密切接触。体格检查:头皮出现多片大小不一的红斑,表面覆盖淡黄色痂。患处头发干燥无光泽、部分脱落。根据现有病史,要明确诊断最需要的检查是

A. 黄色痂皮真菌直接镜检   B. 取病发细菌培养

C. 取病发滤过紫外线灯检查   D. 梅毒血清学检查

E. A 项 +C 项共同检查

3. 白癣病发的真菌镜检可见

A. 发外孢子形成菌鞘   B. 发内链状孢子

C. 发内菌丝   D. 发内关节孢子

E. 发内菌丝和关节孢子

4. 下列关于真菌直接涂片镜检的说法中,**错误**的是

A. 常用于浅表真菌的初步诊断

B. 取材前用 75% 乙醇溶液消毒

C. 体癣需刮取活动性边缘的皮损

D. 甲癣取甲缘较深部靠近甲床部位的甲屑

E. 真菌镜检阴性可排除真菌感染

5. 下列关于滤过紫外灯检查的说法中,**错误**的是

A. 可用于白癜风的辅助诊断

B. 可用于疥疮的辅助诊断

C. 可用于皮肤浅表真菌感染的辅助诊断

D. 可用于卟啉病的辅助诊断

E. 可用于头癣的辅助诊断

答案:1. D　2. E　3. A　4. E　5. B

第二节 蠕形螨、疥螨和阴虱检查

一、蠕形螨检查

(一) 概述

蠕形螨,别名毛囊螨或毛囊虫,有皮肤寄生习性,包括皮脂腺蠕形螨和毛囊蠕形螨。皮脂腺蠕形螨主要寄生在皮脂腺,而毛囊蠕形螨主要寄生于面部的毛囊。蠕形螨寄生部位的皮肤可表现为红斑、丘疹、脓疱、脱屑等,可引起如脂溢性皮炎和玫瑰痤疮等疾病。

(二) 蠕形螨检查操作规范流程

1. 适应证 脂溢性皮炎、玫瑰痤疮等。

2. 禁忌证 无特殊禁忌。

3. 操作前准备 物品(器械)的准备:光学显微镜、透明胶带、刀片、生理盐水、载玻片、盖玻片。

4. 操作步骤

(1)与患者沟通:介绍自己,核对检查者姓名、年龄等信息,解释检查目的、基本操作方法及意义。

(2)取材

1)挤刮法:选取颊部、颞部及鼻沟等皮损区,用手挤压或用刀挤刮,将标本置于载玻片上,表面滴一滴生理盐水覆盖,盖上盖玻片后轻轻压平。

2)透明胶带法:将透明胶带粘贴于取材部位,数小时或十几小时后,取下贴于载玻片上进行镜检。

3)于光学显微镜下观察,进行结果判定。

5. 并发症及处理 如胶带粘贴部位过敏,应立即去除,根据外用药物治疗原则对症处理。

6. 注意事项

(1)使用挤刮法时,应避免在伴有严重感染的危险三角区处取材。

(2)透明胶带法禁用于胶带成分过敏者。

二、疥螨检查

(一) 概述

寄生于人体疥螨的被称为人疥螨。疥螨的成虫近似圆形或椭圆形,主要寄生于人体嫩薄部位的皮肤,位于角质层,延角质层潜行形成隧道,隧道可长达 10~15mm,每隔一段距离隧道可通向表皮。

(二) 疥螨检查操作规范流程

1. 适应证 疥疮。

2. 禁忌证 无特殊禁忌。

3. 操作前准备 物品(器械)的准备:光学显微镜、消毒手术刀、液体石蜡或矿物油、6号注射针头、蓝墨水、透明胶带、生理盐水、载玻片、盖玻片。

4. 操作步骤

(1)介绍自己,核对检查者姓名、年龄等信息,解释检查目的、基本操作方法及意义。

(2)隧道墨汁试验:在可疑的隧道处滴一滴蓝墨水,用棉签揉动 30~60 秒,再用酒精棉拭去表面墨迹,观察是否有墨水渗入隧道的痕迹,间接证明疥螨的存在。

(3)针挑法:较为常用。选择手腕的屈侧、指缝等表面完好的隧道末端(盲端)、丘疱疹或水疱,手持 6 号注射针头使尖端斜面向上,从隧道旁刺入,进入虫体底部皮槽内,将针头尖端旋转方法,虫体即可落入针尖斜面内,之后挑破皮肤,将挑出物置于载玻片上,镜下观察。

(4)刮片法:主要用于新鲜的炎性丘疹的取材。将无菌的手术刀片粘上少许液体石蜡或矿物油,然后在丘疹表面平行刮取丘疹顶部的角质层,至油滴内粘有细小点,刮取物置于载玻片上,滴加生理盐水后镜下观察。镜下可见幼虫、虫屎或虫卵。

5. 注意事项

(1)对陈旧性、湿疹化或者继发感染的皮损取材,往往查不到疥螨,因此最好找到新发皮损取材。

(2)应注意选择表面完好的丘疱疹或隧道盲端取材,可提高检出率。

(3)找到疥螨、查见虫卵或虫屎即可明确诊断,但阴性结果不能排除疥疮诊断。

6. 相关知识

(1)光线良好的情况下,肉眼可观察到针头大小、能活动的灰白色小点,即为疥螨。

(2)取材过程中若虫体被挑破,则镜下只能观察到虫体的一部分。

三、阴虱检查

(一) 概述

阴虱,直径 1~3mm,为灰色卵圆形虫体,外观略似螃蟹。通常寄生于外生殖器部位的阴毛上,也可位于腋毛等体毛上,其卵亦黏着于毛干上。

(二) 阴虱检查操作规范流程

1. 适应证　阴虱病。

2. 禁忌证　无特殊禁忌。

3. 操作前准备　物品(器械)的准备:光学显微镜、篦子、消毒手术刀、小镊子、透明胶带、70% 乙醇溶液、生理盐水、10% 氢氧化钾溶液、眼科剪、载玻片、盖玻片。

4. 操作步骤

(1)与患者沟通:介绍自己,核对被检者姓名、年龄等信息,解释检查目的、基本操作方法及意义,用 75% 乙醇溶液消毒取材部位。

(2)用篦子梳下阴毛上的阴虱,用小镊子夹取阴虱,或用眼科剪取附着有阴虱卵或阴虱的阴毛。

(3)将所取标本先用 70% 乙醇溶液固定,后置于载玻片中央,滴加 10% 氢氧化钾溶液,酒精灯火焰上方微热,镜下观察,查看阴虱卵或阴虱。

(4)判定结果:阴虱形似螃蟹,共 3 对足,前足细小,中后足较大。阴虱卵为椭圆形小体,淡红色形似血痂。

5. 注意事项

(1)阴虱卵和阴虱常附着于阴毛根部,因此采集标本时应在毛根部取材。

（2）检查结果阳性有助于阴性阴虱病的诊断，但阴性结果不能排除。

四、蠕形螨、疥螨和阴虱规范检查表

蠕形螨、疥螨和阴虱规范核查见表1-2-2-1~表1-2-2-3。

表1-2-2-1　蠕形螨检查规范核查表

项目	内容		是	部分	否
预备工作	核查姓名、年龄、性别				
	告知被检者蠕形螨检查的意义				
	询问是否有胶带过敏史				
	查看被检者拟取材部位是否有急性感染病灶				
	核查准备好的物品				
	清洁手部，戴帽子、口罩				
	戴无菌手套				
体位	被检者常规为坐位，面对检查者				
取材方法	挤刮法	颧部、颊部及鼻沟等区域没有急性感染灶的部位			
		避开严重皮肤感染灶			
		手或刮刀挤压			
		挤出物放于载玻片上			
		挤出物滴生理盐水一滴			
		盖好盖玻片，轻压平			
	透明胶带法	透明胶带粘于取材部位			
		数小时后或过夜			
		取下胶带粘于载玻片			
判断结果	正确使用光学显微镜				

表1-2-2-2　疥螨检查规范核查表

项目	内容	是	部分	否
预备工作	核查被检者姓名、年龄、性别			
	向被检者解释疥螨检查目的、方法及注意事项			
	核查准备好的物品			
	清洁手部，戴帽子、口罩			
	戴无菌手套			
体位	被检者常规为坐位，面对检查者			

续表

项目	内容		是	部分	否
样本采集部位	隧道可疑处（隧道墨汁试验）				
	手腕屈侧、指间等表面完好的隧道盲端、水疱或丘疱疹（针挑法）				
	新鲜的炎性丘疹（皮肤刮片法）				
操作步骤	隧道墨汁试验	滴加蓝墨水			
		棉棒揉动 30~60 秒			
		酒精棉拭去表面墨迹			
	针挑法	针头尖端斜面向上			
		从丘疹侧缘刺入			
		从下部绕过虫体			
		将针头稍微转动			
		疥螨落入针头斜面			
		向上轻微挑破皮肤			
		出针后将隧道末端的灰白色小点放于玻片上			
	皮肤刮片法	皮损表面放少量液体石蜡			
		消毒刀片在丘疹表面（轻）平刮 6~7 下			
		刮下丘疹表面的角层部分			
		刮至出现细小出血点			
		刮取物转移到载玻片上			
		刮取物表面滴加生理盐水			
判断结果	正确使用显微镜				
	口述疥螨镜下形态	在光照良好的情况下，肉眼可见针头大小的灰白色小点，能活动的为活疥螨			
		将采集标本置于有油的玻片表面，低倍镜下可见疥螨			
		取材过程中若虫体被挑破，则镜下只能观察到虫体的一部分；有时仅能见到虫屎或卵圆形虫卵			

表 1-2-2-3　阴虱检查规范核查表

项目	内容	是	部分	否
预备工作	核查被检者姓名、年龄、性别			
	向被检者解释阴虱检查意义、检测方法及注意事项			
	核查准备好的物品			
	清洁手部，戴帽子、口罩			
	戴无菌手套			

续表

项目	内容	是	部分	否
体位	被检者常规为站立位,面对检查者			
三种标本采集方法	用箆子梳下阴毛上的阴虱			
	用小镊子夹取阴毛上的阴虱			
	用眼科剪取附着有阴虱卵或阴虱的阴毛			
操作过程	70% 乙醇溶液固定			
	滴加 10% 氢氧化钾溶液			
	酒精灯微加热			
判断结果	正确使用显微镜			
	口述阴虱的光学显微镜下的形态			
	口述阴虱卵的光学显微镜下的形态			

五、相关知识测试题

1. 疥疮的病原体是

A. 蠕形螨　　　　　　　　　B. 疥螨　　　　　　　　　C. 阴虱

D. 毛囊虫　　　　　　　　　E. 粉尘螨

2. 下列皮肤病中,属于蠕形螨检查适应证的是

A. 螨皮炎　　　　　　　　　B. 疥疮　　　　　　　　　C. 恙虫病

D. 阴虱病　　　　　　　　　E. 玫瑰痤疮

3. 下列关于阴虱检查的说法中,**不正确**的是

A. 阴虱通常寄生于外生殖部位的阴毛上

B. 将所取阴虱标本先用 70% 乙醇溶液固定,再滴加 10% 氢氧化钾溶液

C. 阴虱检查采集标本时应在阴毛根部取材

D. 阴虱镜下观察形似螃蟹

E. 阴虱检查阴性可排除阴虱病的诊断

4. 下列关于疥螨检查的说法中,**不正确**的是

A. 隧道墨汁试验可直接证明疥螨的存在

B. 针挑法应选择手腕屈侧、指缝等表面完好的隧道末端、丘疱疹或水疱

C. 刮片法主要用于新鲜的炎性丘疹取材

D. 疥螨检查最好找到新发皮损取材

E. 取材过程中若虫体被挑破,则镜下只能观察到虫体的一部分

5. 下列关于蠕形螨的表述中,**错误**的是

A. 蠕形螨,别名毛囊螨或毛囊虫

B. 疥螨的成虫近似圆形或椭圆形

C. 疥螨主要寄生于人体角质层较厚的部位,如手掌、足底

D. 疥螨常侵入角质层,延角质层潜行形成隧道

E. 疥螨开凿的隧道可长达 10~15mm,每隔一段距离隧道可通向表皮

答案:1. B 2. E 3. E 4. A 5. C

第三节 梅毒螺旋体检查

一、概述

梅毒螺旋体是梅毒的病原体。菌体细长,类似弹簧,长 5~20μm,直径 1~2μm,表面有荚膜样物质,常规染料不易着色。梅毒螺旋体抗原分为 3 种:①菌体表面特异性抗原,为凝集抗体和密螺旋体溶解抗体或制动抗体;②菌体内类属抗原,与非病原体性螺旋体有交叉反应;③菌体与宿主的磷脂形成的复合抗原,刺激机体产生针对磷脂的抗体,因此又称反应素。

梅毒螺旋体检查有病原体检查和血清学检查。

1. 病原体检查 包括暗视野检测、镀银染色检查及免疫荧光染色检查等。暗视野检测方便快速,阳性即可明确诊断,但需要排除非致病性螺旋体。

2. 血清学检查 包括快速血浆反应素环状卡片试验和梅毒螺旋体颗粒凝集试验等。快速血浆反应素环状卡片试验快速简便,常用于初诊,但特异度较差;梅毒螺旋体颗粒凝集试验特异度较高,但常为持续阳性,无法了解病情变化和判断疗效。因此临床中这两种方法常结合使用。

二、梅毒螺旋体检查操作规范流程

(一) 适应证
各期梅毒。

(二) 禁忌证
无特殊禁忌。

(三) 操作前准备
物品(器械)的准备:手套、无菌帽、口罩、消毒液、无菌的脱脂棉拭子、灭菌的生理盐水、藻酸钙拭子、染色剂、阴道窥器、光学显微镜、盖玻片、载玻片、染液、巧克力琼脂或血液琼脂培养基、CO_2 培养箱。

(四) 操作步骤
1. 与患者沟通 介绍自己,核对被检者姓名、年龄等信息,解释检查目的、基本操作方法及意义。

2. 梅毒螺旋体检查 可取皮损渗出物,组织磨液或淋巴结穿刺液,使用暗视野显微镜观察,或经吉姆萨染色、墨汁负染色或镀银染色后在普通光学显微镜观察,或采用直接免疫荧光检查。

3. 暗视野显微镜观察
(1)可取皮损渗出物(如硬下疳破溃面、扁平湿疣表面)、组织磨液或淋巴结穿刺液,用暗视野显微镜观察。

(2)先以无菌生理盐水冲洗皮损部位,再用钝刀刮掉表面组织,洗净,挤压皮损周围组

织,使组织液和血清渗出,采集渗出液涂片,暗视野显微镜下观察。

(3)观察到梅毒螺旋体即可判为阳性。

4. 免疫荧光检查

(1)将以上标本涂布在载玻片上,丙酮固定 10 分钟,将含有抗梅毒螺旋体抗体的血清先用非致病性螺旋体培养物吸收去除非特异性抗体,再用荧光素(异硫氰酸荧光素)标记,而后荧光素标记的特异性抗体进行适当的稀释后涂布于制备好的标本上,37℃孵育 30 分钟,彻底冲洗,甘油封固,镜下观察。

(2)荧光显微镜下观察到亮绿色荧光即可判为阳性。

5. 组织切片染色　用镀银染色法可观察到皮肤及内脏中的梅毒螺旋体,为黑褐色。也可用墨汁负染色或吉姆萨染色后在普通光镜下观察,或进行直接免疫荧光染色检测。

6. 判断结果　梅毒螺旋体呈纤细的螺旋状,两端尖直,暗视野显微镜下呈现白色透明状,能做缓慢而规律的运动。镀银染色可见螺旋体为棕黑色,吉姆萨染色可见螺旋体为桃红色,直接免疫荧光染色可见螺旋体为绿色荧光。镜检阳性结果结合患者的临床表现、不良性接触史可明确诊断。

三、非梅毒螺旋体抗原血清试验操作规范流程

常用的有性病研究实验室试验(venereal disease research laboratory test,VDRL)、不加热血清反应素试验(unheated serum regain test,USR)和快速血浆反应素环状卡片试验(rapid plasma reagin test,RPR)。

(一)适应证

梅毒可疑人群及高危人群筛查;梅毒定量试验观察疗效、复发及再感染。

(二)禁忌证

无特殊禁忌。

(三)检查前准备

物品(器械)的准备:无菌帽、口罩、手套、注射器、消毒液、采血管。

(四)操作步骤

1. VDRL　以胆固醇、心磷脂及卵磷脂作为抗原,与患者血清中的反应素产生颗粒凝集和沉淀反应;可进一步稀释用于定量反应。

2. USR　将 VDRL 抗原改良后,血清不加热灭活,抗原不需要每日配制。

3. RPR

(1)基本原理:类似于 USR,不同的是在抗原中加入了活性炭颗粒,结果判定时可在肉眼观察下进行;亦可进一步稀释进行定量反应。

(2)定性试验:在卡片的圆圈内加入 50μl 待检血清并涂匀,用滴管再加入混匀的 1 滴抗原,旋转卡片 8 分钟后即可观察结果,有黑色凝集的颗粒和絮片则为阳性。

(3)定量试验:用生理盐水将待检血清进行梯度稀释,即 1:1、1:2、1:4、1:8、1:16、1:32,在卡片的圆圈内分别加入不同稀释度的血清 50μl,剩余步骤与定性法相同。

(4)判定结果:"++++"可见聚合团块和大块颗粒;"+++"可见聚合团块和中块颗粒;"++"可见小块的聚合物颗粒;"+"可见小块的聚合颗粒,分布均匀;"-"可见颗粒混悬、细小,无聚合。

(五) 相关知识

RPR 试验灵敏度高但特异度低。结果阳性时且符合梅毒的临床表现,可得出初步诊断,但仍需进一步行梅毒螺旋体抗原血清试验。定量试验可用于疗效观察、评估复发或再感染的方法。假阴性结果可见于感染梅毒立即治疗、早期梅毒(如出现硬下疳的 2~3 周内)、二期梅毒的"前带现象"或晚期梅毒。假阳性结果可见于老人、少数孕妇、自身免疫性疾病者、麻风患者及海洛因成瘾者。

四、梅毒螺旋体抗原血清试验

常见的有梅毒螺旋体血凝试验(treponema pallidum particle hemagglutination assay,TPHA)、梅毒螺旋体颗粒凝集试验(treponema pallidum particle agglutination test,TPPA)、荧光螺旋体抗体吸收试验(fluoresent treponemal antidody-absorption test,FTA-ABS)等。TPPA 较为常用,FTA-ABS 被认为是梅毒检测的"金标准",但由于操作烦琐较少使用。该类试验灵敏度和特异度均较高,检测血清中的梅毒螺旋体免疫球蛋白(Ig)G 型抗体,持续阳性,因此不能用于疗效观察。

(一) 概述

TPHA 原理为将梅毒螺旋体用超声粉碎后作为抗原,致敏红细胞,再与血浆或血清中的梅毒螺旋体抗体结合产生肉眼可见的凝集反应。TPPA 的原理与 TPHA 类似,致敏的载体为明胶颗粒。

(二) 适应证

各期梅毒。

(三) 禁忌证

无特殊禁忌。

(四) 操作前准备

同 RPR 试验。

(五) 操作步骤

以 TPPA 为例:

1. 定性试验 取出微量血清反应板,各孔编号为"1~4",依次加入的样品稀释液为 100μl、25μl、25μl、25μl。然后加待检样品至第 1 孔,混匀后取出 25μl 加入第 2 孔,依次直至第 4 孔后丢弃 25μl;第 3 孔加入未致敏的明胶颗粒,第 4 孔加入致敏的明胶颗粒。混匀,加盖,孵育 2 小时观察结果。结果判定:"-"为颗粒集中,外观清晰;"±"为颗粒呈小环,外观均等;"+"为颗粒环明显扩大,外周不均,可见周边凝集;"++"为凝集均匀,凝集颗粒从底部扩大到膜部。

2. 定量试验 方法与定性相同。不同的是将标本向下做倍比稀释,从 1:2 560~1:160。以最高稀释度作为阳性结果。

(六) 注意事项

梅毒螺旋体血清学试验阳性是梅毒诊断的重要依据,但仍需要结合病史、临床症状来作出最初和最后的判断,因为梅毒血清学试验可出现生物学假阳性和技术性假阳性。

(七) 相关知识

前带现象(frontal zone phenomenon):在免疫学试验中,抗体与抗原比例适当时,才能出现可见的结合反应。若血清中的抗体过多,则抗体与抗原的结合无法形成较大的、肉眼可见的复合物,从而使得结果表现为阴性,这种情况称为前带现象。将血清进行恰当的稀释后检查则能有效避免该现象发生。

五、梅毒螺旋体检查规范检查表

梅毒螺旋体检查规范核查见表 1-2-3-1。

表 1-2-3-1　梅毒螺旋体检查规范表

项目	内容	是	部分	否
准备工作	核查姓名、年龄、性别			
	与患者沟通:介绍自己并向其解释即将进行的检查,取得配合			
	交代被检者注意事项			
	准备物品的检查			
	戴口罩、帽子、无菌手套			
梅毒螺旋体检查				
操作步骤	采集标本			
	操作过程			
	正确使用显微镜			
判断结果	检测结果及意义			
快速血浆反应素环状卡片试验				
操作步骤	口述试验原理			
	静脉采血			
	①定性试验			
	②定量试验			
	③性病研究实验室试验			
	④不加热血清反应素试验			
判断结果	解释结果及意义			
梅毒螺旋体颗粒凝集试验				
操作步骤	口述试验原理			
	按照试剂盒说明书操作(具体步骤参照相应试剂盒进行)			
判断结果	解释结果及意义			

六、常见操作错误及分析

1. 由于本病性质的特殊性,应充分与患者解释沟通检查的必要性和注意事项。

2. 梅毒螺旋体检查取材错误,应取皮损渗出物(如硬下疳破溃面、扁平湿疣表面)、组织磨液或淋巴结穿刺液进行检查。

3. 梅毒螺旋体检查步骤错误,如未用无菌生理盐水冲洗皮损部位、未用钝刀刮掉表面组织、未挤压皮损周围组织;未正确操作暗视野显微镜。

4. 快速血浆反应素环状卡片试验和梅毒螺旋体颗粒凝集试验未能严格按照试剂盒步骤操作。

七、相关知识测试题(多选题)

1. 下列有关梅毒螺旋体检测方法的叙述中,正确的是

A. 梅毒螺旋体的检测有病原体检查和血清学检查

B. 梅毒螺旋体的病原体检查包括暗视野检测、镀银染色检查及免疫荧光染色检查

C. 暗视野检测方便快速,阳性可明确诊断,但需要排除非致病性螺旋体

D. 血清学检测法包括快速血浆反应素环状卡片试验和梅毒螺旋体颗粒凝集试验等

E. 快速血浆反应素环状卡片试验快速简便,常用于初诊,但特异度较差

2. 下列关于梅毒螺旋体病原体取材的说法中,正确的是

A. 可取硬下疳破溃面的渗出物

B. 可取组织磨液

C. 可取淋巴结穿刺液

D. 可取扁平湿疣表面渗出物

E. 可取掌跖表面的鳞屑

3. 下列关于梅毒螺旋体镜下形态的描述中,正确的是

A. 梅毒螺旋体呈纤细的螺旋状,两端尖直

B. 暗视野显微镜下呈现白色透明,能做缓慢而规律的运动

C. 镀银染色可见螺旋体为棕黑色

D. 吉姆萨染色可见螺旋体为桃红色

E. 直接免疫荧光染色可见螺旋体为绿色荧光

4. 下列有关梅毒螺旋体检测临床意义的说法中,正确的是

A. 暗视野检测方便快速阳性可明确诊断,但需要排除非致病性螺旋体

B. 快速血浆反应素环状卡片试验快速简便,常用于初诊,但特异度较差

C. 梅毒螺旋体颗粒凝集试验特异度较高,但常为持续阳性,无法了解病情变化

D. 快速血浆反应素环状卡片试验可用于疗效观察

E. 梅毒螺旋体颗粒凝集试验可用于疗效观察

5. 下列试验检查中,属于非梅毒螺旋体抗原血清试验的是

A. TPHA   B. TPPA   C. FTA-ABS

D. VDRL   E. RPR

答案:1. ABCDE 2. ABCD 3. ABCDE 4. ABCD 5. DE

第四节　淋球菌镜检与培养

一、概述

淋病是由淋病奈瑟球菌（属于革兰氏阴性淋病奈瑟双球菌，简称"淋球菌"）感染所致的一种性传播疾病（sexually transmitted diseases，STD）。主要通过性接触传染，是目前国内最为常见的性传播疾病之一，而且潜伏期短、传染性强，可导致许多并发症和后遗症。另外，本病可并发或促进感染其他性传播疾病，后果严重。

淋球菌感染的潜伏期为 3~7 日，因 60%~80% 的患者感染后无症状，易被忽略，在有症状的患者中，早期局限于下生殖道、泌尿道，随后因病情发展累及上生殖道，极易发生合并症。例如急性淋球菌性盆腔炎，多在月经期或经后 1 周才发病。

临床上诊断淋病的依据主要是病史、症状及实验室检查。对淋病的早期诊断，实验室检查是相当重要的，当前常用实验室检查主要为镜检与培养。镜检可观察细菌的革兰氏染色阴阳性及细胞的形态、分类。如在中性粒细胞中发现革兰氏阴性双球菌，就有诊断价值。一般来说，男性患者可选择直接涂片的方法进行快速检测，而对于女性患者及部分临床诊断符合淋病而涂片检查阴性的患者，则有必要行淋球菌培养以确保结果的正确性。

二、淋球菌镜检与培养操作规范流程

（一）适应证
淋病。

（二）禁忌证
无特殊禁忌。

（三）操作前准备
1. 患者的准备　男性患者可站立或平躺于治疗床上取材，女性可取膀胱结石位取材。
2. 物品（器械）的准备　无菌生理盐水、接种环或无菌细小棉拭子、扩阴器、载玻片、显微镜、培养皿、氧化酶试剂、温箱。
3. 操作者的准备
(1)核对患者信息：姓名、性别、年龄、主诉。
(2)与患者沟通：介绍将要进行的检查，取得合作。
(3)戴帽子、口罩、无菌手套。

（四）操作步骤
1. 分泌物的涂片检查　主要适用于男性。
(1)用无菌生理盐水洗净尿道口。
(2)戴消毒手套后，用手指由阴茎根部向尿道口方向挤出脓液，用接种环或棉拭子蘸取脓液，轻轻涂于载玻片上，待其自然干燥后加热固定，做革兰氏染色然后进行镜检。
(3)在多形核白细胞内找到革兰氏阴性的肾形双球菌时，可明确诊断。
2. 淋球菌的分离培养
(1)取材

1) 男性患者从尿道取材时,可用细小棉拭子伸入尿道 2~4cm,轻轻转动后取出分泌物(应略带黏膜)。

2) 女性患者取材时,先用阴道窥器暴露宫颈口,用无菌棉拭子拭去宫颈口表面的分泌物,另取一棉拭子插入宫颈口内 1~2cm,转动并停留 10~20 秒取出。

3) 直肠取材时,应将棉拭子插入肛门 2~3cm。

4) 检查淋球菌性咽炎时,应从扁桃体及扁桃体窝取材。

5) 对青春期前女童,可采集阴道处分泌物标本。

(2) 标本取出后立即接种于培养基中,目前常用加入多黏菌素 B 的血液琼脂或巧克力琼脂培养基。

(3) 初次分离应使用 5%~10% 的 CO_2 烛缸,培养温度以 36℃ 为宜,相对湿度 80% 以上,培养 24~48 小时看结果。

淋球菌在多黏菌素 B 血液琼脂上经 24~48 小时培养后,可形成圆形、凸起、湿润、光滑、半透明或灰白色的菌落,边缘呈花瓣状,直径 0.5~1.0cm,用接种环触之有黏性;如继续培养,菌落体积增大,表面粗糙,边缘皱缩。

3. 淋球菌的鉴定——氧化酶试验

(1) 配制氧化酶试剂:0.5%~1.0% 盐酸二甲基对苯二胺水溶液。

(2) 将溶液滴加于可疑菌落上,观察颜色变化。也可先将试剂滴在一小张滤纸片上,然后挑取可疑菌落与之接触,观察颜色变化。

(3) 菌落在接触氧化酶试剂 15~20 秒出现红色,保持 30 秒以上,然后逐渐变成紫色,最后呈黑色,为氧化酶试验阳性,证实为淋球菌。

(五) 操作注意事项

1. 涂片时不要用力涂擦,以免细胞破裂和变形,涂片厚薄、固定及革兰氏染色时间要合适。

2. 女性宫颈分泌物、咽和直肠标本在涂片中由于杂菌较多,故推荐用培养法。

3. 分离培养应采用加抗生素的选择性培养基。

4. 培养淋球菌时,取材后应立即接种,标本离体的时间越短越好。

5. 分离培养取材时,拭子伸入尿道或宫颈的深度要足够,并停留一段时间。

6. 若对症状不典型的男性患者取材,最好在其晨起排尿前或取材前 2 小时未排尿。

7. 氧化酶试剂应为新鲜配制(现用现配),在棕色瓶中于 4℃ 冰箱中避光保存。

8. 氧化酶试剂遇铁会产生红色反应而造成假阳性,所以,操作用的接种环应避免用铁丝或电炉丝等,选择用镍铬丝、白金丝或一次性接种环为好。

9. 极其少量的消毒剂、防腐剂和润滑剂都会影响培养阳性率。

10. 氧化酶试验阴性可排除淋球菌,但阳性不能判为淋球菌,因某些细菌的氧化酶试验亦呈现阳性。

11. 观察菌落形态最好在 36 小时左右,小于 24 小时的菌落太小难以辨认,大于 48 小时的菌落特征会有较大改变,可能误判。

(六) 相关知识

1. 近年来的淋球菌耐药检测结果表明,我国的淋球菌分离株对青霉素、四环素和环丙沙星的耐药比例较高。因此,有条件的实验室,应对分离出来的淋球菌进行药敏试验及产生

β- 内酰胺酶的常规试验,以判断其对药物的敏感性及是否为青霉素耐药菌株。

2. 女性患者疑为淋球菌感染或者泌尿生殖道感染时,直接染色涂片法与培养法的阳性率相当,可任选其一;而对于口腔感染,以及肛门直肠和其他病灶感染者,可选择直接染色涂片法。在临床实际工作中,这两种方法各有优劣,直接涂片染色法操作简单、试验要求低、成本特别小,但女性宫颈分泌物中因为杂菌含量较多,会导致假阳性率较高;而培养法虽然应用早、成本低、操作简单、灵敏度高,但耗时长,易延误病情,同时还可能因诸多因素而导致误诊,如病原微生物的量过少、病原微生物有缺陷或不稳定、接种后病原微生物不成活等。因此,应尽可能个性化选用最佳方法,甚至两种或两种以上方法同时检测,才能保证结果的准确性。需要注意的是,单纯淋球菌培养对男性病例的漏检率高,达 80% 以上。保证分析前标本的质量和采用两种以上方法同时进行检测是提高淋球菌检出率的有效措施。

3. 若遇到涂片染色镜检胞内革兰氏阴性双球菌阴性,胞外革兰氏阴性双球菌阳性的标本,应进一步做淋球菌培养,不具备培养条件者,如果患者有不洁性生活史、临床症状典型,且有不规范使用抗生素行为,则不能因为胞内找不到革兰氏阴性双球菌而排除淋球菌感染的可能性。

三、淋球菌镜检与培养规范检查表

淋球菌镜检与培养规范核查见表 1-2-4-1(男性)、表 1-2-4-2(女性)。

表 1-2-4-1　淋球菌镜检与培养规范核查表(男性)

项目	内容		是	部分	否
操作前准备	核对患者信息:姓名、性别、年龄、主诉				
	跟患者沟通:介绍将要进行的检查,取得合作				
	询问男性患者排尿时间				
	检查准备的物品				
	戴帽子、口罩、无菌手套				
采集标本	急性感染脓性分泌物明显时	用灭菌生理盐水洗净尿道口			
		用手指由阴茎根部向尿道口方向挤出脓液			
	分泌物较少,无法挤出时	用细小棉拭子(含无菌生理盐水的藻酸钙棉拭子)伸入尿道 2~4cm			
		轻轻转动后取出分泌物(略带黏膜)			
	前列腺炎患者	经按摩后取前列腺液			
	疑有直肠感染时	将棉拭子插入肛门 2~3cm			
操作流程	检查方法的选择				
	直接染色涂片法(主要适用于男性急性感染患者)	用接种环或棉拭子蘸取脓液			
		轻轻涂片 2 张,自然干燥			
		加热固定后革兰氏染色,油镜下检查			

续表

项目		内容	是	部分	否
操作流程	分离培养和鉴定	立即接种			
		选用加入多黏菌素 B 的血液琼脂或巧克力琼脂培养基			
		使用 5%~10% 的 CO_2 烛缸(孵箱),培养温度为 36~37℃,相对湿度 80% 以上,培养 24~48 小时,观察结果			
		挑选可疑菌落做涂片染色镜检或氧化酶试验或糖发酵试验,进一步证实			
		配制氧化酶试剂:0.5%~1.0% 盐酸二甲基对苯二胺水溶液,在棕色瓶中避光保存			
		将溶液滴加于可疑菌落上,观察颜色变化。也可先将试剂滴在一小张滤纸片上,然后挑取可疑菌落与之接触,观察颜色变化			
结果及意义	直接染色涂片法	可见大量多形核细胞,细胞内外可找到成双排列、呈肾形的革兰氏阴性双球菌。但阴性结果不能排除诊断			
	分离培养和鉴定	在培养皿上可形成圆形、稍凸、湿润、光滑、透明到灰白色的菌落,直径为 0.5~1.0mm			
		在接触氧化酶试剂 15~20 秒出现红色,保持 30 秒以上,然后逐渐变成紫色,最后呈黑色,为氧化酶试验阳性,证实为淋球菌			
	解释临床意义	直接染色涂片镜检阳性者可初步诊断,但阴性不能排除诊断			
		培养阳性可确诊			
	显微镜的正确使用				

表 1-2-4-2 淋球菌镜检与培养规范核查表(女性)

项目	内容	是	部分	否
操作前准备	核对患者信息:姓名、性别、年龄、主诉			
	跟患者沟通:介绍将要进行的检查,取得合作			
	口述淋球菌检查的注意事项			
	检查准备的物品			
	戴帽子、口罩、无菌手套			

项目	内容		是	部分	否
采集标本	患者取正确体位				
	取材	先用阴道窥器暴露宫颈口			
		用无菌棉拭子(脱脂棉)拭去宫颈口表面的分泌物(阴道内黏液)			
		伸入尿道1cm/宫颈口内1~2cm			
		另取一棉拭子(无菌的藻钙脱脂棉拭子)插入宫颈口内1~2cm,转动并停留10~20秒取出			
		青春期前女童:采集阴道处分泌物标本			
操作程序	立即接种				
	选用加入多黏菌素B的血液琼脂或巧克力琼脂培养基				
	使用5%~10%的CO_2烛缸(孵箱),培养温度为36~37℃,相对湿度80%以上,培养24~48小时,观察结果				
	挑选可疑菌落做涂片染色镜检或氧化酶试验或糖发酵试验,进一步证实				
	配制氧化酶试剂:0.5%~1.0%盐酸二甲基对苯二胺水溶液,在棕色瓶中避光保存				
	将溶液滴加于可疑菌落上,观察颜色变化。也可先将试剂滴在一小张滤纸片上,然后挑取可疑菌落与之接触,观察颜色变化				
结果及意义	在培养皿上可形成圆形、稍凸、湿润、光滑、透明到灰白色的菌落,直径为0.5~1.0mm				
	在接触氧化酶试剂15~20秒出现红色,保持30秒以上,然后逐渐变成紫色,最后呈黑色,为氧化酶试验阳性,证实为淋球菌				
	培养阳性可确诊				
	显微镜的正确使用				

四、常见操作错误及分析

1. 行淋球菌涂片镜检时,伸入尿道或宫颈的深度过浅,并且停留时间过短,可能导致假阴性结果。

2. 行淋球菌培养时,取材后未立即接种可能导致淋球菌死亡,从而出现假阴性结果。

3. 氧化酶试剂未适当保存或配置时间过长,可能导致假阴性结果。

4. 使用含铁接种环,导致假阳性结果。

五、相关知识测试题

1. 分离培养淋球菌时,常用的培养基是

A. 精制琼脂肉汤培养基

B. 5%葡萄糖肉汤

C. 血液或巧克力琼脂平板

D. 半固体培养基

E. 麦芽糖肉汤

2. 下列有关淋球菌的说法中,**错误**的是

A. 淋球菌是一种革兰氏阴性双球菌

B. 人是淋球菌的唯一自然宿主

C. 淋球菌主要寄居于黏膜表面的柱状上皮细胞内

D. 淋球菌不耐热,干燥环境下可存活 1~2 小时

E. 淋球菌适宜的生长温度是 32~36℃

3. 淋球菌主要侵犯

A. 黏膜上皮   B. 血管内皮   C. 肌肉组织

D. 神经组织   E. 淋巴组织

4. 以下关于淋球菌检查的描述中,**错误**的是

A. 涂片检查阳性可以初步诊断淋病

B. 涂片检查阳性可以确诊淋病

C. 涂片检查阴性可以排除淋病

D. 培养检查阳性可以确诊淋病

E. 培养检查阴性可以排除淋病

5. 男性淋球菌检查取材部位为

A. 龟头表面   B. 尿道口   C. 尿道内 2~4cm

D. 尿道深处   E. 前列腺

答案:1. C 2. E 3. A 4. C 5. C

第五节 醋酸白试验

一、概述

人乳头瘤病毒(human papilloma virus,HPV)感染在临床上有以下 3 种形式。

1. 临床感染 肉眼观察可见损害。

2. 亚临床感染 肉眼观察未见损害,通过醋酸白试验才能见到,通过组织学和细胞学检查有典型改变。

3. 潜伏感染 虽感染 HPV,但外观皮肤正常,无形态学改变。

宫颈人乳头瘤病毒亚临床感染(subclinical papilloma infection,SPI)难以用肉眼分辨疣体,临床诊断较困难,目前国内外尚无统一诊断标准。醋酸白试验是目前鉴别不典型病变和发现亚临床变化的一种直接诊断方法。

二、醋酸白试验操作规范流程

(一) 适应证
尖锐湿疣。

（二）禁忌证

无特殊禁忌。

（三）操作前准备

1. 患者的准备 患者应在检查前清洗病变局部，保持局部清洁、干燥。且保持良好的心态，不要过于恐惧、忧虑。

2. 物品（器械）的准备 手套、口罩、无菌帽、5% 冰醋酸、棉签、放大镜。

3. 操作者的准备

（1）核对患者信息：姓名、性别、年龄、主诉。

（2）跟患者沟通：介绍自己，向就医者交代检查的目的、意义和基本操作方法，取得合作。

（3）戴帽子、口罩、无菌手套。

（四）操作步骤

1. 暴露疣体或可疑皮损。

2. 用蘸有 5% 冰醋酸的棉拭子压于可疑皮疹及附近的皮肤黏膜上，使醋酸溶液与皮肤或黏膜充分接触。

3. 等待 3~5 分钟后观察皮损及周边正常组织颜色变化，肛门皮疹须观察 10 分钟左右。

4. 结果判读，作用部位呈均匀一致的变白区，边缘清楚，周围正常组织不变色者为阳性。

（五）并发症及处理

局部皮肤灼伤：局部使用 1∶5 000 高锰酸钾溶液清洗或者 0.1% 乳酸依沙吖啶溶液清洗后，局部涂烧伤湿润软膏等。

（六）操作注意事项

1. 该试验灵敏度较高。

2. 可能出现假阳性反应的情况，如上皮增厚、有外伤擦破、非特异性包皮龟头炎、尿道口炎、毛囊炎、扁平苔藓、银屑病、接触性皮炎、念珠菌感染、使用浓度过高的醋酸溶液、生殖器疱疹。

3. 该试验并非诊断尖锐湿疣的特异性试验，可能出现假阳性或假阴性，不能作为确诊试验。临床上需要医师根据经验结合患者临床表现，采取相应措施，如针对合并炎症的患者，可给予相应抗炎治疗以减少假阳性的干扰。

（七）相关知识

1. 男性受检时，应在阴茎和阴囊上用 3%~5% 醋酸浸透的纱布覆盖 3~5 分钟，然后用 10~16 倍放大镜观察外部皮肤，寻找隐伏的湿疣或醋酸变白区。

2. 根据醋酸白试验的皮损形态，SPI 有以下 3 种表现形式：①微小无蒂疣；②微小的乳头状隆起；③外观正常的环状皮损。

3. 疣体及周围皮肤醋酸白现象发生率与疣体类型有关，其中增生性疣阳性率高是因为湿疣的上皮是潮湿的，醋酸容易渗透并使角蛋白凝固而出现醋酸白现象，这种不透明的发白区域的形成可能与光线照射到潮湿的肿胀的上皮细胞上产生反射有关。

4. 有研究者发现尖锐湿疣的患者治疗后有 1/3 会复发，SPI 是复发的重要因素。因此，及时、正确地诊断 SPI 对于尖锐湿疣患者的预后至关重要。有研究表明，醋酸白试验作为一种简便易行的方法，敏感度高，但特异度较低（仅为 58.0%），阳性预测值为 30.0%，诊断价值有限,可用于尖锐湿疣的初筛检查,但不应作为确诊试验。

5. 醋酸白试验的原理为蛋白质凝固,HPV 感染细胞产生的角蛋白与正常上皮细胞产生的不同,只有被 HPV 感染的细胞才能被醋酸脱色产生"醋酸白现象"。

6. 有研究者发现,使用醋酸白试验尽可能发现亚临床感染区并及时予以治疗,可以减少尖锐湿疣的复发,减少患者复发后再次治疗的医疗支出,同时也可以减轻患者的心理负担,取得患者良好的信任,提高后期治疗的依从性。

三、醋酸白试验规范检查表

醋酸白试验规范核查见表 1-2-5-1。

表 1-2-5-1　醋酸白试验规范核查表

项目	内容	是	部分	否
操作前准备	核对患者信息:姓名、性别、年龄、主诉			
	跟患者沟通:介绍将要进行的检查,取得合作			
	检查准备的物品,保证周围环境安全、温暖,注意保护患者隐私			
	戴帽子、口罩、无菌手套			
	协助患者取合适体位			
操作程序	暴露疣体或可疑皮损			
	以棉签清除局部分泌物			
	蘸 5% 冰醋酸涂在皮损及周围正常皮肤黏膜			
	特殊部位放大镜的使用			
结果及意义	观察时间选择(3~5 分钟,肛门皮损观察 10 分钟)			
	结果判断(皮损变为白色,周围正常组织不变色为阳性)			

四、常见操作错误及分析

1. 检查前未清除皮损及周围局部分泌物。
2. 检查肛门皮损时未达到 10 分钟,观察时间选择错误。
3. 未选择正确的醋酸浓度,选择过高浓度的醋酸有可能导致假阳性或者皮肤灼伤。

五、目前常用训练方法简介

1. 模型训练　采用男性或女性导尿使用的截石位模型,在模型上进行醋酸白试验的训练。

2. 临床实际操作观摩　进入临床工作场所,在取得进行该检查的患者同意后,观摩临床医师的具体操作步骤并明确注意事项。

六、相关知识测试题

1. 醋酸白试验使用的冰醋酸浓度为

A. 1%　　　　　　　　　B. 5%　　　　　　　　　C. 10%

D. 50%   E. 98%

2. 醋酸白试验常用于检查的疾病是

A. 扁平湿疣   B. 寻常疣   C. 扁平疣

D. 尖锐湿疣   E. 跖疣

3. 可出现醋酸白试验假阳性的情况有

A. 尿道炎   B. 包皮龟头炎   C. 上皮增厚

D. 擦破外伤   E. 以上均是

4. 扁平湿疣与尖锐湿疣鉴别诊断最简单的方法是

A. 醋酸白试验   B. 梅毒血清学试验   C. 组织病理学检查

D. 暗视野显微镜检查   E. 皮肤镜检查

5. 能导致醋酸白试验阳性的病原体通常为

A. 梅毒螺旋体   B. 柯萨奇病毒   C. 淋球菌

D. 人乳头瘤病毒   E. 人类免疫缺陷病毒

答案:1. B 2. D 3. A 4. A 5. D

第六节　麻风杆菌检查

一、概述

麻风病(leprosy)是在患者遗传基础上由麻风杆菌引起的一种慢性传染病,主要病变部位在皮肤和周围神经。临床表现为麻木性皮肤损害、神经粗大,严重者可致残。本病在全球范围内流行甚广,主要分布于亚洲、非洲、拉丁美洲;我国则流行于云南、四川、贵州、广西等处,近年来由于积极防治,我国本病发病率显著下降。

麻风杆菌,又称麻风分枝杆菌(mycobacterium leprae,ML),为革兰氏阳性菌,菌体呈短小棒状或稍弯曲,形态上麻风杆菌酷似结核杆菌,具有明显的抗酸染色特性,常在患者溃破皮肤渗出液的细胞中发现,呈束状排列。

麻风杆菌对外界抵抗力较强,分泌物离体自然干燥后仍可存活 2~9 日,0℃环境下可存活 3 周。一般使用煮沸、高压蒸汽、紫外线照射等处理即可杀死。麻风病患者是麻风杆菌的天然宿主,也是本病唯一的传染源。麻风病重要的传播途径是经飞沫传播,生活密切接触、注射药物或文身等也可传播。麻风杆菌在患者体内分布(以瘤型患者为例)比较广泛,主要见于皮肤、黏膜、周围神经、淋巴结、肝脾等网状内皮系统的某些细胞内。麻风病实验室检查主要为麻风杆菌涂片检查,是麻风病确诊、分型、选择治疗方案和疗效判断的重要参考依据。

二、麻风杆菌涂片检查操作规范流程

(一) 适应证

1. 任何疑似病例,通过麻风杆菌检查建立或排除诊断。

2. 临床确诊病例,通过麻风杆菌检查证实诊断及分型。

3. 治疗开始后,监测疗效。

4. 复发判定,以发现是否存在耐药菌或持久菌。

5. 细菌学判断是否痊愈。

(二)禁忌证

无特殊禁忌。

(三)操作前准备

1. 患者的准备　让患者坐于光线充足处,一般让患者靠窗边坐,在自然光线下取材为宜。

2. 物品(器械)的准备　3号刀柄、15号刀片、酒精灯、消毒棉球和/或棉签、洁净的专用(或带磨砂端)玻片、火柴(或打火机)、乳胶手套、钻石笔(或金钢笔或2B铅笔)、透气的纸胶带、擦镜纸、工作帽、口罩、工作服、显微镜、片盒、利器收集器、医疗垃圾袋、专用抗酸染液、75%乙醇溶液、专用镜油等。

3. 操作者的准备

(1)核对患者信息:姓名、性别、年龄、主诉,并根据皮肤麻风杆菌检查申请单内容在麻风病取材登记本上逐项登记。

(2)与患者沟通:介绍自己,以及将要进行的检查目的、意义及基本操作方法,取得合作。

(3)做好个人防护:应穿工作服,戴乳胶手套、口罩、帽子。

4. 玻片编号　根据登记本上产生的流水号在专用玻片磨砂端进行编号,编号内容包括:所属市(地级市、自治州)和县、年份、流水号。

例如:第一行用所属市(地级市、自治州)和县名拼音的开头2个大写字母代表市(地级市、自治州)和县名,中间用一小横线隔开;第二行用阿拉伯数字标明年份和流水号,中间用一小横线隔开。

5. 消毒　先用止血钳把刀片固定在刀柄上,刀片端在酒精灯的外焰上来回过2次,待冷却;把编好号的玻片也在酒精灯的外焰上来回过2次,待冷却;让患者暴露出要取材的所有部位,用无菌棉签蘸75%乙醇溶液消毒皮损取材部位,待干燥。

6. 取材部位的先后顺序　根据医师指定的取材部位,一般采用"由上至下、由右至左"的顺序确定先后顺序,即把患者体位的最上端、最右端的取材部位作为第1个部位,即患者的右眶上为第1部位、右耳垂为第2部位、右下颌为第3部位,以此类推确定其他取材部位顺序。

(四)操作步骤

1. 确定取材部位

(1)一般为4~6处,除常规部位(如眶上、耳垂及下颌外),活动性皮损多者再取2~3处。

(2)皮损应取病情最活跃处,如环状损害在其边缘取材;斑块与结节在中央取材;浸润性皮损在浸润明显处取材;同时有新、老皮损者,应选择在新损害上取材等。如仅有一块皮损者,取其边缘及对侧各一处;如无明显皮损,则在膝关节上方、腕背或中指近侧指关节背面的皮肤取材。

(3)为便于比较治疗前后的细菌指数,复查时应在原麻风杆菌检查部位取材。

2. 切刮法取材步骤

(1)用拇指和示指捏起取材部位的皮肤,使捏起的部位局部呈苍白色,其间手指不能松动。

（2）另一手持手术刀在捏起的皮肤上用刀尖切深 2~3mm、长约 5mm 的切口。

（3）将手术刀尖转 90°，在切口内来回刮 2~3 次取组织液。

（4）用刀尖刮取足够量的组织液。如组织液含有血液，应在原切口再行刮取，用创可贴或消毒棉球为患者切口止血。

（5）将刮取的组织液在洁净专用玻片的规定位置进行涂膜。

（6）在取完一个涂膜结束后，需用 75% 乙醇溶液的棉球擦拭刀尖，在酒精灯火的外焰上来回过 3~4 次消毒。待冷却后再取下一个皮损组织液。

（7）一个刀片只能供一个患者使用。

3. 涂片检查

（1）制片步骤

1）要求取一个部位做一个涂膜。一般先取第 1 个取材部位（即眶上）涂第 1 号涂膜，根据取材部位的先后顺序分别涂 2~5 号或 6 号涂膜。

2）涂膜应涂在玻片正面的涂片区，由涂点中心向外顺着一个方向转圈涂成一个圆形涂膜。

3）涂膜直径以 5~7mm 为宜。

4）涂膜厚度应均匀一致，不能留有较大的组织残渣和明显的空白区。

5）自然干燥，待固定。

（2）固定

1）待玻片上的涂膜自然干燥后，立即固定。

2）固定方法：将有涂膜的反面置于酒精灯火焰上来回过 2~3 次，手背触之不烫为宜。

3）若在户外取材不能立即染色者，回到实验室染色前应再次固定 1 次。

（3）染色

1）统一采用室温法染色。

2）将固定后的玻片置于水平染色架上，玻片的正面朝上，滴加石炭酸复红染液，应让染液覆盖整个涂片，染液量要足够且不溢出为宜。

3）染色：将覆盖抗酸染液的玻片在室温下静置 30 分钟。

4）冲洗：用玻片夹水平夹起玻片，用缓流水自玻片编号端轻缓冲去染液，然后静置沥去玻片上剩余的水。

5）脱色：在涂膜上滴加 1% 盐酸酒精，轻轻晃动玻片脱色，然后倾去盐酸酒精，至每个涂膜没有明显红色脱下为止，一般脱色耗时 10~30 秒。脱色后应立即从玻片一端用缓流水冲去脱色液。若发现有些涂膜红色未脱尽，在该涂膜处继续滴加脱色液，脱色至无明显红色为止，然后立即冲洗。

6）复染：将脱色后的玻片水平放置染色架上，在涂膜区滴加亚甲蓝染液，覆盖整个涂膜区染 30 秒左右。

7）用缓流水从玻片一端冲去复染液，然后垂直静置，沥去玻片上剩余的水，自然阴干，备检。

4. 镜检

（1）使用双目电光源显微镜读片，打开电源，转动 10 倍物镜头对准光源。

（2）将染色后自然阴干的玻片正面朝上、编号区置于左端放在显微镜载物台上，并用卡尺固定。

(3)转动卡尺移动玻片,让第 1 号涂膜至 10 倍物镜下,调节光线至适当亮度,转动卡尺使涂膜居中,调节焦距至可见清晰涂膜。

(4)移开 10 倍物镜,在第 1 号涂膜上滴加 1 滴专用镜油,转用 100 倍油镜头,微调焦距至可见清晰细胞形态,微转动卡尺让涂膜的最下端和最右端(在镜下则是涂膜的最上端、最左端)处于视野中。

(5)从涂膜最左端的视野开始观察,然后向右移至下一个相邻视野连续观察。当移至涂膜的另一端时则纵向向下转换一个视野,从右向左观察,以此类推观察完所有视野。

(6)一般直径为 6mm 的涂膜,横、纵向约有 25 个视野分区,对于麻风杆菌检查阴性的涂膜,一个涂膜至少要求观察 100 个以上分区的视野。

5. 登记与结果报告

(1)登记:要求每观察完一张涂片后应立即登记,在专用的麻风杆菌检查登记本相应栏目中记录各部位的细菌密度值及整张涂片的细菌密度指数(BI)和形态指数(MI)。

(2)报告:应使用专用麻风病麻风杆菌检查报告单来报告检查结果。报告单内容应尽量填写详细,即填全患者的一般资料、临床资料、分型、初查或复查次数、各取材部位、送检医师、玻片编号、检验者、审核者和检验日期等信息。取材部位应与临床医师要求一致,玻片编号应与登记本、玻片上的编号一致,检验者最好有亲笔签名。

(3)查对:报告单在发出之前应根据申请单、登记本上的信息进行逐项查对。

(4)保密:为保护患者隐私,结果报告单最好由患者亲自领取或由送检医师领取。若他人代领,则必须得到患者的授权,出示患者和代领人的有效证件,经登记后,由代领人签收。

(五) 并发症及处理

暂无并发症。

(六) 操作注意事项

1. 取材的深度要达到真皮层,要尽量避开血管,刮取足量的组织液,组织液应不含血液。

2. 涂片时不要用力涂擦,以免细胞破裂和变形,涂片厚薄要合适。

3. 涂片制好后要自然阴干,立即固定,尽早染色。如不能立即染色,要妥善保存,注意防尘、防霉。

4. 用自来水从玻片的一端轻轻冲洗,不宜直接冲洗涂抹。

5. 涂片制成后应及时镜检,存放时间过长会导致细菌脱色。

6. 如细菌太多,且分布较均匀,可计数 1/2 或 1/4 视野后乘上 2 倍或 4 倍,当作整个视野菌量。

7. 麻风杆菌除多形性外还有集簇性特征,即在镜下可见束状或团丛状排列,称之为菌团,有些小菌团可由 10~30 条细菌组成,中菌团一般由 50~70 条细菌组成,而大菌团可由 100 条以上细菌组成。更小的菌球则尽量直接计数。

(七) 相关知识

1. 镜检内容　细菌密度指数(BI)的计算。

(1)细菌密度 Ridley 对数分级标准见表 1-2-6-1。

表 1-2-6-1 细菌密度 Ridley 对数分级标准

分级	意义
0(阴性)	0 条菌/100 油镜视野
+	1~10 条菌/100 油镜视野
++	1~10 条菌/10 油镜视野
+++	1~10 条菌/1 油镜视野
++++	10~100 条菌/1 油镜视野
+++++	100~1 000 条菌/1 油镜视野
++++++	>1 000 条菌/1 油镜视野,并可见大量菌团

(2)计算每个涂膜的 BI:镜检时对每一个视野中的细菌进行计数,每个视野细菌数之和除以所观察的视野数量,求出一个平均值,即是该涂膜的 BI。

(3)患者的 BI 计算:一张涂片所有涂膜细菌密度值之和除以涂膜数,即是该患者的 BI 值(结果保留小数点后 2 位)。计算公式如下:

$$BI = \frac{各涂膜细菌密度值之和}{涂膜数}$$

2. 镜检内容 形态指数(MI)计算。

MI 表示麻风杆菌完整菌的百分比。通常认为完整菌为活菌,发现完整菌是诊断麻风复发和耐药的实验室指标。

(1)涂膜 MI 的计算:在计数每个涂膜细菌数时,同时用计数器记录完整菌的数量,并在记录本上登记所计数的细菌数和完整菌数。针对细菌密度"++"以下涂膜,可计数 50 条或以上细菌中完整菌的数量;细菌密度"+++"以上涂膜,要求计数 100 条或以上细菌中完整菌的数量;细菌特别多的涂膜,可计数 200 条或以上细菌中完整菌的数量。

(2)患者的 MI 计算:将各涂膜所计完整菌之和除以各涂膜完整菌与非完整菌之和的百分比即为该患者的 MI(结果为百分比,不保留小数)。计算公式如下:

$$MI = \frac{各涂膜所计完整菌之和}{各涂膜所有细菌之和} \times 100\%$$

注意事项:在计算 MI 时,只计数分散的麻风杆菌,不计数菌团或和菌束中的细菌。

3. 玻片保存

(1)拖片:用剪成条状的擦镜纸覆盖在有镜油的涂膜上,轻轻拖去镜油,可反复拖几次,最好不用二甲苯拖片。

(2)保存:观察后的玻片用专用片盒存放,玻片存放顺序应与登记本上登记的先后顺序一致,片盒盖上应标识专用片盒名称及玻片号段,在阴凉干燥的环境中避光保存。

(3)保存时限:要求保存 6 年。

(4)废旧玻片处理:超过保存时限的玻片应按损伤性废弃物送专门机构处理。

4. 发展灵敏度和特异度皆高的分子生物学方法的研究应用,将会提高麻风病的早期诊断水平,阻断其传播,降低新发病例,对于全球麻风病流行的控制工作尤其重要。目前对有诊断、分型作用的基因片段及 T 细胞特异性抗原的寻找仍处于研究阶段,而已找到的 T 细胞特异性抗原大部分与其他杆菌有交叉性反应,故限制了其临床应用。

5. 麻风病的致病机制主要是机体对麻风杆菌及其抗原成分发生的细胞和体液免疫反应的结果,麻风杆菌特异性抗原酚糖脂 I(phenolic glycolipid I,PGL-I)是麻风血清学检查使用最广的抗原血清特异性抗体检测,如酶联免疫吸附测定(ELISA)检测抗 PGL-I IgM 抗体;该检查是非损伤性的,可作为诊断的辅助方法。然而,PCR 技术已被证明比血清学检查更为灵敏,能直接检测样本细菌 DNA 或 RNA,尤其是对少菌型患者标本。现已有数个核苷酸序列在应用中,其中比较有前景的 *RLEP*、*85-B*、*16S rRNA*,能缩短检测时间,用于诊断麻风疑难病,评估麻风杆菌指数进行临床分型,检测疗效,监测耐药性,识别家庭密切接触的亚临床感染等具有重要应用。

6. 选取皮损组织病理检查对麻风的诊断、分型和疗效判定都有重要意义。根据 Ridley Jopling 提出的"五级分类法"可分为以下几类:

(1)结核样型麻风(tuberculoid leprosy):表皮可见轻度萎缩,没有表皮下"无浸润带",上皮样细胞肉芽肿被淋巴细胞包裹着,表皮下区受到浸润。

(2)偏结核样型界线类麻风(borderline tuberculoid leprosy):表皮未见明显改变,表皮下的"无浸润带"不明显,真皮内见上皮样细胞肉芽肿,周围有少量的淋巴细胞包围着。

(3)中间界线类麻风(mid-borderline leprosy):真皮层内可见上皮样细胞肉芽肿,淋巴细胞比较少,散在分布。

(4)偏瘤型界线类麻风(borderline lepromatous leprosy):真皮层可见由不同程度泡沫化的巨噬细胞和淋巴细胞组成的肉芽肿。

(5)瘤型麻风(lepromatous leprosy):表皮下可见明显的"无浸润带",在真皮层内可见大量的泡沫细胞和比较少的淋巴细胞浸润。在各型麻风的病理表现基本上都可以看到真皮层的小汗腺导管、毛囊、平滑肌、神经、血管周围的特征性浸润。

三、麻风杆菌镜检规范检查表

麻风杆菌镜检规范核查见表 1-2-6-2。

表 1-2-6-2　麻风杆菌涂片检查规范核查表

项目	内容		是	部分	否
操作前准备	核对患者信息并登记:姓名、性别、年龄、主诉				
	核对手术知情同意书;跟患者沟通:介绍将要进行的检查,取得合作				
	检查准备的物品,玻片编号				
	做好个人防护				
采集标本	确定取材部位				
	消毒				
操作程序	皮肤切刮	进刀方向、切口方向			
		切缘整齐,足够深,足够大			
		刀尖转 90°,来回刮 2~3 次,刮取组织液			
		止血			

续表

项目	内容		是	部分	否
操作程序	涂膜				
	固定				
	染色	石炭酸复红染液染色			
		室温法			
		冲洗、脱色、复染、再次冲洗			
	涂片镜检涂片镜检	低倍			
		高倍			
		计数			
结果及意义	解释临床意义	检查部位的细菌("+"数)			
		各部位的细菌密度值及整张涂片的 BI 值和 MI 值			
	注意对患者隐私权的保护,不使用歧视性的语言和行为				

四、常见操作错误及分析

1. 选取皮肤高起干燥处、感觉障碍明显处,特别是色红皮损,可能导致假阴性结果。

2. 染液未适当保存或配置时间过长,可能导致假阴性结果。

3. 过度脱色,可能造成假阴性结果。

五、相关知识测试题

1. 麻风病的面部残疾主要是损害(　　　)所致

A. 滑车神经　　　　　　　　　B. 动眼神经　　　　　　　　　C. 面神经

D. 视神经　　　　　　　　　　E. 三叉神经

2. 麻风病是由(　　　)引起的慢性传染病

A. 抗酸染色阳性麻风杆菌　　　　　　　B. 抗酸染色阴性麻风杆菌

C. 革兰氏阳性麻风球菌　　　　　　　　D. 革兰氏阴性麻风球菌

E. 病毒感染

3. 麻风病的主要传播途径是

A. 血液传播　　　　　　　　　　　　　B. 母婴传播

C. 直系血亲遗传　　　　　　　　　　　D. 直接和间接接触传播

E. 以上均有

4. 做麻风神经损伤检查的感觉功能检查时,检查顺序是

A. 温觉—痛觉—触觉　　　　　　　　　B. 触觉—温觉—痛觉

C. 痛觉—触觉—温觉　　　　　　　　　D. 浅感觉—深感觉

E. 深感觉—浅感觉

5. 一般"麻风足"对防护鞋的要求有

A. 硬鞋底,垫软垫

B. 软鞋底,垫硬垫

C. 硬鞋底,垫硬垫

D. 软鞋底,垫软垫

E. 其他

答案:1. C 2. A 3. D 4. A 5. A

第三章

皮肤组织、细胞学检查

第一节　组织病理活检取材技能

皮肤组织病理
活检取材
（视频）

一、概述

皮肤组织病理诊断是皮肤病诊断中不可或缺的重要部分，是皮肤科医师的"第二双眼"。比起其他组织器官，皮肤活检组织取材更为方便。活检的目的是获取皮损组织，以便进行病理检查。及时进行皮肤组织病理活检有助于早期诊断和治疗，对于皮肤肿瘤患者，早期活检确诊可以避免患者在未来接受侵入性更强的手术。

在某些情况下，活检的同时会消除皮损，也达到了治疗效果。皮肤活检风险极小，就算是重症患者也能以最小风险接受皮肤活检。现代器械和技术的应用不仅使活检取材效率增高，而且组织损伤也已很少。掌握基本切除技术有助于将活检造成的外观和功能损害降到最低。

二、皮肤组织病理活检取材操作规范流程

（一）适应证

所有临床不能确诊的皮肤疾病，特别是肿瘤性皮肤疾病，均是皮肤活检的适应证。活检是肿瘤性疾病诊断的"金标准"。对于炎症性疾病，通过活检可以对与之临床表现相似的疾病进行鉴别诊断，也可以排除模拟炎症的肿瘤性疾病。对于感染性皮肤病，活检除了用于组织病理诊断外，还可以获取标本进行组织病原学培养及进行下一代测序（NGS）检查。对于自身免疫性疾病和血管炎、大疱性皮肤病等，活检标本还可以用于直接免疫荧光检查协助诊断。

（二）禁忌证

1. 绝对禁忌证　无。

2. 相对禁忌证　不能配合活检取材者；血小板计数 $< 20 \times 10^9/L$、有凝血功能障碍以及有活动性出血等。

（三）操作前准备

1. 患者的准备

（1）充分了解组织活检的必要性和利弊，了解需要活检的部位及所采取的活检方式；签

署知情同意书,内容包括存在的主要风险,如可能引起出血、不适感、感染及瘢痕。

(2)糖尿病患者应该尽量将血糖控制在正常范围内。

(3)活检前最好沐浴清洁皮肤,尤其是头皮部位活检者,注意清洗好头发,剪除活检部位头发。腋窝及外阴部位应刮除毛发。

2. 物品(器械)的准备

(1)准备外科手术包,包括无菌巾、纱布、剪刀、刀片及刀柄、普通镊子、齿镊、持针器,以及缝合材料。如果选择刀削法,需要准备消毒的刀片;若选择钻孔法,需要准备消毒的钻孔器(直径 2~6mm,通常使用 4mm 直径,直径越大钻取到皮下脂肪的可能性越大)。

(2)用络合碘常规消毒。

(3)准备局部麻醉药,通常为利多卡因注射液。

(4)准备局部外用止血药,通常为六水合氯化铝或亚硫酸铁溶液,准备可吸收止血海绵等。

(5)准备放有甲醛固定液的标本容器以备普通活检标本放置使用。如需要同时做直接免疫荧光检查,则需要准备放置标本需要使用的生理盐水纱布。如需要进行组织培养,则需要准备无菌管。

3. 操作者的准备

(1)了解病变活检的目的、取材部位、性质和可能需要的深度,从而决定活检的取材方法。活检医师应该明确正确诊断所需要的皮损面积大小、需要切及真皮及皮下脂肪的厚度。尽量选取成熟、新鲜的原发皮损进行活检,避开继发的皮损。皮肤疾病由于其特殊性,大部分病变发生在表皮及真皮浅层,这部分疾病取组织活检时,可以采用削切法;对于浸润性及结节性损害,病变部位可能达到皮下脂肪层的,可以选择钻孔法或者手术切取法;对于带蒂的标本,可以采取剪除法。国外也常用刮匙刮除法,但国内少有单位使用,本书不进行详细介绍。

(2)术前了解患者的病史及手术治疗史,是否正在使用抗凝药物或者是否有血小板功能异常。了解既往对局部麻醉是否有变态反应,评估活检部位是否存在感染或存在血管病变。按照规范的活检流程做活检前准备。连续步骤包括:用外科笔或墨水标记活检部位,对确认的部位进行拍照留图,备皮并清洁皮肤表面,打开外科手术包,戴无菌手套,活检部位消毒,铺单。

(四)操作步骤

1. 剪除活检法 带蒂的皮损均可以采用此方法,如软纤维瘤、丝状疣、尖锐湿疣等。络合碘消毒皮损及周围皮肤,于选取活检皮损边沿下方的真皮浅层局部注射利多卡因形成皮丘,在皮损表面将皮损组织剪下。用齿镊轻轻夹住并取下组织,放入装有甲醛固定液的小瓶内,瓶上贴上所取标本的二维码信息或者带有姓名、年龄、性别等基本信息的标签。压迫法止血或使用止血剂、止血海绵,以及电干燥法止血。络合碘外涂消毒,通常无须覆盖。皮损位于易摩擦部位者,可以覆盖创可贴或者纱布及胶布固定。

2. 削除活检法 该方法是北美地区进行皮肤病理活检最常用的方法,因为大部分皮肤疾病病变部位位于表皮及真皮浅层,使用该方法足以获得足够的诊断信息并将活检的创伤控制在最小范围内,且通常不需要缝合创面。

常规消毒活检部位的皮损及周围皮肤,于皮损边沿下方局部注射利多卡因使其隆起形成皮丘。使用装在刀柄上的刀片或者单手拇指及示指捏住消毒的剃须刀片两端,几乎与皮损表面平行,从皮损的基底部平行削除标本。

直接使用刀片削除皮损时,可以根据皮损的形状灵活转动刀片将整个皮损削除,如脂溢性角化病,在成功获取组织标本的同时也会将病变组织彻底清除。蕈样肉芽肿斑片期病变主要位于真、表皮交界处,此时获取足够面积的皮肤组织的意义远远大于深度,宜采用削取法。

国内皮肤外科医师通常以执笔方式握住刀片或刀柄,这样便于控制刀片的微小移动,通常持刀片在皮损的一端垂直切透表皮,再转为水平方向做平滑的拉锯运动,直至完全获取标本。标本的处理及取材处的止血、缝合同上文"剪除活检法"。

3. 环钻活检法　当病变位于真皮深层或者脂肪层时,建议选用环钻活检法,通常使用的是直径4mm的环钻,多为一次性器械;多次使用的不锈钢器械,注意每次手术后必须消毒,并需要经常把环钻打磨锋利。环钻活检还需要准备齿镊、剪刀、持针器以及缝合材料。

常规消毒皮损及周围皮肤,局部麻醉药在活检部位边由浅入深注射进真皮浅、深层,一只手的示指和拇指沿着皮肤的张力线绷紧皮肤,另一只手持环钻刺入皮肤并顺着一个方向旋转,注意避免来回旋转以防止表皮脱落,旋转深入至皮下组织层,可通过穿透真皮层时的突破感来判断深度,用镊子夹住标本边缘的表浅皮肤将标本轻轻夹出,用剪刀将标本从基底剪断,将标本放入装有甲醛固定液的小瓶内,瓶上贴上所取标本的二维码信息或者带有姓名、年龄、性别等基本信息的标签。

活检处压迫止血,躯干或四肢使用单线缝线进行1~2针单纯间断表皮缝合即可闭合伤口并止血。面颈部或者手部可使用美容缝合线使瘢痕最小化,也可以使用快速可吸收线。用敷料保护伤口,术后第2日或第3日换敷料。面部活检后通常5~7日内拆线,躯干和四肢通常10~14日拆线。

4. 切取活检法　对于特征性病理改变位于真皮深层及皮下组织的较大皮损,常采用切取活检或楔形活检,该方法也是目前国内大部分医院的皮肤科最常选择的。切取范围可以全部为皮损组织,也可以包括部分正常的皮肤,这样既可以对比受累和未受累的皮肤,又可以在病变的边沿观察到早期病变。通常切取直径3~4mm,深及皮下组织的皮损标本,对于某些特殊疾病(如嗜酸性筋膜炎),要求切取的组织深达筋膜层。楔形切口的长度不定。局部麻醉药需要缓慢推进注射到皮肤深层,可以等待数分钟直至麻醉药完全发挥作用,用一只手绷紧皮肤,另一只手执手术刀柄,刀片垂直于皮肤表面轻轻切开皮肤,缓慢拉出楔形的一边,再用同样方法在对侧切出第二条长边,沿着这两条长边用力切开到达深处组织,重复操作直到达到预期的深度,通常需要操作1~2次,刀面与中心轴成一定角度倾斜,使两边的切割面在皮肤组织深部汇合。

应完整地分离出活检组织,如果组织基底仍相连,再用剪刀或刀片将其完全离断,用镊子轻轻夹出组织,将标本放入装有甲醛固定液的小瓶内,瓶上贴上所取标本的二维码信息或者带有姓名、年龄、性别等基本信息的标签。压迫止血,躯干或四肢使用单线缝线进行单纯间断表皮缝合即可闭合伤口并止血。如果切取组织大而深,只可以使用可吸收缝线对于皮下组织和真皮进行深层间断缝合。面颈部或者手部可使用美容缝合线使瘢痕最小化,也可以使用快速可吸收线。用敷料保护伤口,术后2~3日换敷料。面部活检后通常5~7日内拆线,躯干和四肢通常10~14日拆线。

5. 切除活检法 对于皮肤良性肿瘤,如色素痣、表皮样囊肿、皮肤纤维瘤、毛母质瘤等,以及非典型色素性皮损范围局限但高度怀疑恶性黑色素瘤、临床典型的基底细胞癌、鲍恩病、角化棘皮瘤等通常采取去除整个皮损组织进行组织病理检查,同时达到外科治愈的目的。切除活检的标本可以让病理学专家对于整个皮损组织进行详细检查,尤其是某些疾病(如角化棘皮瘤),其扫视下的全视野模式对于诊断的价值很高。

此外,先前活检诊断为恶性肿瘤的皮损,通常采用全部切除术作为治疗方法,全部切除后的标本应该再次行病理检查确诊,并评估肿瘤边沿是否切净。此种情况下,手术医师应该在样本切缘标记切痕或者缝线以帮助定位。在全部切除之前,手术医师应该仔细考虑切净所需的边界范围,以及术后瘢痕对于外观和功能的影响。切缘的判断取决于临床诊断和发病部位,在位于面部、唇部等美观要求高的部位的恶性肿瘤,有条件的科室建议采用 Mohs 手术方式(见第三篇第一章第十一节)。对于大部分良性皮损,切除包括皮损周围 1~2mm 范围外观正常的皮肤组织就可以将病变完整切除。对于恶性的基底细胞癌或者鳞状细胞癌,通常切除范围为皮损周围 4~5mm 正常组织,非典型痣建议切除范围为皮损周围 3~4mm,原位恶性黑色素瘤全切的边界是皮损周围 5mm。

切除活检法切口通常为梭形,切除角度 30°~75° 不等,长度是宽度的 3~4 倍,梭形的中轴线是伤口的最终缝合线。用手术标记笔对切除组织范围做好标记,络合碘消毒皮肤,在标记的周围环绕注射将局部麻醉药逐层推进皮肤及皮下组织中,确认麻醉药起效后,用非优势手平稳固定绷紧切除处皮肤,优势手执手术刀沿着两边标记线轻轻划开表皮浅层,形成梭形,再将刀片沿着划开的线用力完全切开皮肤,直到预计的肿块基底。与切开活检不同的是,本操作过程中刀片始终与皮损表面垂直,没有内角,不成楔形。通过 1~2 次切割后将肿块彻底切开,然后用剪刀或者刀片从基底处分离标本。

用镊子轻轻夹出组织,将标本放入装有甲醛固定液的小瓶内,瓶上贴上所取标本的二维码信息或者带有姓名、年龄、性别等基本信息的标签。压迫止血或者电凝止血。钝性游离皮下组织,协助切缘皮肤移动到缺损部位以减少伤口闭合的张力,并保持伤口边缘适度外翻,皮下游离后冗余的组织会分散到较大区域的伤口创面上,利于形成水平的瘢痕,可以分散瘢痕收缩力使其稳定。进行足够的游离再确认伤口没有活动性出血后,通过皮下和表皮缝合闭合伤口。如果伤口很深、张力很大,建议采用分层缝合。

6. 甲活检技术 甲活检可以协助诊断多种甲疾病,包括甲真菌病、甲扁平苔藓、甲银屑病、疣、各种甲肿瘤等,因而甲活检包括从甲板到甲床的取材,甲床活检前通常需要进行甲板部分撕脱,国内目前多采取的是切取活检,而较小的肿瘤(如血管球瘤等)则建议对甲床行椭圆形切除活检,沿着纵轴方向进行切除,为了便于伤口边缘的再闭合,应在骨膜水平进行广泛的侧向游离,并用可吸收线缝合。

甲外科手术应遵循一些规则,如在甲床内应该使用纵向切口,而在甲母质内使用横向切口,以减少瘢痕及达到最佳的功能和美容效果。甲母质活检的目的是确定纵向黑甲的原因,活检必须从甲母质上取材,因为这是产生色素的地方。绝大部分患者的色素来源于远端甲母质,由于远端甲母质合成甲板的腹侧部分,因而术后最主要的并发症是甲板下方变薄。而近端甲母质产生甲板背侧,如果色素产生于近端甲母质,则切取后会导致甲营养不良,表现为纵向裂隙。

通常根据色素带的宽度和形状选择适当的手术技术,尽可能切除整个色素区域。如果色素来源为纵向走向,建议选择扁椭圆形切除,应该深达骨面,小心行侧面游离后用 5-0 缝线闭合缺口。如果色素来源涉及甲母质的广泛区域,则建议行削除术,用削刮的方法去除甲母质表皮和一小部分真皮,以便病理学专家能够检查整个病变;通常移除整个远端甲母质也不会出现甲营养不良,但削除近端甲母质会导致甲变薄变脆,必须与患者交代清楚这些并发症的可能性。最后将甲板复位并固定于外侧甲襞。

当色素条纹位于甲板外侧 1/3 时,宜行外侧纵向甲活检。此活检技术可以检查整个甲单位,包括近端甲襞、甲母质、甲床、甲板和甲下皮。该技术也通常适用于甲侧面有明显临床受累的疾病及各种肿瘤。由于该技术会将甲母质侧角被部分切除,进而会导致永久性甲板变窄,因此术前必须告知患者。为了避免甲板偏侧,标本宽度应该>3mm。自远端指关节中间及甲小皮开始,通过近端甲襞、甲板、甲床向远端延伸,直到甲下皮,在近端甲襞外侧做第二个切口,与初始切口在指尖部汇合。近端切口侧向弯曲以去除甲母质的内角。小心将标本从骨上取下。关键步骤是从活检部位的近端骨上分离甲母质,避免剪刀过早向上弯曲及缩短标本。用水平褥式缝合法闭合缺损以重建外侧甲襞。位于近端甲襞远端的肿瘤切除适用近端甲襞活检术,切口从一侧甲襞向另一侧延伸至整个近端甲襞,通常取 2~3mm 的新月形切口。

(五) 并发症及处理

活检术和切除术并发症很少发生。通常术后第 1 日可能会有出血,加压止血即可,第 2 日换药。极罕见情况下出血较多时,嘱患者及时就诊止血。

感染是偶尔会发生的并发症之一,尤其是伤口污染或者天气炎热大量出汗时。良性肿瘤等可以择期手术者尽量不选择在暑期手术,以减少感染概率。有感染迹象时应加强换药,可以外涂抗生素软膏,必要时口服抗生素。胶带或者敷料过敏的情况也偶有发生,通常变更伤口护理方法即可。严重时局部外用糖皮质激素软膏。

缝合部位愈合时间延长时,可能会产生红色的肥厚性瘢痕,虽然这种瘢痕会随着时间而有所消退,但可以局部注射曲安奈德溶液(10~40g/L),也可以使用硅酮敷料。偶尔会产生瘢痕疙瘩,即瘢痕生长超出手术伤口范围,可以局部注射曲安奈德溶液或者联合 5- 氟尿嘧啶注射治疗。甲活检的并发症包括外侧纵向甲活检,可以引起永久性甲板变窄,削除近端甲母质会导致甲变薄、变脆,远端甲母质活检术后最主要的并发症是甲板下方变薄等。

(六) 操作注意事项

活检的目的是获得准确的相关组织病理信息,因此选择合适的皮损及合适的深度非常重要。活检前应该了解疾病的基本信息和可能的诊断,以及活检组织的用途,选择合适的活检方法。在特殊部位活检时,要注意避免损伤重要的结构,如重要的神经和动脉。

瘢痕疙瘩通常好发于躯干上部及肩部,既往有瘢痕体质的患者位于该部位的皮损做切除或者活检前,一定要充分评估病情,权衡利弊。

活检标本有时除了组织病理检查外,也会用于免疫荧光检查或者冷冻切片检查、组织培养、PCR 检查等。活检前需要充分知晓标本的用途。组织病理检查的标本通常使用甲醛溶液固定,需要确认标本完全浸泡在溶液中而没有黏附在容器或者盖子的上部,以防止标本干燥。

容器外面应该事先标记患者的身份识别信息。如果对同一个患者进行多点取样,应按照顺序标记每个容器及活检部位,避免混淆。

对于用于直接免疫荧光或者流式细胞学检查的新鲜组织,应该放在盐水纱布上,迅速送检。对于切除组织行真菌、细菌或者分枝杆菌培养的,应放于无菌培养管内。用于电镜检查的标本应该置于戊二醛溶液中固定。

(七) 相关知识

组织病理检查是皮肤病诊断的基石。皮肤疾病分类众多、病种复杂,涉及表皮增生性疾病、真皮浅层浸润为主的疾病、真皮浅深层浸润为主的疾病,以及皮下脂肪层为主,甚至深达筋膜层的疾病。不同疾病活检部位的选择也有不同,具体如下。

1. 肿瘤为主的疾病　尤其是恶性黑色素瘤,疾病浸润的厚度对于之后的治疗决策非常重要,应该选取最厚的部位活检。

2. 水疱性疾病　应选择新鲜的水疱并包括边缘正常皮肤。

3. 溃疡或者坏死的皮损　应该选择溃疡坏死的边缘加邻近正常皮肤。

4. 泛发性多形性皮损　应选择最近出现的典型皮损,最好加上充分发展的皮损,多点取材可以获取更加全面的信息。

5. 小血管炎　应选择出现 48 小时左右的典型皮损。

6. 结节性多动脉炎　应选择皮肤网状青斑中间的部位,深切至皮下组织。

7. 深在性硬斑病或者嗜酸性筋膜炎　需要深切,甚至达到筋膜层。

8. 特发性斑状萎缩凹陷处　病理仅显示真皮胶原蛋白和弹力纤维的轻微病变,活检应该对皮损皮肤及其周围正常皮肤进行取材。

9. 蕈样肉芽肿的斑片期　建议使用削切法以获得足够表皮面积,但是不需要很深的组织标本。

10. 脂溢性角化病、光线性角化病、鲍恩病等　只需要进行很浅的皮肤组织活检,深度仅及真皮乳头层即可,这样创伤最小,恢复很快而不留痕迹。

三、皮肤组织病理活检取材规范检查表

皮肤组织病理活检取材规范核查见表 1-3-1-1。

表 1-3-1-1　皮肤组织病理活检规范核查表

项目	内容	是	部分	否
操作前准备	核对患者信息:姓名、性别、年龄、主诉			
	了解病变活检的部位、性质和可能需要的深度,从而决定活检的取材方法			
	判断是否需要同时留取部分标本做免疫荧光检查或者组织培养			
	用外科笔或墨水标记活检部位,确认部位拍照			
	充分沟通,获得患者或法定代理人签名的知情同意书			
	物品(器械)准备:常规准备局部麻醉药物、皮肤清洁消毒剂、外科手术包,包括无菌巾、纱布、剪刀、刀片及刀柄、镊子、齿镊、持针器以及缝合材料			
	患者活检前最好沐浴清洁皮肤,尤其是头皮部位活检者,注意清洗好头发、剪除活检部位头发以及腋窝、外阴部位备皮			

续表

项目	内容	是	部分	否
操作过程	常规络合碘消毒皮损及周围正常皮肤			
	于皮损下方的真皮浅层局部注射利多卡因			
	根据选择活检的方法剪除、削除、切除或者钻孔法取病变组织			
	用镊子轻轻夹住并取下组织,放入装有甲醛固定液的小瓶内			
	直接免疫荧光标本放于生理盐水纱布上,组织培养标本放于无菌管内			
	压迫法或者电干燥法或者缝合法止血,缝合伤口、络合碘外涂后覆盖纱布包扎伤口			
操作后处置	再次核对标本瓶上的二维码信息或者带有姓名、年龄、性别等基本信息的标签			

四、常见操作错误及分析

未取到有价值的或者典型的皮肤组织标本,源于选取部位错误。活检过浅不能给出累及皮下组织的疾病的病理信息,过深则会造成不必要的负担。

皮肤淋巴瘤、梅克尔(Merkel)细胞癌等组织非常脆弱,夹取组织时建议使用无齿镊轻轻提取,否则会对组织进行挤压,导致细胞变形难以辨认。

标本处理不当也会影响组织病理诊断。梭形切除后如果顶角处的冗余组织扭曲了皮肤的正常轮廓,或者活检两边切口不对等,顶角过大,在凸面行切除术时就会产生皮锥,需要进行皮锥的修复。

五、目前常用训练方法简介

模型训练:削除法可以选择带皮水果,在水果表面随意画上不同的皮疹形状或者大小(模拟脂溢性角化),手持剃须刀片两端,轻轻用力将刀片弯成弧形,以刀锋平行切入果皮,平稳而灵活地根据线条形状推进刀片平行移动,直至将所画的皮片完整削除,可以根据想象自行控制削除皮片的深度。

六、相关知识测试题

1. 下列皮肤活检标本选取,**错误**的是

A. 水疱性疾病,选择新鲜的水疱,并包括边缘正常皮肤

B. 溃疡或者坏死的皮损应该选择溃疡坏死的边缘加邻近正常皮肤

C. 对于泛发性多形性皮损,可以选择最近出现的典型皮损,最好加上充分发展的皮损,多点取材

D. 嗜酸性筋膜炎需要深切,甚至达到筋膜层

E. 恶性黑色素瘤选择皮损边缘与正常皮肤交界处

2. 下列皮肤活检方式选择**错误**的是

A. 脂溢性角化通常选择削除法

B. 软纤维瘤可以选择剪除活检

C. 蕈样肉芽肿斑片期病变主要位于真、表皮交界处,此时获取足够面积的皮肤组织的意义远远大于深度,宜采用削取法

D. 当病变位于真皮深层或者脂肪层时,建议选用环钻活检

E. 脂溢性角化是良性肿瘤,最佳的手术方法是切除法

3. 下列甲活检技术描述中,**错误**的是

A. 甲活检包括从甲板到甲床的取材

B. 甲外科手术应遵循一些规则,如在甲床内应该使用纵向切口,而在甲母质内使用横向切口

C. 确定纵向黑甲的原因,活检必须从甲母质上取材,因为这是产生色素的地方

D. 移除整个远端甲母质不会出现甲营养不良

E. 移除整个远端甲母质会导致甲变薄变脆,必须与患者交代并发症的可能性

4. 下列对于皮肤组织病理活检的适应证描述中,**不正确**的是

A. 所有临床不能确诊的肿瘤性皮肤疾病

B. 对于炎症性疾病,组织病理检查不能给出有意义的信息,临床信息更加重要

C. 炎症性皮病活检有助于帮助排除模拟炎症的肿瘤性疾病

D. 活检是肿瘤性疾病诊断的"金标准"

E. 对于炎症性疾病,通过活检可以对于临床表现相似的疾病进行鉴别诊断

5. 活检时除了进行常规组织病理外,需要进一步完善一些检查,但**不包括**

A. 怀疑感染性肉芽肿应该常规做特殊染色

B. 大疱性皮肤病最好同时送检组织做直接免疫荧光检查

C. 皮肤血管炎最好同时送检组织做直接免疫荧光检查

D. 怀疑感染性肉芽肿最好同时送检组织做病原微生物培养

E. 角层下脓疱性皮病应该常规做直接免疫光检查以帮助鉴别诊断

答案:1. E 2. E 3. E 4. B 5. E

第二节 细胞学诊断技能

一、概述

细胞学诊断通常用于大疱性疾病、病毒引起的水疱性疾病及某些皮肤肿瘤(基底细胞癌、皮肤鳞癌、佩吉特病、网状组织细胞增生症等),但不能取代皮肤活检的组织病理检查,更不能作为恶性肿瘤的常规诊断手段。随着皮肤镜及皮肤共聚焦显微镜技术等无创性影像学技术的发展和普及,目前该方法在皮肤科日常工作中已经很少使用。

二、操作规范流程

(一) 适应证

Tzanck涂片适用于寻常型天疱疮、红斑型天疱疮、落叶型天疱疮、单纯疱疹、带状疱疹、水痘。穿刺细胞学适用于某些皮肤肿瘤,如基底细胞癌、皮肤鳞癌、佩吉特病、网状组织细胞

增生症等。

（二）禁忌证

无明显禁忌证。

（三）操作前准备

1. 患者的准备　大致了解细胞学涂片检查的目的和方法及其优劣。

（1）优点：几乎无创（水疱大疱性疾病）或者微创（肿瘤细胞学穿刺），结果立等可取。因而患者无须紧张，可放松心情，配合医师找到最合适的水疱（通常是最新发的水疱）。

（2）缺点：知晓该方法不能取代组织病理学检查，只能提供有限的诊断信息，最终需要结合临床诊断，甚至依然需要组织病理活检确诊。

2. 物品（器械）的准备　络合碘、棉签、剪刀、尖刀、钝刀或者刮匙、注射器、玻片、无水乙醇、吉姆萨（Giemsa）染色液、苏木精 - 伊红（HE）染色液，或者 Pappenheim 染色液。如果是穿刺细胞学检查，还需要准备利多卡因局部麻醉药。

3. 操作者的准备　确认选取的是否是最佳的取材部位，患者可能的临床诊断和取材的目的。与患者充分沟通取材的大致步骤及需要注意的事项，告知该方法不能代替组织细胞学检查，最终可能还需要病理活检才能确诊，但是因为结果立等可取，因而具有其独到的优势，可以早期对症干预治疗，对于恶性肿瘤有助于进行全切并判断切除边缘范围等治疗决策。需要告知患者，尽管罕见，但仍有可能会引起恶性肿瘤播散的风险。签署知情同意书，注意谈话后部分患者可能会选择直接进行组织病理活检。

（四）操作步骤

对于水疱性疾病，应仔细选择小的、早期无感染的水疱，用棉签蘸取络合碘轻轻消毒皮损及周围皮肤后，用眼科剪刀剪去疱顶，疱底面用消毒纱布吸干，然后用钝刀轻刮底面取材，以不出血为度刮取，将刮取物很薄地涂于玻片上。如果皮损表面有痂皮，则必须先将表面的痂皮去除后再取材。也可以用印片法来取材，即用消毒玻片在疱底面、溃疡面紧压后再做涂片。

肿瘤性的疾病如果表面有溃疡，则先去痂，再用钝刀或刮匙取材，未破溃的肿瘤，则局部注射麻醉药后用尖刀切开表皮，再刮取组织，或者用注射器针头刺入肿瘤损害中用针筒抽取组织涂于玻片上。要让涂片在空气中干燥后再染色做镜检，也有学者主张涂片先用无水乙醇固定 2 分钟，再进行染色镜检，染色根据疾病选择吉姆萨染色、HE 染色或 Pappenheim 染色。

天疱疮皮损的 Tzanck 涂片通常可以见到棘刺松解细胞，但需要注意的是，棘刺松解细胞也可以见于多种非棘刺松解性水疱大疱或脓疱病的继发棘刺松解。刮取早期疱疹病毒感染的皮损行 Tzanck 涂片大多数都可以发现上皮样多核巨细胞，尤其是新生的无顶水疱的底部和边缘易于取到典型病变。

（五）并发症及处理

通常无并发症发生，最有可能的是继发感染。取材部位注意常规用聚维酮碘消毒，有感染征象时，外用莫匹罗星软膏或其他抗生素软膏。

（六）操作注意事项

水疱大疱性疾病注意选取典型的、早期的新生皮损以提高阳性率。肿瘤性疾病需要注意穿刺取材时的深度，以避免出血为度。

(七) 相关知识

Tzanck 涂片是历史悠久的诊断疱病及疱疹病毒感染性疾病的方法,操作简单,获取标本简单。但是其阳性率的获得依赖选择早期新发的皮疹,某些水疱性疾病也会有继发的棘刺松解细胞,因而分析时需要结合临床检查。该方法无法取代组织病理检查,只是一个初步的辅助手段。对于肿瘤性皮肤病,穿刺细胞学检查目前几乎不再使用,因为共聚焦显微镜技术及皮肤镜的普及已经可以取代其初步诊断的地位,而且后者无创。

三、细胞学诊断技术规范检查表

细胞学诊断技术规范核查见表 1-3-2-1。

表 1-3-2-1　细胞学诊断技术规范核查表

项目	内容	是	部分	否
操作前准备	核对患者信息:姓名、性别、年龄、主诉,确认选取最佳皮损			
	充分沟通,获得患者或法定代理人签名的知情同意书			
	物品(器械)准备:络合碘、棉签、剪刀、尖刀、钝刀或者刮匙、注射器、玻片、无水乙醇、吉姆萨染色液、HE 染色液或 Pappenheim 染色液			
	穿刺细胞学检查还需要准备利多卡因局部麻醉药			
操作过程	用棉签蘸取络合碘轻轻消毒皮损及周围皮肤			
	用眼科剪刀剪去疱顶,疱底面用消毒纱布吸干			
	用钝刀轻刮底面取材,以不出血为度刮取,将刮取物很薄地涂于玻片上。或者用印片法来取材,用消毒玻片在疱底面、溃疡面紧压后再做涂片			
	对于肿瘤性损害,用注射器针头刺入皮损中用针筒抽取组织涂于玻片上			
操作后处置	涂片在空气中干燥后染色做镜检或者先用无水乙醇固定 2 分钟,再染色做镜检			

四、常见操作错误及分析

通常见于选取标本错误,未选择最为合适及典型的皮损,不能给出临床需要的信息。

五、相关知识测试题

1. 下列疾病的诊断中,通常**不使用**细胞学诊断方法的是

A. 寻常型天疱疮　　　　　B. 带状疱疹　　　　　C. 大疱性类天疱疮

D. 单纯疱疹　　　　　E. 皮肤肿瘤

2. Tzanck 涂片**不适用**的疾病是

A. 水痘　　　　　B. 带状疱疹　　　　　C. 多形红斑

D. 寻常型天疱疮　　　　　E. 红斑型天疱疮

3. 下列关于细胞学诊断方法的说法中,**错误**的是

A. 几乎无创(水疱大疱性疾病)或者微创(肿瘤细胞学穿刺)

B. 结果立等可取

C. 对于大疱性疾病可以取代组织病理学检查

D. 可以用来初步区分大疱性疾病

E. 可以辅助诊断肿瘤性疾病

4. 下列关于细胞学诊断方法的解读中,**错误**的是

A. 见到棘刺松解细胞可以诊断天疱疮

B. 天疱疮皮损的 Tzanck 涂片通常可以见到棘刺松解细胞

C. 脓疱疮的 Tzanck 涂片可能见到棘刺松解细胞

D. 早期疱疹病毒感染的皮损行 Tzanck 涂片大多数都可以发现上皮多核巨细胞

E. 水疱大疱性疾病注意选取典型的早期的新生皮损

5. 对 Tzanck 涂片阳性率的获得有关键影响的步骤是

A. 选择早期新发的皮疹

B. 选择充分发展期的皮损

C. 选择表皮剥落后潮湿的糜烂面

D. 大的水疱比小的水疱阳性率高

E. 继发感染的水疱不影响阳性率

答案:1. C　2. C　3. C　4. A　5. A

第三节　皮肤直接免疫荧光检查

一、概述

直接免疫荧光用于检查皮肤免疫反应沉积物。通常为抗体沉积,包括 IgG、IgM、IgA,也可以是补体沉积。对于皮肤型红斑狼疮、自身免疫性大疱性皮病及某些血管炎(如 IgA 血管炎)等疾病,当常规组织病理检查不能明确时,直接免疫荧光检查可能具有价值。

二、操作规范流程

(一) 适应证

结缔组织病,如各型皮肤型红斑狼疮、自身免疫性水疱大疱性疾病、血管炎等。

(二) 禁忌证

1. 绝对禁忌证　无。

2. 相对禁忌证　不能配合完成组织病理活检者;血小板计数<20×10^9/L、有凝血功能障碍,以及有活动性出血等患者。

(三) 操作前准备

1. 患者的准备

(1)了解直接免疫荧光检查的目的和方法,直接免疫荧光可以结合组织病理学检查,为疾病的精准诊断提供有价值的信息。充分了解组织活检的必要性和利弊,活检部位及所采取的活检方式。

（2）签署知情同意书，内容包括存在的主要风险，包括出血、不适感、感染及瘢痕。

（3）糖尿病患者应该尽量将血糖控制在正常范围内。

（4）活检前最好沐浴清洁皮肤。

2. 物品（器械）的准备

（1）准备外科手术包，包括无菌巾、纱布、剪刀、刀片及刀柄、普通镊子、齿镊、持针器以及缝合材料；钻孔法需要准备钻孔器（通常使用 4mm 直径）。

（2）用络合碘常规消毒。

（3）准备局部麻醉药，通常为利多卡因注射液。

（4）准备局部外用止血药，通常为六水合氯化铝或亚硫酸铁溶液，并准备可吸收止血海绵。

3. 操作者的准备

（1）术前了解患者的病史及手术治疗史，尤其是正在使用抗凝药物或者血小板功能异常的患者。了解既往对局部麻醉是否有反应，评估活检部位是否存在感染。

（2）选择最优的取材部位。活检医师应该明确知道皮损性质和类型，选择正确诊断所需的部位取材。自身免疫性大疱性皮肤病推荐选择皮损周围的皮肤而不是皮损处做直接免疫荧光检查，因为皮损处继发的靶抗原的降解和免疫反应可能导致阴性的染色结果。皮肤型红斑狼疮则选取成熟的活动性皮损。系统性红斑狼疮患者外观正常的非皮损处皮肤也可以出现阳性。对于临床表现和实验室结果不典型的患者，非皮损处狼疮带检查阳性可能有诊断价值。

（3）标本切取部位确定后，按照规范的活检临床流程做活检前准备。连续步骤包括：用外科笔或墨水标记活检部位，确认部位拍照，备皮和清洁皮肤表面，打开外科手术包，戴无菌手套，铺单。

（四）操作步骤

同皮肤组织病理活检。由于免疫沉积物通常位于真、表皮交界处及角质细胞间或者真皮乳头处，通常刀削法取材就可以满足临床要求，但刀削法在国内医院远未普及，目前大部分医院依然选择使用刀切法或者钻孔法。

与活检取材不同之处是取下的组织应该放于生理盐水纱布上保存并用于冷冻切片。

（五）并发症及处理

同本章第一节内容。

（六）操作注意事项

同本章第一节内容。

（七）相关知识

直接免疫荧光检查目前广泛应用于临床自身免疫性疾病及血管炎的辅助诊断，结合组织病理检查结果通常可以给出精准的诊断信息，因而诊断价值较大。

三、直接免疫荧光检查规范检查表

直接免疫荧光检查规范核查见表 1-3-3-1。

表 1-3-3-1 直接免疫荧光检查规范核查表

项目	内容	是	部分	否
操作前准备	核对患者信息：包括姓名、性别、年龄、主诉			
	了解病变活检的部位和性质，明确可能需要的深度，从而决定活检的取材方法			
	用外科笔或墨水标记活检部位，确认部位拍照			
	充分沟通，获得患者或法定代理人签名的知情同意书			
	物品(器械)准备：常规准备局部麻醉药物和皮肤清洁消毒剂。外科手术包，包括无菌巾、纱布、剪刀、刀片及刀柄、普通镊子、齿镊、持针器以及缝合材料			
	患者活检前最好沐浴清洁皮肤，头皮、腋窝、外阴部位备皮			
操作过程	常规络合碘消毒皮损及周围正常皮肤			
	于皮损下方的真皮浅层局部注射利多卡因形成皮丘			
	通常选择削取法或切取法取活检标本			
	用齿镊轻轻夹住并取下组织，标本放于生理盐水纱布上，迅速送检			
操作后处置	轻轻用络合碘消毒创面数次，涂上抗菌软膏。在摩擦部位的皮损可以视情况敷上敷料			

四、常见操作错误及分析

同本章第一节内容。

五、目前常用训练方法简介

同本章第一节内容。

六、相关知识测试题

1. 皮肤直接免疫荧光检查的适应证**不包括**

A. 皮肤型红斑狼疮

B. 自身免疫性水疱大疱性疾病

C. 各型血管炎

D. 多形红斑

E. 皮肤肿瘤

2. 下列皮肤活检方式的选择中，**错误**的是

A. 大疱性皮病通常选择削除法

B. 急性皮肤型红斑狼疮可以选择削除法

C. 皮肤血管炎可以选择削取法

D. 皮肤血管炎通常选择切取法

E. 副肿瘤性天疱疮可以选择削取法

3. 下列关于直接免疫荧光检查的说法中,**错误**的是

A. 可以结合组织病理学检查,为疾病的精准诊断提供有价值的信息

B. 可以评估疾病的活动性

C. 活动性系统性红斑狼疮曝光部位正常皮肤可以出现阳性

D. 可以用来区分大疱性疾病

E. 可以辅助诊断肿瘤性疾病

4. 下列直接免疫荧光结果解读中,**错误**的是

A. 各种类型的皮肤型红斑狼疮都可能出现基底膜带的补体和抗体沉积

B. 过敏性紫癜通常血管周围沉积的是 IgA

C. 疱疹样皮炎通常出现真皮乳头 IgA 颗粒状沉积

D. 疱疹样皮炎通常出现真皮乳头 IgA 线状沉积

E. 直接免疫荧光不能区分大疱性系统性红斑狼疮和线状 IgA 大疱性皮病

5. 下列活检标本的用途和保存方式中,**错误**的是

A. 组织病理检查的标本通常使用甲醛溶液固定

B. 直接免疫荧光的新鲜组织应该放在盐水纱布上,迅速送检

C. 流式细胞学检查的新鲜组织应该放在盐水纱布上,迅速送检

D. 切除组织行真菌、细菌或者分枝杆菌培养的,应放于无菌培养管内

E. 用于电镜检查的标本应该置于甲醛溶液固定

答案:1. E 2. C 3. E 4. D 5. E

第四章

皮肤科常用试验

第一节 斑 贴 试 验

斑贴试验
（视频）

一、斑贴试验

（一）概述

斑贴试验（patch test）是根据受试物的性质配制适当浓度的浸液、溶液、软膏或原物以适当的方法将其贴于皮肤，一定时间后观察是否对其产生反应从而在临床上用于检测Ⅳ型变态反应的潜在变应原的方法。

斑贴试验的应用有 120 年以上的历史。1895 年德国皮肤科医师 Jadassohn 等首先报道了斑贴试验技术。1931 年，Sulzberger 和 Wise 正式将这一技术引入美国，并推荐在皮炎湿疹患者中应用，认为这是鉴定可能的致病因子和了解疾病状态的唯一方法。从 20 世纪 30 年代开始，有关斑贴试验的技术得到不断改进，包括对测试变应原的化学特性、毒性作用，以及标准化、包被的载体、测试的浓度等进行优化，对应用的过程，如操作流程和结果判断不断规范，保证试验准确、方便和安全。1981 年，斑贴试验被誉为 20 世纪临床皮肤科 5 个最重要进展事件之一，特别是对斑贴试验的国际标准化浓度和方法的大力推广，有力地推进了这一项技术的临床应用。

斑贴试验的目的是找到致敏原，然后对患者实施针对性预防，指导患者在日常工作和生活中注意避免接触含有相同或相似分子结构及功能基团的物质，预防变态反应性皮肤病的发生和恶化。

（二）斑贴试验操作规范流程

1. 适应证

（1）变应性接触性皮炎及特应性皮炎患者。

（2）变应性接触性皮炎与刺激性接触性皮炎进行鉴别诊断。

（3）特殊部位的皮炎湿疹患者，如面颈部、手部等暴露部位。

（4）接触性皮炎综合征（系统性接触性皮炎），表现为手足无规律的水疱性湿疹、狒狒综合征样发疹或泛发性湿疹等。

（5）慢性湿疹、药物性皮炎、食物过敏等疑似Ⅳ型变态反应患者。

2. 禁忌证

(1)禁止使用未经审批的产品或化学品行斑贴试验。

(2)禁止对有接触性变应原相关的全身性变态反应史的患者行斑贴试验。

(3)已知对拟测试的斑试物质过敏,不适合再次进行斑贴试验。

(4)禁止对皮肤有明显刺激性或腐蚀性的物质(如酸、碱、盐、腐蚀性化学物质等)进行斑贴试验。

(5)孕妇及哺乳期妇女不适合行斑贴试验。

(6)行为控制力差的患者或无法保证斑贴试验顺利进行的患者不宜行斑贴试验。

3. 操作前准备

(1)患者的准备

1)与医师讨论所接触的特殊物质,必要时可使用携带的可疑过敏物进行测试(放入带有成分清单的容器中)。

2)与医师讨论在哪个部位的皮肤进行斑贴试验。背部、上臂及前臂屈侧皮肤是斑贴试验的主要候选部位,因为这些部位有数目相对较多的树突状细胞,其中上背部皮肤为最佳选择。下背部和前臂屈侧皮肤由于吸收能力差,易致假阴性。必要时可在测试前 1~2 日刮除斑贴试验部位的毛发。

3)在测试当日的早晨进行淋浴,淋浴后请勿在测试部位涂任何乳霜或油类。

4)穿着较宽松、容易穿脱的深色旧衣服,以防斑试器移动、脱落及弄脏衣服。

5)签署知情同意书。

(2)物品(器械)的准备

1)准备斑贴试验的测试系统及患者携带的可疑致敏物。

2)如果怀疑衣服是致敏原,请从接缝处或其他不重要的地方剪取约 $1cm^2$ 的材料备用。

(3)操作者的准备

1)核对患者信息:姓名、性别、年龄、主诉。

2)向患者交代试验的目的、意义、方法及注意事项。

3)戴帽子、口罩、无菌手套。

4. 操作步骤(以背部使用斑试系统为例)

(1)用水清洁背部并吸干水分(因乙醇溶液有刺激性不建议使用)。

(2)指导患者直立坐于检查床或椅子上,背屈肩膀。

(3)将变应原从注射器或小瓶内注入斑试器小室,把贴剂贴于背上部或中后部,距离脊柱中点旁 2.5cm 的无皮炎和毛发的区域(贴于脊柱中部区域易脱落)。对试纸应从下方向上施加适度的压力,以排净空气,然后再用力按压以提高附着力。轻轻按下每个腔室的顶部使变应原分布均匀。

(4)粘贴贴剂后,标记每个条带的顶部和底部。敷贴完成后患者可回家。

(5)保持背部干燥和斑试器密闭直到 48 小时(除非在该部位发生严重的反应,例如明显的不适)。如果考虑为接触性荨麻疹,则必须在使用后 20~30 分钟检查贴剂。

(6)斑贴试验 48 小时后,移去贴剂,重新标记,20~30 分钟后查看试验部位。任何阳性反应都要根据国际分级系统进行记录(表 1-4-1-1)。

(7)再次告知患者保持背部干燥,直到第二次判读,时间在斑贴试验 72 小时至 7 日内进行。

表 1-4-1-1 斑贴试验国际分级系统

结果判读代号	含义	皮肤表现
−	阴性	正常
±	可疑	仅有轻度红斑
+	弱阳性	红斑、浸润，可有少量丘疹
++	强阳性	红斑、浸润、丘疹、水疱
+++	极强阳性	红斑、浸润明显，出现水疱、大疱
IR	刺激反应	对照有皮损反应或激惹反应
NT	未试验	

注：IR（irritant reaction）. 刺激反应；NT（not tested）. 未试验。

（8）结果判定

1）判定时间：试验在 48 小时移除斑贴物质，间隔 30 分钟观察斑贴部位，根据具体情况，在 72 小时或 96 小时后对受试部位进行观察并判定反应。

2）判定反应：同表 1-4-1-1。

①受试部位无皮损反应为阴性"−"。

②受试部位出现淡红斑为可疑"±"。

③受试部位出现轻度红斑、浸润及少量丘疹为阳性"+"。

④受试部位出现水肿性红斑、丘疹或水疱为强阳性"++"。

⑤受试部位出现显著红肿、浸润、聚合性水疱或大疱为极强阳性"+++"。

⑥对照有皮损反应或激惹反应为刺激反应。

3）结果说明：阴性反应一般说明患者对斑试物质无敏感性，但需要排查假阴性的可能性。导致假阴性的因素主要包括斑试物质浓度低、斑试物质与皮肤接触时间短，以及患者使用了其他药物等。阳性反应一般提示患者对斑试物质过敏，但需排查原发性刺激或其他因素所致的假阳性。原发刺激性反应将斑试物质移除后，皮损反应会减弱，而超敏反应移除斑试物质后，皮损反应还可能继续增强。

斑贴试验结果的准确性及可重复性受到多种多样因素的影响，如斑试物质的剂量、体积和浓度、斑试器的质量、测试部位及测试时的皮肤状况、斑试物质与皮肤贴合的紧密程度、观察时间等。斑贴试验结果的合理解释非常关键。阴性结果只说明患者当前对所测斑试物质无接触过敏。用于检测的斑试物质数量有限，因此全阴性的结果并不能排除其他变应原导致的变应性接触性皮炎。阳性结果提示斑试物质可能是现有皮肤病的过敏因素，但也可能是既往接触性皮炎的变应原。因此，需要详细询问病史，明确阳性斑试物质与现有皮肤病的关系。但无论阳性斑试物质是现有皮肤病或既往接触性皮炎的病因，都应指导患者在日常工作及生活中避免接触含有阳性斑试物的物质。

5. 并发症

（1）接触性致敏：一般是指在斑贴试验呈现阴性结果后 10~20 日，在原来的试验部位出现皮肤阳性反应，若此时重复斑贴试验，结果往往呈现阳性。

（2）暴发性反应：在斑贴试验过程中，阳性试验者的原有皮肤病出现复发或加重。

（3）全身性反应：出现系统性接触性皮炎、过敏性休克样反应、多形红斑样反应等。对容易发生Ⅰ型变态反应的物质(如青霉素类)不建议做斑贴试验。

(4)其他:对患者的自带物进行试验时,如果测试物的选择及浓度配制不当,可能会导致测试部位出现脓疱、溃疡、坏死、瘢痕、肉芽肿、继发感染、色素沉着、色素减退等情况。使用标准变应原,严格按照规范操作可以减少并发症。

6. 注意事项

(1)在皮肤病急性发作期间避免进行斑贴试验。

(2)测试部位的皮肤如果有创伤、感染、炎症或其他皮肤病,不宜行斑贴试验。

(3)不宜用高浓度的原发性刺激物进行测试。对患者的自带物进行试验时,因测试物为非标准变应原,可能会导致测试部位出现并发症,应当提前与患者做好沟通。

(4)受试前至少7日以及受试期间,应当避免使用糖皮质激素或免疫抑制剂,受试前3日以及受试期间,应当避免使用抗组胺类药物。

(5)紫外线光疗、放射线照射、强日光照射等可抑制皮损反应,因此在紫外线光疗、放疗及阳光暴晒后4周内不宜行斑贴试验。

(6)试剂应该在试验开始时准备好,而不宜过早准备。因为某些挥发性的试剂浓度变化可能会产生假阴性结果。容易引起反应的变应原应分开放置,不可集中在一起。

(7)受试期间避免游泳、沐浴等,以免打湿斑贴试验器,避免过度牵拉斑贴部位或过度体力活动。

(8)在受试期间若发生严重变态反应,如荨麻疹、哮喘、系统性接触性皮炎、过敏性休克样反应等,或局部炎症反应过重,应及时到医院就诊,必要时终止试验。

(9)可疑反应可考虑重复试验。如果试验期间贴剂开始剥落,请用胶带加固。如果整个贴剂松动,将其卸下并记下时间和日期。

(10)大多数患者需要3次门诊进行观察。对于需较长时间才会出现的过敏症状,可在斑贴试验后7~10日延迟观察。

7. 相关知识 个人护理用品进行斑贴试验的主要原则:个人护理用品分为"冲洗"产品(需要用水稀释或冲洗掉的产品,如肥皂及香波)和"存留"产品(可以留在皮肤上的产品,如保湿剂及化妆品);"冲洗"产品通常用水稀释至1%~10%后进行斑贴试验,而"存留"产品可以直接用原物进行斑贴试验。

对非标准变应原进行斑贴试验时,必须设置对照(含基质),以评估刺激性接触性皮炎的可能性。

(三)斑贴试验规范检查表

斑贴试验规范核查见表1-4-1-2。

表1-4-1-2 斑贴试验规范核查表

项目	内容	是	部分	否
操作前准备	核对患者信息:姓名、性别、年龄、主诉			
	与患者沟通:向患者介绍检查的目的、意义、方法及注意事项,取得合作			
	检查准备的物品			
	戴帽子、口罩、无菌手套			
	签署知情同意书			

项目	内容	是	部分	否
操作程序	用水清洁背部并吸干水分			
	指导患者直立坐姿,背屈肩膀			
	将变应原注入斑试器小室,把贴剂贴于背上部或中后部,距离脊柱中点旁 2.5cm 的无皮炎和毛发的区域。试纸应从下方向上施加适度的压力,以排净空气。然后再用力按压以提高附着力。轻轻按下每个腔室的顶部使变应原分布均匀			
	粘贴贴剂后,标记每个条带的顶部和底部。敷贴完成后患者可回家			
	保持背部干燥和斑试器密闭直到 48 小时(除非在该部位发生严重的反应,例如明显的不适)。斑贴试验 48 小时后,移去贴剂,重新标记,20~30 分钟后查看试验部位			
	必要时再次告知患者保持背部干燥,直到第二次判读,时间在斑贴试验 72 小时至 7 日内进行			
结果及意义	根据斑贴试验国际分级系统结合临床判断结果: "−":受试部位无反应 "±":有淡红斑 "+":轻度红斑、浸润及少量丘疹 "++":水肿性红斑、丘疹或水疱 "+++":显著红肿、浸润、聚合性水疱或大疱 对照有皮损或激惹反应为刺激性反应			

(四) 常见操作错误及分析

1. 贴合不当或者患者活动导致斑贴试器被移动。

2. 标记被擦除。

3. 结果判断不准确。

二、光斑贴试验

(一) 概述

光斑贴试验是一种诊断光线性皮肤病的方法,可以检测光敏物质。基本原理:将光变应原贴敷于测试部位皮肤一段时间后,使用一定波长的光线进行照射,在光能的作用下,光变应原从前半抗原变成半抗原,半抗原可以与皮肤蛋白结合形成全抗原,进而刺激机体产生抗体或细胞免疫反应。当致敏个体再次接触相同光变应原或有交叉过敏的物质时,会出现红斑、丘疹、水疱等皮肤反应,从而判断皮肤对光变应原的光反应性。

(二) 试验操作规范流程

1. 适应证

(1)既往光敏性疾病史,包括多形性日光疹、慢性光线性皮炎、光线性痒疹、日光性荨麻疹、原因不明的光敏性疾病等。

(2)暴露部位夏季出现湿疹样皮损且日晒后加重。

(3)任何季节在暴露部位出现皮炎。

(4)既往外用防晒霜、非甾体抗炎药引起的皮炎。

(5)职业性光接触性皮炎。

2. 禁忌证

(1)怀疑光毒性接触性皮炎或光敏性药疹患者。

(2)已知对测试的光变应原过敏者。

(3)孕妇及哺乳期妇女。

(4)行为控制力差的患者或无法保证正常随访的患者。

3. 操作步骤

(1)光变应原:目前国际上针对光斑贴试验尚无标准变应原,防晒剂、遮光剂、药物和香料等是目前主要的变应原。中国主要参照欧洲接触性皮炎和光照性皮肤病研究组制定的光斑贴试验最基本变应原,含19种紫外线吸收剂和5种非甾体抗炎药(表1-4-1-3)

表1-4-1-3 光变应原的种类及浓度

光变应原	浓度/%	光变应原	浓度/%
丁基-甲氧基二苯甲酰甲烷	10	对苯二基甲基二樟脑磺酸	10
水杨酸三甲环乙酯	10	双-乙基己氧苯酚甲氧苯基三嗪	10
4-甲基亚苄基樟脑	10	亚甲基-双-苯并三唑四甲基丁基苯酚	10
二苯酮-3	10	二乙胺基	10
甲氧基肉桂酸	10	苯基二苯并咪唑四黄酸酯二钠	10
苯基苯并咪唑磺酸	10	二乙基己基丁酰氨基三嗪酮	10
二苯酮-4	2	聚硅氧烷	10
甲酚曲唑三硅氧烷	10	酮洛芬	1
氰双苯丙烯酸辛酯	10	依托芬那酯	2
水杨酸异辛酯	10	吡罗昔康	1
乙基己基三嗪酮	10	双氯芬酸	5
对甲氧基肉桂酸异戊酯	10	布洛芬	5

(2)照射光源及剂量

1)照射光源:主要为波长320~400nm的长波紫外线(UVA)。

2)照射剂量:在移除变应原后,照射侧给予UVA 5.0J/cm²,如最小红斑量(minimal erythema dose,MED)<5.0J/cm²,则照射剂量减为2.5或1.0J/cm²。

(3)试验步骤

第0日:测定患者的MED值,普通患者可省略本步骤,但怀疑光敏疾病的患者必须先测定MED。

第1日:敷贴变应原。

第2日:移除变应原,首先观察有无单纯的接触变应性反应。如无反应,照射侧接受照射,对照侧避光。照射完成后两侧均使用防水铝箔进行覆盖。

第3日及以后:照射后的24小时、48小时、72小时,分别观察照射侧和对照侧受试皮肤的反应。

(4)结果判定

1)判读时间:分别在照射后的24小时、48小时、72小时进行试验结果判读,观察变应原随时间延长造成的反应。

2)试验结果的判断标准同斑贴试验。

3)判读结果:结合临床可出现7种试验结果(表1-4-1-4)。

表1-4-1-4 光斑贴试验结果的判断

照射侧	非照射侧	结果判断	临床诊断
+	−	光变应性反应	光变应性接触性皮炎
+	+	接触变应性反应	变应性接触性皮炎
++	+	光变应性和接触变应性反应共存	光加重变应性接触性皮炎
+	++	光抑制变应性反应	光抑制变应性接触性皮炎
+(逐渐减弱)	+(逐渐减弱)	刺激性皮炎	刺激反应
+(逐渐减弱)	−	光毒反应	光毒性皮炎
−	−	阴性	阴性反应

4. 并发症及处理

(1)光毒性接触性皮炎:照射数小时后皮肤出现红斑和水肿,伴有烧灼和刺痛感,严重者可出现水疱和大疱。一旦出现立即停止照射,皮疹可自行消退,可能遗留脱屑黑色素沉着。

(2)其余并发症及处理同斑贴试验。

5. 操作注意事项 除斑贴试验包含的常规注意事项之外,光斑贴试验还需要注意以下几点。

(1)受试者需要签署知情同意书。

(2)对照射仪器进行定期校准,减少误差,根据照射仪器的能量密度计算相应的照射时间,保证照射剂量的准确性。

(3)背部正常皮肤保证足够大面积,且无外伤、感染、炎症、溃疡、瘢痕、色素沉着、色素减退等不适合光斑贴试验的情况。

(4)正在服用光敏性药物(如过噻嗪类、氟喹诺酮类等)的患者建议避免试验。

(5)当前皮肤病正处于急性活动期的患者建议避免试验;怀疑光毒性接触性皮炎或光线性药疹的患者,不宜接受试验。

(6)怀疑患者因使用系统药物而引起光变应性皮炎者,应避免试验。

(7)在受试前2周及试验期间受试者不宜服用糖皮质激素,在受试前3日及受试期间受试者宜停用抗组胺药。

(8)如果已知受试物质能吸收中波紫外线(ultraviolet B,UVB,又称紫外线B段),在试验过程中最好加照UVB,以免漏诊。

(9)对酮洛芬有光敏反应的患者应避免使用与之结构类似和已知有交叉反应的药物。

(10)出现假阳性反应的可能原因:变应原浓度太高、照射剂量过大、掺有一定量的UVB、在疾病急性发作期进行试验、存在交叉过敏等。

6. 相关知识 如考虑为职业相关的光变应原,可参照《职业性光接触性皮炎诊断标准》(GBZ21-2006)的职业性光接触性皮炎中光斑贴试验常用的光变应原。临床上,患者可能会自带物品进行光斑贴试验,如果是防晒霜,可以直接进行试验;但如果是肥皂、洗涤剂等有刺激性的物质,不适合直接进行试验,可以参考斑贴试验的方法制作变应原。

(三)光斑贴试验规范检查表

光斑贴试验规范核查见表1-4-1-5。

表1-4-1-5 光斑贴试验规范核查表

项目	内容	是	部分	否
操作前准备	核对患者信息:姓名、性别、年龄、主诉			
	与患者沟通:向患者介绍检查的目的、意义、方法及注意事项,取得合作			
	检查准备的物品			
	戴帽子、口罩、无菌手套			
操作程序	用水清洁背部并吸干水分			
	第1日:指导患者直立坐姿,背屈肩膀,敷贴光斑贴变应原			
	第2日:去除变应原,观察有无单纯接触变应性反应,照射侧接受UVA照射,对照侧避光			
	第3日及以后:照射后24、48、72小时,分别观察照射侧和对照侧反应			
结果及意义	据国际分级系统进行记录判断结果			
	"−":受试部位无反应 "±":有淡红斑 "+":轻度红斑、浸润及少量丘疹 "++":水肿性红斑、丘疹或水疱 "+++":显著红肿、浸润、聚合性水疱或大疱 对照有皮损或激惹反应为刺激性反应			

(四)常见操作错误及分析

1. 贴合不当或者患者活动导致斑试器被移动。

2. 照射结束后无避光操作。

3. 标记被擦除。

4. 结果判断不准确。

三、相关知识测试题

1. 斑贴试验需要保持背部干燥和斑试器密闭的时间为

A. 12小时　　　　　　B. 24小时　　　　　　C. 36小时

D. 48小时　　　　　　E. 72小时

2. 斑贴试验常规结果判断的时间是

A. 12 小时 　　　　　　　B. 24 小时 　　　　　　　C. 36 小时

D. 48 小时 　　　　　　　E. 72 小时

3. 光斑贴试验常用光源是

A. 窄波紫外线 　　　　　　B. 中波紫外线 　　　　　　C. 长波紫外线

D. 红外线 　　　　　　　　E. 日光

答案: 1. D 2. E 3. C

第二节　点　刺　试　验

一、概述

皮肤点刺试验是检测荨麻疹、特应性皮炎,以及食物和药物过敏等 IgE 介导的过敏性疾病的一种可靠的皮肤试验方法,并有助于疑似 I 型变态反应的诊断,目前在临床上被广泛应用。

二、皮肤点刺试验操作规范流程

(一) 适应证

主要用于测试 I 型变态反应,适用于慢性荨麻疹、特应性皮炎、过敏性鼻炎、哮喘、过敏性结膜炎、食物药物过敏等过敏性疾病。

(二) 禁忌证

1. 经过皮肤检测后,认为全身性变态反应发生风险较高的患者,包括哮喘控制不佳且肺功能下降的患者,以及临床病史显示曾对微量变应原发生严重反应的患者。

2. 严重变态反应发作期或既往曾发作严重变态反应。

3. 患有严重的心血管疾病(包括活动性心绞痛和心律失常)、健康状况不佳的老年人。

4. 妊娠期、哺乳期患者,以及 2 岁以下婴幼儿应避免此项试验。

5. 泛发性荨麻疹或湿疹在皮损区不宜进行此试验。

6. 正在服用抗组胺药物、β 受体阻滞剂、血管紧张素转换酶抑制剂或抗抑郁药的患者。

7. 点刺试验部位局部过度松弛、萎缩、色素沉着,以及有瘢痕、手术切口等原因,影响结果判读者。

(三) 操作前准备

1. 患者的准备

(1)患者应筛查哮喘。

(2)试验前 3~7 日必须停止服用所有抗组胺药物。

(3)停止服用糖皮质激素系统治疗 2 周以上,停止服用三环类抗抑郁药 3 日以上。

(4)试验前 1 日,不能在将进行点刺试验的部位使用局部外用含类固醇乳膏。

(5)试验时需精力集中,静坐 20 分钟左右,保持试验前臂不活动。

2. 物品(器械)的准备

(1)点刺试验试剂盒:2~8℃冰箱冷藏,常见变应原点刺液如下。

1）吸入性变应原：羽毛、兽毛、花粉、豚草、梧桐粉、粉尘螨、屋尘螨、艾蒿以及真菌。

2）食物性变应原：小麦粉、羊肉、牛奶、虾、玉米、花生、鱼、鸡蛋、牛肉、芒果等，适用于大多数过敏性疾病。

3）对照：生理盐水（阴性对照液）；组胺（阳性对照液）。

（2）点刺工具：一次性无菌点刺针（常使用单头金属点刺针）、乙醇溶液、棉签、一次性手套、点刺试验专用测量尺及报告单、记号笔。

（3）备用肾上腺素。

3. 操作者的准备

（1）核对患者信息：姓名、性别、年龄。

（2）做好宣传教育、心理辅导。

（3）询问患者过敏史，如对乙醇过敏则消毒不能选用乙醇溶液，可用生理盐水替代。

（4）询问患者用药史及合并症。

（5）明确患者有无点刺试验禁忌证。

（6）评估患者试验部位的皮肤状况。

（7）洗手，戴好口罩、帽子。

（四）操作步骤

1. 让患者手臂放松，置于桌上，选择合适点刺部位，用75%乙醇溶液消毒前臂内侧皮肤。

2. 记号笔标记点刺区域，标记部位相距不小于2cm。

3. 将每种待测变应原点刺液、阳性对照液及阴性对照液依次滴在标记部位旁的皮肤上。

4. 绷紧皮肤，避开血管，用点刺针尖成直角通过滴在皮肤上的点刺液垂直刺入皮肤表皮，1秒后提起弃去，每种点刺液应更换新的点刺针，避免交叉污染。

5. 用棉棒轻轻侧压皮肤，吸掉点刺液；如患者反应强烈，必须立即将点刺液擦拭干净；对于无强烈反应者，可于完成点刺5~10分钟后或结果判读前完成点刺液擦拭。

6. 为了确定各个患者的皮肤反应，必须用组胺液（阳性对照）及生理盐水（阴性对照）进行对照试验，点刺后15~20分钟判读试验结果。

（五）结果判断

1. 以风团大小为判断标准，红晕的大小则作为参考。平均风团直径 =（最长轴 D+ 最长轴的最长垂直线 d）/2；平均红晕直径 = 最长轴 D+ 最长轴的最长垂直线 d/2（注：D 与 d 成直角）。

2. 结果判定：阴性对照为皮肤无反应或为面积最小的风团，否则提示皮肤高反应性。

"–"为与阴性对照风团大小相同。

"+"为大于阴性对照但<1/2 阳性对照风团。

"++"为 ≥1/2 但小于阳性对照风团。

"+++"为 1~<2 倍阳性对照风团。

"++++"为 ≥2 倍阳性对照风团。

（六）并发症及处理

1. 局部的不良反应　由局部刺激与局部过敏引起，表现为局部皮肤红肿、瘙痒、荨麻疹等。患者在接受点刺试验后，需至少观察 30 分钟。如出现局部轻度不良反应，不需要特殊处理，局部反应强烈时可选择局部外用含类固醇的乳膏、口服或静脉使用抗组胺药物等治疗方式。

2. 全身性不良反应　如过敏性休克等症状，由致敏个体接触相应的变应原试剂液，导致肥大细胞和嗜碱性粒细胞迅速释放大量的炎性介质，引起全身毛细血管扩张和通透性增加，进而使有效血容量减少引起。

（1）主要表现

1）皮肤黏膜表现：通常是过敏性休克最早出现的表现。表现为皮肤潮红、瘙痒，随后迅速出现广泛性风团，可伴有血管性水肿。黏膜受累时表现为喷嚏、声嘶等，严重时可出现呼吸困难。

2）呼吸道症状：最为常见，也是最主要的致死因素。因气道水肿、分泌物增加，同时伴有喉和支气管痉挛，导致出现喉头堵塞感、胸闷、憋气、发绀等，严重者可窒息死亡。

3）循环系统症状：出现循环衰竭，表现为心悸、出汗、面色苍白、脉速，进一步发展可出现肢冷、发绀、血压下降、脉搏消失，血压急剧降到 80/50mmHg 以下，最终导致心脏停搏。

4）意识障碍：先出现烦躁不安、头晕等症状，进一步可发展成意识不清或完全丧失。

过敏性休克可引起死亡，其预后主要取决于及时发现休克的早期症状，并进行有效的抢救，因此必须当机立断、不失时机地积极处理。

（2）处理

1）一般处理：①立即去除点刺液（或其他引起变态反应的事物）；②保持呼吸道通畅，面罩给氧；③密切监测生命体征，包括神志、血压、呼吸、心率等。

2）肾上腺素：是救治过敏性休克的首选药物。立即给予 0.1% 肾上腺素 0.3~0.5ml，肌内注射，必要时可间隔 15~30 分钟重复注射 2~3 次。

3）糖皮质激素：若休克不见好转，应尽早静脉滴注地塞米松 10~20mg，或者相当剂量的氢化可的松或甲泼尼龙。

4）应及时补充血容量，以恢复有效循环。

5）对顽固性低血压者，可酌情使用抗休克药物，如多巴胺、间羟胺等，以维持血压稳定。

6）肌内注射抗过敏药物：马来酸氯苯那敏 10mg 或异丙嗪 25~50mg。

3. 变应原在使用几小时后，仍可出现不良反应，尤其是出现全身不良反应时，应及时向医务人员咨询并就诊，选择就近治疗。

（七）操作注意事项

1. 根据点刺试验试剂盒操作，部分试剂盒中变应原点刺液使用前需稀释，以免因浓度过高致使患者出现严重变态反应。

2. 同时点刺多种变应原时，注意不要将不同的点刺液交叉混合，以免出现假阳性。

3. 此操作宜在基本无临床症状时进行（非急性期）。

4. 应设生理盐水及组胺液作阴性和阳性对照。

5. 结果为阴性时，应继续观察 3~4 日，必要时 3~4 周后重复试验。

6. 有过敏性休克史者禁止行此类试验。

7. 应准备肾上腺素注射液，以应对可能发生的过敏性休克。

8. 受试前 3~7 日应停止使用抗组胺类药物；患者如果在点刺部位使用了防晒霜、保湿剂等护肤品,需提前清洗。

9. 妊娠期尽量避免检查。

10. 点刺应避免针扎出血,影响结果的准确性。

(八) 相关知识

点刺试验的基本原理:点刺液含有的变应原,与患者皮肤中致敏肥大细胞的变应原特异性 IgE 发生反应,形成变应原抗体反应,导致肥大细胞相关受体交联,诱导组胺等活性物质释放,使局部毛细血管扩张(红斑)、毛细血管通透性增强(水肿、风团),阳性者表示出对该抗原过敏,可确认为 IgE 介导的变态反应,属于 I 型变态反应。该方法采用组胺作为阳性对照,以计算相对的反应强度,是一种有效测定过敏性皮肤病的特应性(对一种或多种变应原敏感)方法。

三、点刺试验规范检查表

点刺试验规范核查见表 1-4-2-1。

表 1-4-2-1 点刺试验规范核查表

项目	内容	是	部分	否
操作前准备	核对患者信息:姓名、性别、年龄			
	简易介绍操作手段,做好心理辅导			
	询问患者过敏史、用药史及合并症			
	明确患者有无点刺试验禁忌证			
	评估患者试验部位的皮肤状况			
	物品(器械)准备:点刺试剂盒及点刺工具:一次性无菌点刺针、乙醇溶液、棉签、一次性手套、点刺试验专用测量尺及报告单、记号笔、备用肾上腺素			
	洗手,戴好口罩、帽子			
操作过程	让患者手臂放松,置于桌上,选择合适点刺部位,用 75% 乙醇溶液消毒前臂内侧皮肤			
	做标记,标记部位相距不小于 2cm			
	将变应原点刺液分别滴 1 滴在标记部位旁的皮肤上			
	绷紧皮肤,避开血管,用点刺针尖成直角通过滴在皮肤上的点刺液垂直刺入皮肤表皮,1 秒后提起弃去,每种点刺液应更换新的点刺针			
	5~10 分钟后擦去液滴,15~20 分钟评判结果			
	观察并能准确描述皮损情况,正确评判结果			
操作后处置	向患者简要介绍检查情况			
	交代患者术后注意事项,如可能出现的不良反应及应对措施等情况			

四、常见操作错误及分析

1. 消毒不完全 需用乙醇溶液消毒受试区域皮肤 2~3 遍,以防止皮肤感染。

2. 皮肤出血 点刺针尖刺入皮肤表皮过深导致,需把握下针深度,控制在 2~3mm,以不出血为度,否则出血会影响结果的准确性。

3. 受试者在服用抗组胺药物期间进行此试验 应该在停止使用抗组胺药物至少 3 日才能接受此试验,否则会出现假阴性结果。

五、目前常用训练方法简介

目前临床上进行点刺试验时,常采用相应公司研发的专用试剂盒。在常规训练时可根据试剂盒说明书在模型上进行操作。

六、相关知识测试题

1. 下列疾病中,**不适合**做点刺试验的是

A. 急性荨麻疹发作期   B. 过敏性鼻炎   C. 哮喘

D. 丘疹性荨麻疹   E. 过敏性结膜炎

2. 过敏性休克的首选药物是

A. 糖皮质激素   B. 氯苯那敏   C. 阿托品

D. 去甲肾上腺素   E. 肾上腺素

3. 下列关于过敏性休克的描述,**错误**的是

A. 过敏性休克的黏膜表现可为连续刺激性干咳、声嘶

B. 过敏性休克可表现为烦躁不安、头晕等症状

C. 一旦出现气促、腹痛、喉咙发紧等不适,应立即就诊,就近治疗

D. 过敏性休克早期症状消失后,不会再次出现休克

E. 肾上腺素是救治过敏性休克的首选药物

4. 以下情况中,**不宜**做点刺试验的是

A. 患有严重的心血管疾病的老年人

B. 有过敏性休克史的患者

C. 妊娠期

D. 停用抗组胺药物 2 日

E. 以上均是

5. 下列关于点刺试验的描述,正确的是

A. 属于 II 型变态反应

B. 用于检测 IgE 介导的过敏性疾病的一种方法

C. 操作时变应原点刺液使用前不需要稀释

D. 进行点刺试验前,需停止服用糖皮质激素系统治疗 1 周以上

E. 以上均是

答案:1. A 2. E 3. D 4. E 5. B

第三节　划　破　试　验

一、概述

划破试验主要检查患者所试的变应原是否会发生Ⅰ型（速发型）变态反应。目前应用相对较少,逐渐被点刺试验所取代。

二、划破试验操作规范流程

(一) 适应证

各型荨麻疹、特应性皮炎、药疹和其他多种与Ⅰ型变态反应相关的过敏性疾病。

(二) 禁忌证

1. 高敏体质者,如哮喘控制不佳及临床病史显示曾对微量变应原发生严重反应的个体。

2. 有过敏性休克史者。

3. 患有严重的心血管疾病（包括活动性心绞痛和心律失常）、健康状况不佳的老年人,以及妊娠期女性。

4. 严重湿疹者,或者正在服用抗组胺药物或其他药物（如某些抗抑郁药或钙调神经磷酸酶抑制剂）的患者。

5. 有凝血功能障碍的患者。

6. 不配合检查的患者。

7. 有严重出血倾向,凝血酶原时间（prothrombin time,PT）延长 1.5 秒以上的患者。

8. 5 岁以内的儿童。

(三) 操作前准备

1. 患者的准备

(1)受试者应提前 3 日停止使用抗组胺类药物以及其他抗过敏相关药物。

(2)停用糖皮质激素系统治疗 2 周以上,停用三环类抗抑郁药 3 日以上。

(3)试验前 1 日,不能在将进行划破试验的臂部使用含类固醇乳膏。

(4)详细了解受试者是否为高敏体质者,是否曾出现药物和食物过敏,以及过敏性休克等情况。

(5)详细了解患者是否患有哮喘、过敏性鼻炎等过敏性疾病。

(6)操作前应向患者做好解释工作,消除患者的恐惧感,嘱其平静呼吸,避免不必要的紧张。

(7)嘱患者解开衣袖充分暴露前臂,检查受试者皮肤情况是否可以做划破试验,用 75% 乙醇消毒前臂屈侧。

(8)试验时需精力集中,静坐 20 分钟,保持双侧前臂不活动。

2. 物品（器械）的准备

(1)75% 乙醇、棉签、消毒针、0.1% 肾上腺素注射液、一次性使用无菌手套。

(2)被试物:如青霉素、普鲁卡因或其他抗原浸出液。其他常见的试剂液如下。

1)吸入性变应原:尘螨、艾蒿、豚草、白桦树花粉、橄榄树花粉、狗毛、猫毛、蟑螂等。

2)食物性变应原:鸡蛋白、牛奶、豆类、虾、蟹、苹果、桃子、杏仁、花生等。

3)对照:生理盐水作为阴性对照。

3. 操作者的准备

(1)核对患者信息:姓名、性别、年龄。

(2)询问患者既往有无高血压,心、肺、脑疾病等病史,有无服用抗血小板药物、抗凝药物(如阿司匹林、氯吡格雷等),以及有无出凝血异常疾病史。

(3)重点询问有无相关过敏史,还应关注有无乙醇过敏,若对乙醇过敏,则在消毒时避免用乙醇溶液,可以改用碘伏等。

(4)查看患者血常规、凝血功能、心电图等既往检查结果。

(5)明确患者有无划破试验禁忌证。

(四)操作步骤

1. 操作

(1)操作者用75%乙醇消毒皮肤后,以消毒的种痘刀或针尖,轻轻划数条长0.3~0.5cm的划痕,两个受试部位间要有4~5cm距离,深度以无明显出血为宜。

(2)在划痕上滴生理盐水1滴,然后将适当浓度的被试物质(如青霉素、普鲁卡因或其他抗原浸出液)滴于划痕处,混合均匀,留一划痕仅滴生理盐水,作为阴性对照。

2. 结果判断 经20~30分钟后,用消毒蒸馏水洗净划痕上受试物,观察反应变化。

"−":受试部位无任何变化,为阴性。

"±":风团或红斑直径<0.5cm,为可疑阳性。

"+":风团直径达0.5cm,有红晕,为弱阳性。

"++":风团直径达1cm,有明显红晕,为中阳性。

"+++":风团直径>1cm,有明显红晕或伪足,为强阳性。

(五)并发症及处理

1. 局部或者全身强烈反应 常常是由局部或者全身出现过敏引起(与点刺试验相似),并有皮肤黏膜、呼吸系统、循环系统以及神经系统等多个系统的表现。具体见本章第二节。

2. 预防及处理 受试者在划破试验后至少需要观察30分钟。处理方法同本章第二节。

(六)操作注意事项

1. 在进行划破试验前,需学习有关划破试验的相关理论,包括划破试验的适应证、禁忌证;熟悉操作步骤,掌握并发症及其处理原则,操作轻柔,避免暴力。

2. 所有变应原受试液使用前均需稀释,以免因浓度过高致使患者出现严重变态反应。

3. 该操作宜在基本无临床表现时进行。

4. 应设生理盐水作为阴性对照。

5. 当结果为阴性时,应继续观察3~4日,如有必要,3~4周后重复试验。

6. 有过敏性休克史者禁用。

7. 皮肤不宜划破过深,否则出血太多会影响结果的准确性。

8. 受试前3日应停止使用抗组胺类药物。

9. 妊娠期尽量避免检查。

10. 避免使用具有强烈刺激性的受试物。

(七) 相关知识

划破试验是皮肤科重要的辅助诊断,针对与变态反应相关的疾病,在皮肤科,主要是用于荨麻疹、特应性皮炎、药疹等多种与Ⅰ型变态反应相关的过敏性疾病。根据受试者皮肤上划痕处在受试液接触后发生反应引起风团直径的大小来判断致敏性,结果较为准确,是一种有效测定过敏性皮肤病的特应性(对一种或多种变应原敏感)的方法。

三、划破试验规范检查表

划破试验规范核查见表 1-4-3-1。

表 1-4-3-1　划破试验规范核查表

项目	内容	是	部分	否
操作前准备	核对患者信息:姓名、性别、年龄、主诉			
	询问患者有无相关过敏史,尤其是否曾出现过敏性休克			
	询问患者既往有无高血压,心、肺、脑疾病等病史			
	询问有无服用抗血小板药物、抗凝药物(如阿司匹林、氯吡格雷等)的情况,以及有无出凝血异常疾病史			
	查看患者血常规、凝血功能、心电图及既往检查结果			
	明确患者有无划破试验检查禁忌证			
	确定患者已签署划破试验检查同意书			
	物品(器械)准备:75% 乙醇、棉签、消毒针、被试物、生理盐水、一次性使用无菌手套、全套急救药品准备妥当			
操作过程	操作			
	75% 乙醇消毒皮肤			
	以消毒的种痘刀或针尖,轻轻划数条长 0.3~0.5cm 的划痕			
	在划痕上滴生理盐水 1 滴,然后将适当浓度的被试物质(如青霉素、普鲁卡因或其他抗原浸出液)滴于划痕处,混合均匀			
	留一划痕仅滴生理盐水,作为阴性对照			
	观察并能准确描述结果			
	风团直径大小			
	有无红晕			
操作后处置	向患者简要介绍操作情况			
	向患者交代试验后注意事项,如可能出现的不良反应及应对措施等情况			

四、常见操作错误及分析

1. 划破深度不够或者过深,划破深度以无明显出血为宜。

2. 消毒不完全,应将受试区域彻底消毒。

3. 操作前物品准备不齐全,应熟悉划破试验所需物品,准备齐全后再进行划破试验的操作,尤其不宜忘记肾上腺素等抢救药品的准备。

4. 受试者正在服用抗组胺药物而进行划破试验,必须在操作前严格询问患者的服药史,正在服用抗组胺药物的受试者,严格停止使用抗组胺药物 3 日以后进行划破试验,以避免抗组胺药物影响划破试验的准确性。

五、目前常用训练方法简介

划破试验整体相对较简单,操作起来也比较容易,但是需要对操作流程足够熟悉。学习划破试验可以自制简易模型,比如用离体动物模型(猪皮)来做划破练习,重点注意划痕的深度和长度。

六、相关知识测试题

1. 皮肤试验包括

A. 点刺试验　　　　　　　　B. 划破试验　　　　　　　　C. 皮内试验

D. 呼气试验　　　　　　　　E. 吸气试验

2. 划破试验发生最严重的并发症是

A. 出血　　　　　　　　　　B. 感染　　　　　　　　　　C. 过敏性休克

D. 注射部位肿胀　　　　　　E. 伤口不愈合

3. 划破试验操作结束后,需等待观察反应变化的时间是

A. 10~20 分钟　　　　　　　B. 20~30 分钟　　　　　　　C. 30~40 分钟

D. 40~50 分钟　　　　　　　E. 50~60 分钟

4. 划破试验结果判读时,中阳性的表现是

A. 受试部位无任何变化

B. 风团或红斑直径<0.5cm

C. 风团直径达 0.5cm,有红晕

D. 风团直径达 1cm,有明显红晕

E. 风团直径>1cm,有明显红晕或伪足

5. 治疗过敏性休克的首选药物是

A. 肾上腺素　　　　　　　　B. 异丙嗪　　　　　　　　　C. 甘露醇

D. 硝酸甘油　　　　　　　　E. 阿托品

答案:1. ABC　2. C　3. B　4. C　5. A

第四节　皮　内　试　验

一、概述

皮内试验是将少量药液或生物制品注射于表皮与真皮之间的方法。皮肤科常用于检测Ⅰ型变态反应和Ⅳ型变态反应,是目前临床上主要采用的变应原检测方法。

二、皮内试验操作规范流程

(一) 适应证

荨麻疹、特应性皮炎、药疹等多种与Ⅰ型变态反应相关的过敏性疾病,以及检测Ⅳ型变态反应如结核菌素试验(PPD 试验),还可以用来测定体内是否有抗毒素(如锡克试验检测是否对白喉有免疫力)。

(二) 禁忌证

1. 高敏体质者,如哮喘控制不佳以及临床病史显示曾对微量变应原发生严重反应的个体。

2. 近期发生全身性变态反应者。

3. 有过敏性休克史者。

4. 有严重的心血管疾病(包括活动性心绞痛和心律失常)。

5. 老年人健康状况不佳。

6. 妊娠妇女。

(三) 操作前准备

1. 患者的准备

(1)处于安静状态下至少 30 分钟,保持稳定平和的心理状态。

(2)准确回答了工作人员询问的问题。

2. 物品(器械)的准备　治疗车、皮肤消毒液(75% 乙醇溶液)、无菌棉签、无菌纱布或棉球、弯盘、砂轮、1ml 注射器、5ml 注射器、注射药物(含一定浓度的变应原)、0.9% 生理盐水、0.1% 肾上腺素、地塞米松注射液、吸氧装置、注射卡、手消毒剂、锐器盒、医用垃圾桶、生活垃圾桶。

3. 操作者的准备

(1)评估患者的病情、意识状态、心理状态及对药物的认知及合作程度,若患者有紧张、害怕的情绪,予以安抚。

(2)询问患者用药史、过敏史、家族史。

(3)解释:向患者及家属解释皮内试验的目的、方法、注意事项、配合要点、药物作用及副作用;签署皮内试验知情同意书。

(4)患者取舒适体位,暴露注射部位,评估患者注射部位的皮肤状况。

(5)洗手、戴好口罩、帽子。

(6)配置皮试液。

(四) 操作步骤

1. 选择注射部位　注射部位选前臂掌侧下段,横纹上内侧,此处是尺神经皮支和桡神经皮支末梢分布最稀少的部位,此处注射可减轻疼痛感,而且此处皮肤较薄、肤色较浅,易于观察皮试结果。操作时注意避开血管。

2. 注射 用75%乙醇溶液消毒注射部位皮肤,消毒半径至少5cm,消毒2遍,第2遍消毒范围要小于上一遍消毒范围;取1ml注射器,抽吸0.1ml皮试液,一手绷紧皮肤,另一手持注射器,针头斜面朝上,与皮肤成5°刺入皮内。放平注射器注入皮试液0.1ml,皮肤局部形成一半球状隆起的皮丘,皮肤变白并毛孔显露。注射完毕,迅速拔针,勿按压针眼。20分钟后观察结果。PPD试验需在注射48~72小时后观察结果。

3. 结果判断

(1) 皮试观察结果:由2名经验丰富的护士观察判断。对结果可疑者,进一步用生理盐水在对侧皮肤位置做对照试验,操作步骤与变应原皮内试验一致。如局部出现红肿,直径>10mm(或比原皮丘增大超过3mm)或局部红晕,即为阳性。

(2) PPD试验观察结果:48~72小时后测量注射局部硬结直径。用圆珠笔尖顺皮肤表面从硬结的一个远端向硬结方向滑动,当圆珠笔尖抵达硬结边缘,感觉到阻力时即停止滑动,皮肤上留下一条圆珠笔线痕。从硬结的另一远端(180°角)以同样的方式滑动圆珠笔,留下另一条线痕。测量两条线间的距离即为硬结的直径。以同样方法测量硬结的横径,计算横径和直径的平均值。

无硬结或硬结横、直径平均值<5mm为阴性反应。

硬结横、直径平均值5~9mm为轻度阳性反应"+"。

硬结横、直径平均值10~19mm为中度阳性反应"++"。

硬结横、直径平均值≥20mm为强阳性反应"+++"。

除硬结外,还有水疱、破溃、淋巴管炎和双圈反应者为极强阳性反应"++++"。

(五) 并发症及其处理

1. 疼痛 多为注射前患者精神高度紧张、操作者配置药物浓度过高,以及操作手法不当造成。

预防及处理:①加强心理护理,操作前向患者说明注射的目的,取得患者配合;②原则上选用无菌生理盐水作为溶剂对药物进行溶解,准确配制药液,避免药液浓度过高对机体产生刺激;③改进皮内注射的操作手法;④可选用神经末梢分布较少的部位进行注射,如选取前臂掌侧中段做皮试,不仅疼痛轻微,且更具有敏感性;⑤熟练掌握注射技术,准确注入药量;⑥选用口径较小、锋利无倒钩的针头进行注射;⑦注射在皮肤消毒剂干燥后进行。

2. 局部组织发生反应 药物本身对机体的刺激,可能导致局部组织发生炎症反应(如疫苗注射);药物浓度过高、推注药量过多;皮内注射后,患者搔抓或揉按局部皮丘造成。

预防及处理:①避免使用对组织刺激性较强的药物;②正确配制药液,推注药液剂量准确,避免因剂量过大而增加局部组织反应;③严格执行无菌操作;④让患者了解皮内注射的目的,不可随意搔抓或揉按局部皮丘,如有异常不适,随时告知医务人员;⑤详细询问患者药物过敏史,避免使用可引起发生机体变态反应的药物。⑥对已发生局部组织反应者,进行对症处理,预防感染。

3. 注射失败 多由患者不合作、操作者配置注射药物剂量欠准确,或者操作欠熟练导致。

预防及处理：①认真做好解释工作，尽量取得患者配合；②对不合作者，肢体要求充分约束和固定；③充分暴露注射部位，穿衣过多或袖口窄小者，可在注射前协助患者将选择注射的一侧上肢衣袖脱出，婴幼儿可选用前额皮肤上进行皮内注射；④提高注射操作水平，掌握注射的角度与力度；⑤对无皮丘或皮丘过小等导致注射失败者，可重新选择部位进行注射。

4. 一过性晕厥　主要由心理、生理、药物、物理等因素引起。心理方面：患者多数无注射史，对皮内注射存在着害怕心理，注射时精神高度紧张，疼痛加剧。此外，患者对护士不了解和不信任，也会增加紧张心情。生理方面：患者身体虚弱，且各种外来刺激增强时，可出现头晕、眼花、恶心、出冷汗、跌倒等晕厥现象。

预防及处理：①注射前解释，询问患者饮食情况，避免在饥饿下进行治疗；②选择合适的部位、注射器、做到"二快一慢"；③有晕针史或疑似患者宜采用卧位的情况下，注意保暖；④注射过程中随时观察患者情况，如有不适，立即停止注射；⑤注意区别过敏性休克和虚脱，虚脱者取平卧位，保暖，针刺人中、合谷等穴位，清醒后予口服温热糖水等，少数也可予氧气吸入或呼吸新鲜空气。

5. 过敏性休克　最严重的并发症，由操作前未询问过敏史并且患者对注射的药物发生Ⅰ型变态反应导致。

（1）一般处理：①立即去除受试物；②保持呼吸道通畅，面罩给氧；③密切监测生命体征，包括神志、血压、呼吸、心率等。

（2）肾上腺素：是救治过敏性休克的首选药物。立即给予 0.1% 肾上腺素 1mg，皮下注射，必要时可间隔 15~30 分钟重复皮下注射或静脉注射 0.5mg，直至脱离危险。

（3）糖皮质激素：若休克不见好转，应尽早静脉滴注地塞米松 10~20mg，或者相当剂量的氢化可的松或甲泼尼龙。

（4）应及时补充血容量，以恢复有效循环。

（5）对顽固性低血压，可酌情使用抗休克药物，如多巴胺、间羟胺等，以维持血压稳定。

（6）肌内注射抗过敏药物：马来酸氯苯那敏 10mg 或异丙嗪 25~50mg。

（7）若发生心搏骤停，需立即行胸外按压、人工呼吸等心肺复苏的抢救措施。

6. 疾病传播　由于操作中未严格执行无菌操作原则，用剩的活疫苗未及时灭活，用过的注射器、针头未焚烧，进而导致污染环境，造成人群中疾病传播。

预防及处理：①严格无菌操作原则；②使用活疫苗时，防止污染环境，及时处理用过的注射器、针头等；③加强手卫生，操作者为一个患者注射后，须做好手消毒后才可为下一个患者进行注射治疗；④对已出现疾病传播者，及时报告上级医师，对症治疗，如有感染者，及时抽血化验并及时隔离治疗。

（六）操作注意事项

1. 皮试稀释液的选用　稀释液必须用生理盐水，不可用无菌注射用水代替。

2. 皮试液浓度的准确性　皮试液浓度不够准确，影响皮试结果的判定。

3. 皮试液放置时间长短　青霉素皮试液最好是现用现配，超过 3 小时容易出现阳性结果。

4. 皮肤局部消毒　在操作中，如皮肤上的消毒液未干即穿刺，消毒液可能随针眼渗入皮内，也会造成假阳性反应。

5. 注射针头的大小及注入量的多少

(1)一般在临床操作中宜选用医用锋利无钩针头,若针头过于粗大或钝锉有钩,会增加对局部损伤的可能,易使局部皮肤出现红肿而误判为阳性反应。

(2)皮试液注入量的多少也会影响皮试结果的判定,若注入量超过 0.1ml,可使局部红润和皮丘偏大,易出现假阳性反应;注入药量少于 0.1ml,则局部皮丘过小,易出现假阴性反应。

6. 进针角度 皮内注射的进针角度为接近与皮肤平行进入。如果角度过大,可造成进针过深,同样注入 0.1ml 皮试液,局部皮丘不明显,如果有同样的阳性反应,在皮肤深层就很难表现出来,呈现假阴性反应。

7. 时间因素 通过多年的临床实践发现,夜间皮试阳性率明显高于日间皮试阳性率。另外,灯光过亮或过暗对皮试结果都有一定的影响,因此,夜间尽量避免做皮试。

8. 患者自身因素 患者为过敏体质,对外界刺激特别敏感,如风疹、麻疹、幼儿急疹等,这些疾病本身都有充血性皮疹和皮肤红润症状,若皮试前没有详细了解病情,并观察皮疹的分布,也会造成假阳性。

9. 医护人员的素质 操作不规范,配制出的皮试液浓度不够准确;或者对皮试结果可疑的均定为阳性反应,而没有进一步用生理盐水在对侧做对照试验。

(七)相关知识

皮内试验是将抗原、抗体或药物注入皮内,观察皮肤反应以判断机体免疫状态的试验,再根据受试者注射皮肤上发生反应引起丘疹直径的大小和有无全身反应来判断致敏性,是皮肤科重要的辅助诊断方式。

三、皮内试验规范检查表

皮内试验规范核查见表 1-4-4-1。

表 1-4-4-1 皮内试验规范核查表

项目	内容	是	部分	否
操作前准备	核对患者信息:姓名、性别、年龄、主诉			
	询问患者既往有无高血压,心、肺、脑疾病等病史			
	询问患者用药史、过敏史、家族史			
	明确患者有无皮内试验禁忌证			
	确定患者已签署皮内试验同意书			
	明确患者已处于安静状态下至少 30 分钟,并且保持稳定平和的心理状态			
	明确评估患者皮试部位皮肤状况			
	明确已配置好皮试液			
	皮肤消毒液(75% 乙醇溶液)、无菌棉签、无菌纱布或棉球、弯盘、砂轮、1ml 注射器、5ml 注射器、注射药物(含一定浓度的变应原)、0.9% 生理盐水、0.1% 肾上腺素、地塞米松注射液、吸氧装置、注射卡、手消毒剂、锐器盒、医用垃圾桶、生活垃圾桶			

项目	内容	是	部分	否
操作过程	**皮内试验过程**			
	操作人员洗手、戴好口罩、帽子			
	注射部位选择前臂掌侧下段,横纹上内侧			
	用 75% 乙醇消毒注射部位皮肤,消毒半径至少大于 5cm,消毒两遍,第二遍消毒范围要小于上一遍消毒范围			
	取 1ml 注射器,抽吸 0.1ml 皮试液,一手绷紧皮肤,另一手持注射器,针头斜面朝上,与皮肤呈 5° 刺入皮内。放平注射器注入皮试液 0.1ml,皮肤局部形成一半球状隆起的皮丘,皮肤变白并毛孔显露。注射完毕,迅速拔针,勿按压针眼。20 分钟后观察结果			
	观察并准确描述结果			
	丘疹直径			
	红斑反应			
操作后处置	向患者简要介绍皮内试验情况			
	交代患者检查后注意事项			

四、常见的操作错误与分析

1. 皮试液浓度不准确。
2. 注射部位局部消毒不完全,消毒液未完全干透就进行注射。
3. 没有选用合适的注射器注射、进针角度错误、注射量过多或者过少。
4. 注射结束后未告知患者注意事项。

上述错误较常见,操作者应该仔细计算药物浓度,药物充分溶解再开始操作,每一操作步骤都要仔细核实,并且在操作过程过应体现人文关怀。

五、目前常用训练方法简介

皮内试验相对简单,操作简单,但需要对操作流程足够熟悉。可以通过自制简易模型,如离题模型(猪皮)来练习皮内试验,重点注意进针角度和深度。

六、相关知识测试题

1. 以下关于皮内试验的说法中,**错误**的是

A. 将试验抗原与对照液各 0.02~0.03ml 用针头分别注入皮下

B. 使局部产生一个半球状小丘

C. 同时试验多种抗原时,相互间隔 2.5~5.0cm

D. 抗原应适当稀释

E. 可疑性抗原出现阴性结果时,应逐渐加大抗原浓度进行重复试验

2. 下列关于药物皮内试验的说法中,**错误**的是

A. 适用于预测皮肤速发变态反应

B. 通常用于预测青霉素、抗血清和普鲁卡因变态反应

C. 阴性则可以排除临床反应的可能

D. 有高度药物过敏史者禁用

E. 试验前应备好肾上腺素、氧气等抢救物品

3. 为患者做皮内试验,最重要的准备工作是

A. 询问患者有无过敏史

B. 备好70%乙醇溶液及无菌棉签

C. 抽药量要准确

D. 环境要清洁、宽阔

E. 选择合适的注射部位

4. 以下关于皮试结果判断,正确的是

A. 皮肤丘疹直径在5~10mm之间周围有轻红斑反应者,为"++"

B. 皮肤丘疹直径在10~15mm之间,周围有宽度在10mm以上之红斑反应带者,为"+"

C. 硬结平均值≥20mm为强阳性反应"+++"

D. 出现周身反应,如周身皮痒、皮疹、皮肤潮红憋气感哮喘发作等症状者,为"+++"

E. 36~72小时后测量注射局部硬结直径

5. 以下原因中,**不会**造成皮内试验局部组织发生反应的是

A. 药物浓度过低

B. 推注药量过多

C. 皮内注射后,患者搔抓或揉按局部皮丘造成

D. 药物本身对机体的刺激

E. 皮内注射后,患者揉按局部皮丘造成

答案:1. A　2. C　3. A　4. C　5. A

第二篇 常用治疗技术专科技能

第一章

局部皮损内注射

一、概述

局部皮损内注射是指通过注射器针头刺破角质层,将治疗药物直接注射进增生的表皮或位于真皮和皮下组织的病变部位,使药物精准快速地导入病变靶位达到治疗目的的方法。通过皮损内注射,药物可以绕过厚厚的角质层屏障,在病变部位吸收,更好更快地达到治疗效果。

二、局部皮损内注射操作规范流程

(一) 适应证

婴幼儿血管瘤、瘢痕疙瘩、增生性瘢痕、寻常疣、慢性单纯性苔藓、肥厚性扁平苔藓、肥厚性盘状红斑狼疮、结节性痒疹、胫前黏液性水肿、环状肉芽肿、结节病、斑秃、白癜风、结节囊肿性痤疮、疣状皮肤结核等。

(二) 禁忌证

1. 绝对禁忌证 ①感染性皮肤病者,严禁皮损内注射糖皮质激素;②严重心肺疾病如严重心律失常、心肌梗死活动期、重度心力衰竭、哮喘、呼吸衰竭不能平卧,无法耐受皮损内注射治疗者。

2. 相对禁忌证 ①老年患者,尤其伴有心脑血管疾病、血液系统疾病、高血压,以及癫痫、精神疾病和糖尿病血糖控制不佳患者;②小于 3 月龄的婴儿。

(三) 操作前准备

1. 患者的准备 患者需要充分了解皮损内注射治疗同其他治疗相比的优缺点。

(1)优点:不需要等待及准备,第一次就诊就可以实施,疗效比单纯外用药物快,皮损内注射激素通常没有系统应用糖皮质激素的副作用。

(2)缺点:疼痛,尤其是瘢痕疙瘩、肥厚性瘢痕等张力较大的皮损和位于指/趾端的寻常疣等。患者需要充分知晓局部注射后的护理方法及潜在的副作用,并签署知情同意书。

2. 物品(器械)的准备 ①通常使用 1ml 注射器;②准备治疗盘,盘内包括棉签、络合碘、注射药物,以及稀释用配置药物,如利多卡因注射液或者生理盐水注射液;③常规备急救车:皮损内注射,尤其是瘢痕疙瘩由于张力太大,或者跖疣由于常位于疼痛敏感部位而出现注射时明显的疼痛,患者容易因过度紧张而出现晕厥和心脏病发作等问题。

3. 操作者的准备

(1)确认皮损是否经过临床、皮肤镜和/或组织学检查后有了正确诊断,并根据疾病选择合适的治疗药物及稀释用药物。

(2)有条件者建议运用高频超声(22MHz)检测皮损的宽度、深度和形状,以掌握进针深度。

(3)询问患者既往有无严重高血压,心、肺、脑疾病等病史,有无血液系统疾病、凝血功能障碍等问题。

(4)明确患者有无皮损内注射治疗禁忌证,有无皮损感染的迹象。

(5)确定患者或其法定代理人已签署皮损内注射治疗知情同意书。

(四)操作步骤

使用络合碘常规消毒皮损及皮损周围正常皮肤,戴无菌手套,用手指腹触摸感知皮损的厚度及硬度,根据皮损情况及治疗部位,将局部注射用药物稀释至所需浓度,使用 1ml 注射器抽吸药物,采用 30G 针头刺入皮损内,回抽无血后推入少量药物,对于大的皮损采取多点"梅花针样"注射。对于较厚的真皮损害(如瘢痕疙瘩),注射曲安奈德的浓度可达 20~40g/L,以达到减少皮损内过多结缔组织的目的。而对于斑秃或者白癜风这类疾病,为避免产生真皮和脂肪萎缩的副作用,应该将曲安奈德浓度稀释至<2g/L。

1. 瘢痕 瘢痕疙瘩和肥厚性瘢痕均以皮肤损伤后局部成纤维细胞增生和胶原蛋白过度生成为特点,瘢痕疙瘩可超出原始损伤区域并侵犯邻近正常皮肤组织,具有类似蟹钳的爪状延伸,肥厚性瘢痕通常局限于受伤部位。皮损内注射糖皮质激素和抗肿瘤药物仍是两种疾病的主要一线疗法。目前倾向曲安奈德和 5- 氟尿嘧啶联合皮下注射。

(1)曲安奈德:皮损内注射,10~40g/L,每周 1 次。作用机制为抑制成纤维细胞增殖和胶原合成,使毛细血管收缩,从而达到使组织萎缩的目的。

(2)5- 氟尿嘧啶:皮损内注射,50g/L,单次用量不超过 100mg,每周 1 次。作用机制是抑制成纤维细胞增殖。

(3)博来霉素:1.5U/ml,多点注射,每次最大剂量 2ml/cm²,单次最大总剂量 10U,每月 1 次。

(4)平阳霉素:4g/L,多点注射,单次最大剂量 8mg,15 日 1 次。

文献报道用于皮损内注射的药物还有阿伏特明、人重组 IL-10、甘露糖 -6- 磷酸、胰岛素等。

2. 血管瘤 婴幼儿血管瘤临床表现严重程度不一,治疗方法需要个体化制订。

(1)部分血管瘤有较大可能自行消退而且没有明显残留,可以不予干预。

(2)局部皮损内注射糖皮质激素治疗海绵状血管瘤或者混合型血管瘤是一种常用的治疗方法。曲安奈德浓度在 5~40g/L 之间,单次总剂量不超过 3~5mg/kg,重复治疗一般间隔 3~4 周。眶周血管瘤选择皮损内注射时需要格外慎重,因为有可能导致严重并发症(如眼部动脉闭塞)导致永久性盲的报道。唇部及肢端血管瘤注射时需要格外警惕坏疽造成永久性残疾,建议采用低浓度、低剂量注射。

3. 跖疣 病灶内局部注射 5- 氟尿嘧啶,50g/L,单次用量不超过 100mg,每周 1 次;或者博来霉素,1.5U/ml,多点注射,单次最大剂量 2ml/cm^2,最大总剂量 10U,每月 1 次;或者平阳霉素,4g/L,多点注射,最大剂量 8mg,15 日 1 次。也有病灶内注射西多福韦的报道。

4. 苔藓 慢性单纯性苔藓、肥厚性扁平苔藓、肥厚性盘状红斑狼疮、结节性痒疹等表皮增生为主的疾病皮损内,注射曲安奈德,5~10g/L,多点注射;或者复方倍他米松 1ml 加入 1ml 利多卡因或生理盐水稀释后多点注射。

5. 白癜风、斑秃等表皮厚度大致正常的顽固性局限性皮肤疾病 皮损内注射曲安奈德,1~2g/L,浅表皮下皮丘多点注射,3~4 周 1 次。

6. 环状肉芽肿、结节囊肿性痤疮、胫前黏液性水肿等 皮损内注射曲安奈德,5~10g/L,多点注射。

7. 疣状皮肤结核、其他类型皮肤结核 皮损内注射异烟肼治疗皮肤结核已被证明有效。

（五）并发症及处理

1. 有报道显示可能发生严重的并发症(如血管梗死),皮损内注射时需要充分了解疾病所在的解剖部位特点,每次进针前需要回抽无血后方可注入药物。

2. 继发感染是比较常见的问题,需要严格无菌操作,注射完当日应嘱患者避免注射部位接触生水,常规聚维酮碘溶液擦洗注射部位,每日擦 3~5 次;血管瘤患者可以增加消毒次数。有感染迹象时,外用莫匹罗星软膏或者其他抗菌软膏;有严重感染并发溃疡时,及时就医,适当口服抗生素。

3. 跖疣等处于压迫部位的皮损或者表皮角质层较厚的皮损,可能出现紧张性疼痛或者皮损内出血,应嘱患者避免运动。

4. 白癜风和斑秃皮损局部注射时,如果药物浓度过高或者注射深度掌握不好,会出现表皮或者皮下脂肪萎缩的情况,在治疗前应该充分知晓并避免其发生。

（六）操作注意事项

1. 熟悉治疗疾病的组织病理学特点,判断基本发病部位处于表皮、真皮还是皮下组织,以掌握进针的深度,避免药物注射进非病变的部位(过浅或者过深)。

2. 每次推药前需要回抽,避免药物注射进血管内。

3. 掌握注射药物的浓度配比,不同疾病、不同年龄和不同部位的浓度配比要适当调整。

4. 当皮损有红肿热痛或者表皮溃疡等感染迹象时,不能进行皮损内注射。

（七）相关知识

皮损内注射是非常传统的皮肤科治疗手段,由于药物直接注射入皮损,通常具有见效快、系统副作用小等特点,随着激光治疗的发展和血管瘤系统使用普萘诺尔的普及,部分传统皮损内注射的治疗被取代,越来越多的微针或者点阵激光导入正在代替皮损内注射。但是对于病变累及皮肤深部的瘢痕疙瘩,皮损内注射依然是一线治疗选择。

在某些情况下,可以采取局部注射与外用药物的联合治疗。如跖疣外用咪喹莫特软膏结合皮损内注射 5- 氟尿嘧啶。慢性单纯性苔藓、肥厚性扁平苔藓、盘状红斑狼疮及结节性痒疹等可以皮损内注射激素治疗一次后再联合外用糖皮质激素软膏。

三、局部皮损内注射规范检查表

局部皮损内注射规范核查、评估见表 2-1-0-1、表 2-1-0-2。

表 2-1-0-1　局部皮损内注射治疗规范核查表

项目	内容	是	部分	否
操作前准备	核对患者信息：姓名、性别、年龄、主诉			
	确认皮损是否经过临床、皮肤镜和／或组织学检查后有了正确诊断			
	充分沟通，获得患者或其法定代理人签名的知情同意书			
	物品（器械）准备：通常使用 1ml 注射器；准备治疗盘，盘内包括棉签、络合碘、注射药物，以及稀释用配置药物，如利多卡因注射液或者生理盐水注射液			
	充分暴露皮损，戴手套，触摸皮损，感知皮损的深度及硬度			
操作过程	常规络合碘消毒皮损及周围正常皮肤			
	根据皮损情况及治疗部位，将局部注射用药物稀释至所需浓度			
	使用 1ml 注射器抽吸药物，采用 30G 针头刺入皮损内，回抽无血后推入少量药物，大的皮损采取多点"梅花针样"注射			
	评估皮损内注射药物是否均匀分布，完整覆盖，退针后轻压止血			
操作后处置	轻轻用络合碘消毒创面数次，棉签轻压止血数分钟至无创面渗血			
	患者静坐 20 分钟避免晕针现象及药物过敏现象			

表 2-1-0-2　局部皮损内注射治疗评估表

项目	好（5分）	一般（3分）	差（1分）
操作过程流畅度			
操作检查熟练度			
人文关怀			

注：该表适用于各种常用治疗技术规范检查评估。

评分标准：

好：评估仔细，再次确认皮损的诊断是否准确，以及是否选择合适的药物浓度治疗；进针深度合适，有回抽确保没有进入血管内，深度及广度把握合理；人文关怀到位。

一般：操作过程能整体完成，细节处理欠缺（如进针前未触诊皮疹、配置药物浓度不合适、无回抽步骤）；人文关怀不足。

差：操作过程混乱，行为粗暴；无人文关怀。

四、常见操作错误及分析

操作者未能准确判断皮疹的深度及范围，将药物注射进皮损下方脂肪层内，造成凹陷性瘢痕形成；或者皮损内注射时注射器贯穿皮损，将药物注射至皮损外。当注射瘢痕疙瘩等致密组织时，推注药物时会有很大的阻力，需要均匀用力，切忌强行进针后左右扭动针头，防止针头弯曲，甚至断裂在皮损组织内。

针对不同的疾病、同一疾病不同的部位，以及同一疾病不同发病年龄的患者，药物注射浓度都需要进行相应的调整，避免治疗不足或者萎缩等副作用的发生。临床上可以见到诊断错误而选择不合适的治疗药物来进行局部皮损内注射的情况，如隆突性纤维肉瘤误诊为瘢痕疙瘩、基底细胞癌或者斯皮茨痣（Spitz naevus）误诊为血管瘤，因而在实施操作前一定要明确疾病的性质和保证准确诊断，必要时需要组织病理检查确诊。

五、相关知识测试题

1. 常用局部皮损内治疗的适应证是

A. 瘢痕疙瘩　　　　　　　　B. 海绵状血管瘤　　　　　　　C. 肥厚性扁平苔藓

D. 结节性痒疹　　　　　　　E. 以上均可

2. 局部皮损内治疗的适应证**不包括**

A. 血管淋巴样增生伴嗜酸性细胞增多症

B. 结节性痒疹

C. 寻常疣

D. 光线性角化病

E. 斑秃

3. 关于局部皮损内注射治疗，下列观念中**错误**的是

A. 皮损内注射治疗疼痛感较强，患者往往需要配合利多卡因麻醉药

B. 通过皮损内注射，药物可以绕过厚厚的角质层屏障，在病变部位吸收，更好、更快地达到治疗效果

C. 感染性皮肤病严禁皮损内注射糖皮质激素

D. 糖尿病血糖控制不佳的患者不宜皮损内注射糖皮质激素

E. 小于3月龄的婴儿不宜选择皮损内注射治疗方法

4. 局部皮损内注射治疗的禁忌证**不包括**

A. 严重心肺功能不全

B. 冷球蛋白血症

C. 哮喘

D. 高血压、冠心病患者

E. 瘢痕体质患者

5. 局部皮损内注射治疗的并发症**不包括**

A. 血管闭塞

B. 继发感染

C. 局部组织坏死

D. 表皮及皮下脂肪萎缩

E. 增生性瘢痕

答案：1. E　2. D　3. A　4. E　5. E

第二章

冷冻治疗

一、概述

冷冻治疗是一种传统的运用低温破坏皮损组织以达到消除病变目的的微创技术。冷冻治疗的特点如下：

1. 可造成细胞内外水分形成冰晶而造成机械损伤，细胞中电解质浓度增高和／或酸碱度发生变化导致细胞中毒死亡，冷冻引起细胞膜类脂蛋白复合物变性造成细胞生物膜结构破坏、通透性增加、选择性改变而导致细胞代谢障碍、破裂直至死亡。

2. 可以引起局部组织血管收缩、血流减慢，导致血管内皮细胞肿胀、坏死、血栓形成。除此之外，冷冻后局部皮损组织内总 T 细胞、T 辅助细胞、T 抑制细胞和 HLA-DR$^+$ 型细胞会明显增加而影响局部免疫反应。

3. 低温可以降低末梢神经敏感性而具有麻醉作用。目前应用最为广泛的制冷剂是液氮，液氮化学性质稳定，不易燃易爆，无毒性、刺激性和腐蚀性，来源丰富，价格便宜，且储存、使用方便。液氮的沸点为 –196℃，足以达到破坏皮损组织的冷冻温度。液氮冷冻治疗的发展促使了安全、便捷的手提式设备问世，与其他外科设备相比，冷冻设备价格低廉且易于普及，不需要特殊的场所，可在门诊和疗养院进行。

4. 与传统手术相比，冷冻手术省时，冷冻深度及广度可控，冷冻对于皮损周围的组织结构破坏有限，可以用于机体的任何部位，包括眼睑和鼻翼，通常可以产生很好的治疗和美容效果。

5. 对于局部麻醉药过敏者，对于手术恐惧者或因合并症有很大手术风险者，也可以进行冷冻手术或冷冻治疗。

6. 冷冻治疗的缺点是愈合时间长，可能会破坏表皮的黑色素细胞，因而对于肤色较深的患者需要关注该治疗引起色素减退的可能性。

二、冷冻治疗操作规范流程

（一）适应证

1. **适合冷冻治疗的良性损害**　脂溢性角化、寻常疣、尖锐湿疣、草莓状血管瘤、血管纤维瘤、毛发上皮瘤、汗管瘤、血管角皮瘤（包括 Fordyce 病）、透明细胞棘皮瘤、鼻赘、汗孔角化症、皮脂腺增生、静脉湖、瘢痕疙瘩、蜘蛛痣、传染性软疣、化脓性肉芽肿、血管淋巴样增生伴嗜酸性细胞增多症、表皮痣、小汗腺汗孔瘤、黑子、阴茎珍珠样丘疹、结节性痒疹、乳头乳晕角化过度症、淋巴管瘤、皮脂腺痣、睑黄瘤、乳头状汗管囊腺瘤、瘢痕性毛囊炎、获得性穿通性疾病、匐行性传统性弹力纤维病、盘状红斑狼疮、着色性芽生菌病、颈部瘢痕性痤疮、结节病、耳轮结节性软骨皮炎、皮肤纤维瘤、丝状疣。

此外面部肉芽肿、环状肉芽肿、单纯疱疹、羊痘、外阴硬化性苔藓、囊肿性痤疮也可以使用冷冻治疗。

2. 适合冷冻治疗的癌前病变及恶性损害

(1)光线性角化病。

(2)外阴上皮内瘤变。

(3)阴茎原位癌(增殖性红斑)。

(4)鲍恩病。

(5)基底细胞癌(浅表境界清楚的损害):硬斑样、浸润性、边界模糊的肿瘤不适用。

(6)鳞状细胞癌(浅表境界清楚的损害):低分化、浸润性、边界模糊的肿瘤不适用。

(7)恶性雀斑样痣。

(8)佩吉特病或乳房外佩吉特病(浅表境界清楚的损害)。

3. 姑息治疗

(1)皮肤恶性肿瘤无法手术者。

(2)皮肤恶性肿瘤拒绝传统治疗者。

(3)皮肤恶性肿瘤因为潜在医学情况不适合手术者。

(4)其他治疗难以完成的精神病患者。

(5)治疗可以改善患者的生活质量和看护者的工作,如减轻疼痛、减少气味和出血。

(二) 禁忌证

1. 绝对禁忌证

(1)严重心肺疾病,如严重心律失常、心肌梗死活动期、重度心力衰竭、哮喘、呼吸衰竭不能平卧,无法耐受冷冻治疗者。

(2)精神异常及意识明显障碍,不能配合冷冻治疗者。

2. 相对禁忌证

(1)心肺功能不全。

(2)严重高血压者。

(3)寒冷性荨麻疹。

(4)冷球蛋白血症和冷纤维蛋白血症者,不宜大面积冷冻治疗。

(5)同时存在活动性感染者。

(6)银屑病、白癜风患者、皮损处于活动期者。

(7)糖尿病患者、长期使用糖皮质激素及免疫抑制剂患者、放射性损伤的皮损者。

(三) 操作前准备

1. 患者的准备

(1)患者需要了解冷冻治疗同其他治疗相比的优缺点。

1)优点:不需要术前过多准备,第一次就诊就可以实施。

2)缺点:愈合时间比手术要明显延长(通常躯干和上肢需要2~3周,下肢需要1个月以上)。

(2)知晓术后护理方法及潜在的副作用,并签署知情同意书。

(3)在某些情况下,需要进行皮损的预处理。例如:寻常疣有过多角质时可以采用刮除、削剪来去除过多的角质;也可以提前2周左右外用水杨酸去除软化角质再行冷冻。尖锐湿疣患者先外用咪喹莫特软膏预处理。光线性角化病、鲍恩病等也可以先使用咪喹莫特软膏或者维A酸软膏预处理。

2. 物品(器械)的准备 根据皮损的形态、部位、性质选择不同的冷冻设备。

(1)开放性技术(喷雾、开放喷雾):是最常用的冷冻技术,设备为有喷头或开口的金属容器,适用于扁平或者隆起的良、恶性皮损。设备由一个金属容器和喷头组成,容器内倒入液氮,根据皮损大小选择喷头大小,大的喷头能喷出更多的液氮,可以更快地冷冻组织,小的喷头冷冻范围更加精准。小直径孔和间断喷雾更为精准,对周围正常皮肤破坏更小。小的良性皮损在治疗时要注意保护周围正常的皮肤。

(2)半开放性技术:属于限制性喷雾技术,设备由冷的不良导体组成,采用中空的圆锥体定向和缩窄喷雾,使喷出的液体局限于一处,冷冻速度快,有一定的深度,能避免液氮喷溅,使液氮局限于皮损处,保护正常皮肤。适合于部分恶性的皮损。

(3)半封闭技术:金属圆锥体远端被一圈橡胶保护并固定在皮损上,近端连接冷冻单元,可以达到强效冷冻的效果,适用于皮肤癌及光线性角化病等癌前病变。

(4)封闭式技术:采用的是冷冻探针,探针的直径大小形状不一,适用于平顶的肿瘤。

(5)镊钳:适用于有蒂的皮损。

(6)冷冻针:皮损内冷冻时选择,这是一种粗而弯曲的针,可以在皮损内释放冷冻剂,使冷冻从肿块中央开始。

(7)棉签冷冻:目前仍被用于疣和日光性黑子的治疗。

(8)常规备急救车:避免患者由于过度紧张而出现晕厥、心脏病发作等问题。

3. 操作者的准备

(1)确认皮损是否经过临床、皮肤镜和/或组织学检查后有了正确诊断,选择上述合适的冷冻技术。

(2)有条件者建议运用高频超声(22MHz)检测肿瘤的宽度、深度和形状。

(3)询问患者既往有无严重高血压,心、肺、脑疾病等病史,有无寒冷性荨麻疹、冷球蛋白血症等病史。

(4)明确患者有无冷冻治疗禁忌证。

(5)确定患者或其法定代理人已签署冷冻治疗知情同意书。

(四)操作步骤

根据皮损性质及大小选择合适的冷冻设备。

1. 棉签法 本方法适用于浅表性的损害,如扁平疣、脂溢性角化。

操作步骤:棉签浸入液氮中片刻拿出,迅速直接置于皮损处并加压,仅需要3~4秒冷冻时间。治疗时注意保护皮损周围皮肤,避免液氮灼伤。

2. 喷雾法(开放喷雾) 属于快速冷冻,作用最强。适用于面积较大、表面凹凸不平和深在损害的治疗。

操作步骤:将喷头对准皮损,扣动开关,喷出的液氮迅速将皮损冷冻变白,通常冷冻范围自冷冻端开始向周围扩散至皮损边缘外 5mm 处。松开开关,观察皮损解融情况,一般良性皮损进行单个"冻 - 融循环"即可。用于治疗皮肤恶性肿瘤时,应反复多次循环。冷冻需要超出临床皮损范围数毫米。治疗时需要对周围正常皮肤进行保护。

3. 半开放法和捏钳技术 适合皮赘和丝状疣。

操作步骤:用预冻的捏钳夹住皮赘及丝状疣的蒂部,至组织完全变白后移开,通常数秒即可达到目标效果。

4. 探针技术 适合小的囊肿和血管瘤、化脓性肉芽肿等。

操作步骤:预冻探针,治疗时需要牢固按压皮损。在治疗血管瘤时,探针需要增加一定的压力以便将血液挤出,使最终温度更低。对于深在性的肿瘤,建议选用探针技术,根据肿瘤的大小和形状选择相应的探针进行匹配调整。如果发生探针冻在皮损上的情况,建议至解融时再移开探针。

5. 接触技术 适用于较为深在的损害。肤色较深者有引起色素减退的风险,需要充分评估,必要时在隐蔽部位进行预试验。

操作步骤:预冻探头,根据皮损大小选择探头,将充分预冻好的探头搁置于皮损上,需要加压,至冷冻皮损可以被 2 根手指抓住,冷冻范围至皮损边缘外 2~3mm 外;也可以采用 2 个 15 秒"冻 - 融循环"。对于光线性角化病和其他癌前病变,小的皮损通常需要 20~40 秒的循环周期,光线性唇炎建议冷冻时间 10~20 秒。

（五）并发症及处理

1. 水肿 通常出现于冷冻后数分钟至 24 小时,持续时间为数日至数周,若为面部则持续时间更长,与冷冻的解剖部位及深度有关,暂无有效的治疗方法。

2. 水疱 / 大疱 通常出现于冷冻后数分钟至 24 小时,持续时间为数日。通常保留疱顶,引流疱液以减轻压力,渗出明显时可以用纱布湿敷。

3. 渗出 通常出现于冷冻后数小时至数日,持续时间为数日。可以用纱布湿敷,外用温和的软膏,如湿润烧伤膏或者纳米银凝胶。

4. 焦痂 通常出现于冷冻后 1 周,持续时间为数日或者数周,可以清创促进愈合。

5. 疼痛 通常出现在冷冻时和解融时,时间短暂,通常耐受性良好,对于敏感患者可以外用麻醉药。

6. 色素减退或者色素沉着 浅表冷冻可以随时间延长自行改善,深在性冷冻色素减退是永久性的,治疗前需要充分告知患者并获知情同意。

7. 秃发 毛发区的深在性冷冻有引起永久性秃发的可能,需要充分告知患者并获知情同意书。

8. 萎缩性 / 凹陷性瘢痕 深在性冷冻有引起永久性瘢痕的可能,部分瘢痕可随时间而改善,需要充分告知患者并获知情同意书。

9. 焦痂下有血管,去除焦痂后出血 压迫或者电凝止血。

10. 液氮泄漏致患者或医师意外冻伤 通常是浅表性损伤,无须处理。

（六）操作注意事项

在操作前需要掌握冷冻的原则和各种冷冻设备使用的适应证,根据皮损性质、特点、形状、深度、部位的不同,选择正确的冷冻设备并把握正确的冷冻时间及冻 - 融循环次数。治疗时患者尽可能采取卧位,以免发生头晕、晕厥等,治疗后保持创面清洁及干燥,勿强行剥离痂皮,并避免过度日晒。病毒、细菌和真菌可以在制冷剂中存活,治疗后应该废弃剩余液氮,并清洁、消毒治疗器械。

（七）相关知识

冷冻治疗是一种传统而简单、易行、性价比高的皮肤外科治疗基本技能,是所有皮肤科医师应当熟悉的。

冷冻治疗本质上是活体组织暴露于低温而导致的生理变化,而非组织破坏;而冷冻手术是采用低温破坏活体组织的外科过程,冷冻手术的损伤机制包括直接和间接作用两个方面。冷冻剂与靶组织间温差越大,热转移越快(指由热转冷)。冷冻过程包括快速冷冻和之后的缓慢解融,即一个冻 - 融循环。反复的冻 - 融循环会增加冷冻手术的破坏作用。影响冷冻治疗效果的因素主要为组织特性:不同的组织、细胞对于低温的敏感性不同,黑色素细胞的致死温度是 $-4℃$ 左右,而角质形成细胞是 $-35℃$,因而冷冻治疗容易导致色素脱失。破坏恶性细胞所需的温度通常在 $-50℃$ 以下:角质形成细胞来源的肿瘤细胞致死温度是 $-50℃$ 左右,肉瘤细胞的致死温度约 $-60℃$,血管内皮细胞是 $-15\sim-40℃$。软骨和骨骼对于冷冻的抵抗能力较强。此外冷冻方式、冷冻时间、冻融次数、压力对于疗效均有影响。

新的非侵袭性影像技术,如皮肤镜、高频超声、共聚焦显微镜、光学相干断层成像术具有评估皮肤肿瘤性质、形态、深度、体积等相关信息的优势,可以指导冷冻宽度及深度,对冷冻的边缘进行控制。检测皮肤温度的非侵袭性装置也可以提供有价值的信息。冷冻技术用于恶性皮肤肿瘤时,需要仔细选择皮损范围和冷冻技术,通常需要进行 2 个冻 - 融循环,治疗前需要通过刮匙术或削剪法去除肿瘤表面多余角质,以使肿瘤基底部达到合适的冷冻温度,从而提高疗效。高频超声也可用于检测肿瘤的冷冻过程,当肿瘤完全冷冻时,可见肿瘤区域随着解融而肿瘤重现,解融从肿瘤表面开始,最后是基底部。需要根据冷等温线模式传导的原理评估肿瘤边缘和基底部温度。对于多发性基底细胞癌患者,应对每处皮损进行皮肤镜和超声检测后,进行双倍的冻 - 融循环,使得疗程一体化。

目前免疫冷冻治疗技术已经被用于皮肤癌的治疗,具体操作为:外用咪喹莫特 5 周,第 2 周行双倍冻 - 融循环冷冻。恶性雀斑样痣适合选择冷冻手术,但需要确保毛囊上皮的黑色素细胞被破坏。

三、冷冻治疗规范检查表

冷冻治疗规范核查见表 2-2-0-1。

表 2-2-0-1 冷冻治疗规范核查表

项目	内容	是	部分	否
操作前准备	核对患者信息:姓名、性别、年龄			
	确认皮损是否经过临床、皮肤镜和 / 或组织学检查后有了正确诊断			
	根据皮损选择合适的冷冻技术,特殊皮损需要预处理			
	充分沟通,获得患者或法定代理人签名的知情同意书			
	物品(器械)准备:根据皮损的形态、部位、性质选择不同的冷冻设备			
	充分暴露皮损			

续表

项目	内容	是	部分	否
操作过程	预冻所选用冷冻设备,或者容器内装好液氮			
	棉签法:棉签浸入液氮中片刻拿出,直接置于皮损处并加压,仅需要3~4秒冷冻时间			
	喷雾法(开放喷雾):需要注意保护周围正常的皮肤,将喷嘴对准皮损,扣动开关,至喷出的液氮将皮损完全冻白并超过皮损边沿5mm			
	探针法和接触式技术:根据肿瘤的大小和形状选择相应的探针及触头。预冻的探头及探针加压接触皮损,通常根据病变性质冷冻10~30秒,至冷冻皮损可以被2根手指抓住,范围至皮损边缘外2~3mm。部分皮损需要进行2~3个冻-融循环			
操作后处置	充分告知患者冷冻后可能出现水肿、水疱、大疱等冷冻后反应,并告知患者处理原则			

四、常见操作错误及分析

1. 冷冻方法选择不当,如结节型基底细胞癌选择接触式冷冻,不能达到冷冻深度。

2. 对于角化型皮疹未进行祛除角质的预处理,导致冷冻治疗效果不佳。

3. 冷冻范围不够,冷冻通常要超出皮损数范围数毫米,否则会出现周围残余皮损而形成"甜甜圈"现象。

五、相关知识测试题

1. 冷冻治疗的**缺点**是

A. 与手术相比愈合时间明显延长

B. 操作不方便

C. 冷冻设备价格低廉易于普及,不需要特殊的场所

D. 冷冻比手术省时,冷冻深度及广度可控

E. 对于皮损周围的组织结构破坏有限,可以用于机体的任何部位,包括眼睑和鼻翼

2. 冷冻治疗的适应证包括

A. 血管淋巴样增生伴嗜酸性细胞增多症

B. 结节性痒疹

C. 化脓性肉芽肿

D. 光线性角化病

E. 以上都是

3. 关于冷冻治疗,下列观念中**错误**的是

A. 冷冻治疗疼痛感较强,患者往往需要局部外用麻醉药

B. 冷冻可能会破坏表皮的黑色素细胞,因而对于肤色较深的患者需要关注其引起色素减退的可能性

C. 冷冻对于皮损周围的组织结构破坏有限,可以用于机体的任何部位,包括眼睑和鼻翼,通常可以产生很好的治疗和美容效果

D. 与传统手术相比,冷冻治疗省时,冷冻深度及广度可控

E. 愈合时间比手术要明显延长,通常躯干和上肢需要 2~3 周,下肢需要 1 个月以上

4. 冷冻治疗的相对禁忌证**不包括**

A. 心肺功能不全   B. 冷球蛋白血症

C. 寒冷性荨麻疹   D. 高血压、冠心病患者

E. 瘢痕体质患者

5. 冷冻治疗的并发症**不包括**

A. 水肿   B. 水疱 / 大疱

C. 色素减退或者色素沉着 D. 萎缩性 / 凹陷性瘢痕

E. 增生性瘢痕

答案:1. A 2. E 3. A 4. E 5. E

第三章

高频电与微波治疗

020301

皮损高频电
与微波治疗
（视频）

第一节　高频电治疗

一、概述

活体组织是电流的不良导体，使用高频交流电治疗皮肤疾病时，电流会在作用部位受阻积累，导致电能转化为热能，从而达到浅表凝固、深部凝固或用于切割皮肤的目的。这是一组特别的技术，包括电烙术、电干燥法、电灼疗法、电凝法等。

二、高频电治疗操作规范流程

（一）适应证

1. 电灼疗法/电干燥法　适用于浅表皮损：软纤维瘤、光线性角化病、小的血管瘤、化脓性肉芽肿、雀斑、扁平疣、脂溢性角化、表皮痣、丝状疣、蜘蛛痣、尖锐湿疣、传染性软疣等。

2. 电凝法　适用于深部组织消融：汗管瘤、毛发上皮瘤、睑黄瘤、血管纤维瘤、皮脂腺增生、寻常疣、鲍恩病、基底细胞癌、鳞状细胞癌等。

（二）禁忌证

1. 绝对禁忌证　无。

2. 相对禁忌证

(1)安装有起搏器或者植入型心律转复除颤器的患者。

(2)严重心肺疾病，如严重心律失常、心肌梗死活动期、重度心力衰竭、哮喘、呼吸衰竭不能平卧，无法耐受电灼治疗者。

(3)糖尿病血糖控制不佳的患者。

(4)瘢痕体质。

（三）操作前准备

1. 患者的准备

(1)患者需要充分了解高频电治疗同其他治疗相比的优缺点。

1)优点：不需要准备，第一次就诊就可以实施，疗效快而彻底，通常一次治疗就可达到目的。

2)缺点：疼痛，尤其位于指/趾端的寻常疣治疗时，需要外敷利多卡因软膏或者局部注射利多卡因麻醉。

(2) 如果皮损过大、过深则有产生瘢痕的风险,尤其是在感染的情况下,需确认自身情况。

(3) 患者需要充分知晓高频电治疗后的护理方法及潜在的副作用,并签署知情同意书。

2. 物品(器械)的准备

(1) 启动电外科装置前,应确定采用特定操作所需的合适电流和能量设定,选择正确的治疗电极,确认无关电极位置合适。

(2) 确保使用无菌操作所需的一次性电极头,避免一个电极头不消毒用于多个患者。手柄上需要套无菌手套。

(3) 常规准备局部麻醉药物,皮肤清洁消毒剂应该使用聚维酮碘或者氯己定,避免使用乙醇溶液消毒以免电治疗时将其点燃。

(4) 开启排烟装置,因为电灼会产生烟流。

(5) 患者脱去衣物及装饰物,充分暴露所有皮损,如果皮损微小而选择局部外用表皮麻醉药时,需要提前涂抹于皮损部位,并覆盖保鲜膜促进麻醉药物吸收。

3. 操作者的准备

(1) 充分评估选择电治疗对于患者的受益和风险。

(2) 详细询问患者对于麻醉药、皮肤清洁剂及术后外用敷料是否有过敏史;操作前确认皮损是否经过临床、皮肤镜和/或组织学检查后有了正确诊断;明确患者有无治疗禁忌证。

(3) 特别需要询问患者是否安装有起搏器或者植入型心律转复除颤器。对于这类患者进行的常规预防措施:①使用持续时间<5秒的短脉冲能量,能量设置尽可能低;②避免在起搏器或者植入型心律转复除颤器周围皮肤使用电外科术。这类患者选择双极钳作为电极或使用电烙术可相对降低风险,因为此类方法很少或者不会产生电流,从而能避免电干扰。

(4) 电灼产生的烟流里可携带有微生物,如 HPV 病毒。术者和助手在操作中应戴口罩及护目镜,在操作过程中全程戴手套。

(四) 操作步骤

1. 电灼疗法/电干燥法 电灼疗法可以造成表皮碳化,但热能不会传递至其下方组织而不能封闭皮肤深部的血管,因而有时可以见到表面碳化处渗出成滴的血液。该方法非常适合治疗表皮损害,如脂溢性角化、丝状疣、软纤维瘤、扁平疣、表皮痣及光线性角化等。

操作步骤:治疗前先运用聚维酮碘或者络合碘常规消毒皮疹及周围正常皮肤,外用表皮麻醉药(如复方利多卡因软膏),或者局部皮损内注射 1% 利多卡因。将电流设置为低功率,启动机器,运用电极头在皮损表面缓慢移动,对于较大的损害部位可以将电极插入皮损内数秒,看到表皮、真皮分离起泡后停止电灼。使用棉签、纱布摩擦或者刮匙轻轻去除皮损,可以反复电灼然后擦拭,直到看到点状出血即可终止治疗。外用络合碘或者聚维酮碘消毒创面,操作完成,一般不需要包扎或者封闭伤口,叮嘱患者回家后常规定期用聚维酮碘轻轻消毒创面。如有成滴的血液渗出可以压迫止血,需要注意的是,若有更加严重的出血说明伤及真皮,要警惕形成瘢痕的可能。

2. 电凝法 与电干燥法比,电凝法使用的电流安培数更高,电压更低,电流作用更深,因而对于组织破坏的能力更大,更适合用于深部组织的破坏及外科止血。汗管瘤、睑黄瘤、毛发上皮瘤、血管纤维瘤及小的基底细胞癌均可以采用电凝法治疗。

操作步骤:常规使用聚维酮碘或者氯己定消毒皮损,局部皮损内注射1%利多卡因。启动机器,将电极头插入皮损内数秒并缓慢左右及上下点触反复移动,使皮损完全碳化。使用刮匙或者棉签纱布轻柔地去除碳化组织,根据皮损去除情况,重复操作2次或者以上,直至皮疹完全去除,最后外用聚维酮碘轻轻清洗伤口。对于不复杂的浅表鳞状细胞癌或者基底细胞癌,可以结合刮匙先去除肿瘤部分,完全刮治后,电极直接接触治疗处的组织,在刮治过的部分及皮损周边来回移动至皮损碳化,再用纱布、棉签或者刮匙去除碳化组织,重复2次以上,待肿瘤组织完全清除后加压止血消毒。

(五)并发症及处理

1. 可能会有迟发性出血的可能,嘱咐患者避免有意触碰碳化创面强行去除痂皮,如不慎将痂皮碰落引起出血,直接用棉签压迫伤口20~30秒通常即可止血。

2. 治疗真皮深部的皮疹时可能留下瘢痕,此点需要术前充分告知患者。

3. 术后1周内避免创面接触生水,常规外用聚维酮碘轻轻擦拭创面消毒,使用抗生素软膏,每日2次,预防感染。

4. 如果创口位于摩擦部位,可以予以敷料敷贴保护创面。焦痂通常在术后数日内形成并在10日左右脱落,部分患者会残留有色素减退。

(六)操作注意事项

1. 由于电治疗操作遇到乙醇溶液会有着火的风险,建议避免使用乙醇溶液消毒创面,或者确认含乙醇消毒的皮肤处已经完全干燥。由于肠道气体含有甲烷,容易引起着火,所以进行肛周操作时需要小心。

2. 电极可能传播微生物,建议使用一次性的或者消毒的电极头,不能盲目认为高温的电极头即为无菌。

3. 在使用激光或者电子烧灼治疗时,组织的热灼伤或者碳化均会产生烟雾,研究表明这种烟雾不仅含有有害气体,也含有微生物和病毒。烟雾浓度高时还会刺激医护人员的上呼吸道和眼,长期处于此烟雾环境下有致癌的可能性。因而操作间的通风换气非常重要,烟雾吸排气中使用的过滤器和吸收器也需要规律检测和定期更换。

(七)相关知识

高频电与微波治疗(电外科术)为一组应用电能去除或者破坏组织的操作。不同的电外科电流有不同的特异性波形,最终产生会独特的生物学效应,包括对治疗部位皮损的电干燥、电凝或者电切作用。

1. 传统的电烙术使用直流电使探头尖端变红、变热,对于安装有心脏起搏器和植入型心律转复除颤器的患者更加安全,可以用于潮湿部位,但其可以造成三度烧伤而使伤口愈合延迟,并且美容效果不佳。

2. 现代的电烙术使用非加热电极释放高频交流电,高频交流电在治疗组织中传导并受阻积累,进而产生热能。

3. 电干燥法通过单极装置接触,适合去除浅表组织皮损。

4. 电灼疗法使用单极装置,其电极和组织间保持较短距离,通过电火花去除浅表组织的皮损。

5. 电凝法使用双极装置,可凝固深部组织。

6. 电切术使用双极装置,通过侧向轻微传递热能,在切割的同时达到止血效果。

三、高频电治疗规范检查表

高频电治疗核查见表 2-3-1-1（以电灼疗法／电干燥法为例）。

表 2-3-1-1　高频电治疗规范核查表

项目	内容	是	部分	否
操作前准备	核对患者信息：姓名、性别、年龄、主诉			
	确认皮损是否经过临床、皮肤镜和／或组织学检查后有了正确诊断			
	充分沟通，获得患者或其法定代理人签名的知情同意书			
	物品（器械）准备：常规准备局部麻醉药物、皮肤清洁消毒剂；检查电治疗装置，连接好治疗探头			
	患者脱去衣物及装饰物，充分暴露所有皮损，如果皮损微小而选择局部外用表皮麻醉药时，需要提前涂抹于皮损部位，并覆盖保鲜膜促进麻醉药物吸收			
操作过程	常规络合碘消毒皮损及周围正常皮肤			
	未提前外用表皮麻醉药者局部皮损内注射 1% 的利多卡因			
	启动机器，运用电极头在皮损表面缓慢移动，大的损害可以将电极插入皮损内数秒，看到表皮真皮分离起泡后停止电灼			
	评估皮损去除情况，若有残余，使用棉签、纱布摩擦或者刮匙轻轻去除皮损；反复电灼然后擦拭，直到看到点状出血即可终止治疗			
操作后处置	轻轻用络合碘消毒创面数次，涂上抗菌软膏。在摩擦部位的皮损可以视情况敷上敷料			

四、常见操作错误及分析

1. 选择治疗方法前，必须考虑所治疗皮损的组织学特征来选择合适的电流，做到在破坏和切除皮损的同时，将对于正常组织的破坏控制在最小范围。

2. 临床最常见的操作错误是治疗不足和治疗过度，前者会导致患者接受二次治疗，后者会导致瘢痕的产生而影响美观。

3. 即使是治疗时探针处于高温状态，也不能误认为探针无菌，依然要重视探针的消毒，最好使用一次性探针。

五、相关知识测试题

1. 临床常用的高频电治疗包括

A. 电烙术　　　　　　　　B. 电凝法　　　　　　　　C. 电干燥法

D. 电灼疗法　　　　　　　E. 以上都是

2. 电灼疗法的适应证**不包括**

A. 肢端浅表黑色素瘤　　　B. 软纤维瘤　　　　　　　C. 化脓性肉芽肿

D. 脂溢性角化　　　　　　E. 尖锐湿疣

3. 电凝法的优点是

A. 电凝法是一种非接触加热方式

B. 使用的电流安培数更高,电压更低,电流作用更深,因而对于组织破坏的能力更大

C. 电凝法不容易引起出血

D. 电凝治疗产生的烟雾小,因而对于操作空间无特殊要求

E. 可以在起搏器或者植入型心律转复除颤器周围皮肤使用电凝术

4. 高频电治疗的相对禁忌证**不包括**

A. 儿童

B. 安装有起搏器或者植入型心律转复除颤器的患者

C. 糖尿病血糖控制不佳的患者

D. 高血压、冠心病患者

E. 瘢痕体质患者

5. 以下皮损中,适合选择电凝法的是

A. 雀斑　　　　　　　　　　　B. 扁平疣　　　　　　　　　　C. 脂溢性角化

D. 软纤维瘤　　　　　　　　　E. 汗管瘤

答案:1. E　2. A　3. B　4. A　5. E

第二节　微波治疗

一、概述

微波是频率从 300MHz~300GHz 范围内的电磁波。在临床上,微波与生物体的相互作用可以分为两大类,即微波的致热效应和非致热效应。微波治疗仪所采用的微波热疗属于致热效应,是一种非接触加热方式,不存在因电接触造成的热灼伤和电灼伤的可能,可以对于病变组织起到止血、凝固、灼除的作用,从而可以取代电灼、冷冻、激光等治疗,且价格低廉。

由于各项技术日臻完善,使得微波治疗目前已不需要进行全身麻醉,可在门诊完成,具有简便、安全的特点。

二、微波治疗操作规范流程

(一) 适应证

软纤维瘤、光线性角化病、小的血管瘤、化脓性肉芽肿、雀斑、扁平疣、脂溢性角化、表皮痣、丝状疣、蜘蛛痣、尖锐湿疣、传染性软疣、汗管瘤、毛发上皮瘤、睑黄瘤、血管纤维瘤、皮脂腺增生、寻常疣、鲍恩病、基底细胞癌、鳞状细胞癌等。

(二) 禁忌证

1. 绝对禁忌证　无。

2. 相对禁忌证

(1)安装有起搏器或者植入型心律转复除颤器的患者。

(2)急性炎症期间者。

（3）高血压、冠心病患者。

（4）瘢痕体质患者。

（5）糖尿病血糖控制不佳的患者。

（三）操作前准备

1. 患者的准备

（1）患者需要充分了解微波治疗同其他治疗相比的优缺点。

1）优点：不需要准备，第一次就诊就可以实施，疗效快而彻底，通常一次治疗就可达到目的。

2）缺点：疼痛，尤其位于指/趾端的寻常疣治疗时，需要外敷利多卡因软膏或者局部注射利多卡因麻醉。如果皮损位置过深，或者伤口感染，则有产生瘢痕的可能性。

（2）患者需要充分知晓微波治疗后的护理方法及潜在的副作用，并签署知情同意书。

2. 物品（器械）的准备

（1）选择手术适用的治疗探头，主机接上输出电缆，拧紧相关接口。检查主机、脚踏板电源，按下前面板上红色电源开关，确认指示灯亮。电脑自动预置常用功率及时间。微波凝固治疗时，应先将蓝色电缆接上仪器，电缆手柄端接上凝固探头。

（2）确保使用无菌操作所需的凝固探头，避免探头不消毒用于多个患者。手柄上需要套无菌手套。

（3）选择好治疗功率及最长治疗时间。

（4）开启排烟装置，虽然微波治疗产生烟流较高频电治疗少，但依然会产生烟雾。

（5）常规准备局部麻醉药物、皮肤清洁消毒剂。

3. 操作者的准备

（1）充分评估选择微波治疗对于患者的受益和风险。

（2）详细询问患者对于麻醉药、皮肤清洁剂及术后外用敷料是否有过敏史；操作前确认皮损是否经过临床、皮肤镜和/或组织学检查后有了正确诊断；明确患者有无治疗禁忌证。

（3）特别需要询问患者是否安装有起搏器或者植入型心律转复除颤器，避免在起搏器或者植入型心律转复除颤器周围皮肤使用微波治疗。

（4）微波治疗凝固组织时产生的烟流里会携带有微生物，如 HPV 病毒。术者和助手在操作中应戴口罩及护目镜。在操作过程中全程戴手套。

（5）患者脱去衣物及装饰物，充分暴露所有皮损，如果皮损微小，选择局部外用表皮麻醉药时，需要提前涂抹于微波部位，并覆盖保鲜膜促进麻醉药物吸收。

（四）操作步骤

1. 治疗前先用聚维酮碘或者络合碘常规消毒皮损及周围正常皮肤，外用表皮麻醉药（如复方利多卡因软膏），或者局部皮损内注射 1% 的利多卡因。

2. 探头接触病变组织，踩脚踏板开关施加微波，至病变组织凝固发白即可；微波治疗探头只有接触组织或者已经对准病变部位时才能施加微波，绝对禁止微波空载。

3. 轻轻用棉签刮除凝固组织，评估皮损去除情况，若有残余，再次用探头接触病变组织，脚踏开关施加微波至残余组织凝固发白。根据皮损大小、深浅、性质不同，如此重复数次，直至病变完全清除干净。

4. 术后轻轻用络合碘消毒创面数次，涂上抗菌软膏。在摩擦部位的皮损可以视情况敷上敷料。

5. 探头容易沾染上凝固组织,每次重新接触病变组织前需要用棉签轻轻清理干净。

（五）并发症及处理

1. 术后有继发感染的可能,嘱患者每日用聚维酮碘轻轻清洗创面 3~4 次,外涂抗菌软膏或者纳米银凝胶。

2. 最好在伤口愈合前不要接触生水,若不慎有接触,应立即予以聚维酮碘消毒。

3. 叮嘱患者在痂皮自行脱落前避免强行剥离,如果痂皮脱落引起迟发性出血,通常用棉签按压 20~30 秒即可止血。

（六）操作注意事项

1. 选择治疗方法前,必须考虑所治疗皮损的组织学特征,做到在破坏和切除皮损的同时,将对于正常组织的破坏控制在最小范围。

2. 治疗时组织的凝固、坏死均会产生少量烟雾,需要注意操作间的通风换气。

（七）相关知识

在电磁波中,微波的波长位于红外线和无线电波之间。微波可以通过介电加热效应,在能量引起偶极分子旋转时产生热量,从而加热物质。研究发现,通过微波的介电加热效应,可以选择性地引起外泌汗腺和顶泌汗腺细胞热解,因而微波可以用于多汗症和腋臭的治疗,脱毛可能也是该技术未来潜在的适应证。

三、微波治疗规范检查表

微波治疗规范核查见表 2-3-2-1。

表 2-3-2-1　微波治疗规范核查表

项目	内容	是	部分	否
操作前准备	核对患者信息:包括姓名、性别、年龄、主诉			
	确认皮损是否经过临床、皮肤镜和/或组织学检查后有了正确诊断			
	充分沟通,获得患者或其法定代理人签名的知情同意书			
	物品(器械)准备:常规准备局部麻醉药物、皮肤清洁消毒剂;检查微波治疗装置,连接好治疗探头			
	患者脱去衣物及装饰物,充分暴露所有皮损,如果皮损微小,选择局部外用表皮麻醉药时,需要提前涂抹于微波部位,并覆盖保鲜膜促进麻醉药物吸收			
操作过程	常规络合碘消毒皮损及周围正常皮肤			
	未提前外用表皮麻醉药者局部皮损内注射 1% 的利多卡因			
	探头接触病变组织,脚踏开关加微波,直至病变组织凝固发白			
	评估皮损去除情况,若有残余,重复数次至病变完全清除干净			
操作后处置	轻轻用络合碘消毒创面数次,涂上抗菌软膏;在摩擦部位的皮损可以视情况敷上敷料			

四、常见操作错误及分析

1. 临床最常见的操作错误是治疗不足和治疗过度,前者会导致患者接受二次治疗,后者会导致瘢痕的产生而影响美观。

2. 就算是治疗时探针处于高温状态,也不要误认为这样就是无菌的,依然要重视探针的消毒,最好使用一次性的探针。

五、相关知识测试题

1. 微波治疗的**缺点**是

A. 存在因电接触造成的热灼伤和电灼伤

B. 操作不方便

C. 产生大量烟雾

D. 探头容易沾染凝固组织,需要经常清除

E. 价格低廉

2. 微波治疗的适应证**不包括**

A. 肢端浅表黑色素瘤   B. 黑子   C. 化脓性肉芽肿

D. 脂溢性角化   E. 扁平疣

3. 下列关于微波治疗的观念中,**错误**的是

A. 微波治疗仪所采用的微波热疗是一种非接触加热方式

B. 微波可以对于病变组织产生止血、凝固、灼除的作用

C. 微波可以取代电灼、冷冻、激光等治疗

D. 微波治疗产生的烟雾较电灼治疗大,因而需要宽敞通风的空间

E. 微波可以用于多汗症的治疗和腋臭的治疗

4. 微波治疗的相对禁忌证**不包括**

A. 儿童

B. 安装有起搏器或者植入型心律转复除颤器的患者

C. 急性炎症期间者

D. 高血压、冠心病患者

E. 瘢痕体质患者

5. 微波治疗产生瘢痕的原因为

A. 皮损过大过深   B. 伤口感染

C. 皮损位于关节摩擦部位   D. 瘢痕体质患者

E. 以上都是

答案:1. D 2. A 3. D 4. A 5. E

第四章

光动力治疗

第一节　局部光动力治疗

一、概述

光动力治疗（photodynamic therapy，PDT）是采用可见光激活光敏药物，使其在靶细胞内产生光化学反应，从而破坏靶细胞达到治疗目的。在皮肤疾病治疗中，PDT 通常是局部应用血红素合成途径的前体物，尤其是 5- 氨基酮戊酸（5-aminolevulinic acid，5-ALA）或氨基酮戊酸甲酯（methyl aminolevulinate，MAL）等，在靶细胞内转化为光敏性物质原卟啉Ⅸ（protoporphyrin Ⅸ，Pp Ⅸ），经适当波长的光源照射后，激活光敏剂，产生光动力反应。

随着 PDT 技术的不断发展，其适应证也逐渐扩大，目前被广泛应用于光线性角化病、鲍恩病、浅表型基底细胞癌等的治疗。PDT 可用于单一皮损，也可用于区域癌化的治疗，并可能延缓或减少复发。由于有操作简洁、美容效果良好、复发率低等优点，PDT 已经成为皮肤科现代治疗中不可缺少的诊疗手段。

二、局部光动力操作规范流程

（一）适应证

1. 目前获批使用的适应证

（1）光线性角化病（推荐等级 A，证据级别Ⅰ级）。

（2）原位鳞状细胞癌（推荐等级 A，证据级别Ⅰ级）。

（3）侵袭性鳞状细胞癌（推荐等级 D，证据级别Ⅱ～Ⅲ级）。

（4）基底细胞癌：浅表型 / 结节型（推荐等级 A，证据级别Ⅰ级）。

2. 新兴适应证

（1）器官移植受者非黑色素瘤皮肤肿瘤的治疗（推荐等级 B，证据级别Ⅰ级）。

（2）器官移植受者非黑色素瘤皮肤肿瘤的预防（推荐等级 B，证据级别Ⅰ级）。

（3）皮肤 T 细胞淋巴瘤（推荐等级 C，证据级别Ⅱ～Ⅲ级）。

（4）痤疮（推荐等级 B，证据级别Ⅰ级）。

（5）难治性手足疣、扁平疣和生殖器疣（推荐等级 B，证据级别Ⅰ级）。

（6）皮肤利什曼病（推荐等级 B，证据级别Ⅰ级）。

(7)光子嫩肤(推荐等级 A,证据级别 Ⅰ 级)。

(8)甲真菌病(推荐等级 B,证据级别 Ⅰ 级)。

(9)皮肤浅表真菌感染(推荐等级 C,证据级别 Ⅱ~Ⅲ级)。

(10)皮肤深部真菌病(推荐等级 C,证据级别 Ⅱ~Ⅲ级)。

3. 其他疾病

(1)银屑病(推荐等级 D,证据级别 Ⅰ 级)。

(2)皮脂腺增生(推荐等级 C,证据级别 Ⅱ~Ⅲ)。

(3)增生性瘢痕/瘢痕疙瘩(推荐等级 C,证据级别 Ⅱ~Ⅲ)。

(4)硬化性苔藓(推荐等级 C,证据级别 Ⅲ 级)。

(5)环状肉芽肿(推荐等级 C,证据级别 Ⅲ 级)。

(6)脂质渐进性坏死(推荐等级 D,证据级别 Ⅲ 级)。

(7)汗孔角化症(推荐等级 C,证据级别 Ⅲ 级)。

(8)乳房外佩吉特病(推荐等级 C,证据级别 Ⅱ~Ⅲ级)。

(二) 禁忌证

1. 严重心肺疾病,如严重心律失常、心肌梗死活动期、重度心力衰竭、哮喘、呼吸衰竭不能平卧,无法耐受局部 PDT 者。

2. 严重高血压、精神异常及意识明显障碍,不能配合局部 PDT 者。

3. 哺乳期或妊娠期妇女。

4. 已知患者有皮肤光过敏、卟啉病或对卟啉类物质过敏者。

5. 严重凝血功能障碍的患者;严重全身感染性疾病的患者。

6. 其他被认为不宜行该治疗的情况。

(三) 操作前准备

1. 患者的准备

(1)需要向医师汇报自己有无光过敏、光敏剂过敏,有无卟啉病、系统性红斑狼疮等病史,是否为瘢痕体质,以及近期服用药物。

(2)治疗前做患处清洁,更换内衣裤。

(3)治疗会在黑暗避光的环境中进行,患者应做好心理准备。

(4)治疗当日减少饮水量,防止尿量增加。

(5)治疗前患者需排空大小便。

(6)签署局部 PDT 知情同意书。

2. 物品(器械)的准备

(1)确认光动力治疗仪正常,包括光源选择、光照时间、光照强度正常。

(2)光敏剂处于保质期内;光敏剂类型选择正确。

(3)监护设备、氧气及急救药品准备妥当。

(4)治疗床旁放置消毒巾、纱布、弯盘以备用。

3. 操作者的准备

(1)核对患者信息:姓名、性别、年龄、主诉。

(2)确认患者局部 PDT 的患处:观察有无渗出、结痂或角化过度,可用生理盐水擦拭渗出物、湿敷软化痂皮。

(3)询问患者既往有无高血压,心、肺、脑疾病等病史,有无服用抗血小板药物、抗凝药物(如阿司匹林、氯吡格雷等)的情况,以及有无出凝血异常疾病史。

(4)查看患者血常规、凝血功能、心电图及既往检查结果。

(5)明确患者有无局部PDT禁忌证。

(6)确定患者已签署局部PDT知情同意书。

(7)病灶处若有毛发,应剔除。

(8)用碘伏或75%乙醇溶液等进行局部消毒。

(9)告知患者PDT期间因个体差异会有不同程度疼痛,如不能耐受应及时告知医师。

(四)操作步骤

PDT的皮肤病适应证繁多,不同适应证有不同的操作细节,本节以治疗痤疮为例,详细说明局部PDT治疗囊肿性痤疮的操作步骤。其他适应证以概述的形式说明重点。

1. 充分的沟通是保证治疗的前提　再次与患者沟通,确定治疗部位,摆好治疗体位。签署知情同意和拍照都应在操作前准备中完成。

2. 囊肿结节型患者根据具体情况选择预处理　痤疮治疗前,一般仅做简单的皮损清洁即可。如为皮损表面有厚实结痂的患者,或者囊肿结节型患者,可以考虑梅花针、微针、浅表切削等预处理方式,以利于药物吸收、穿透,从而更好地发挥使用ALA的PDT(ALA-PDT)的疗效。

(1)3.5%ALA药液配制:抽取2ml溶酶凝胶待用,将1支ALA散剂(118mg)注入2ml溶酶凝胶,配成5%ALA药液待用。药液必须在治疗前新鲜配制,且每次配制好的药液保存时间不得超过1小时。

(2)敷药:全脸涂药,重点点涂。将配置好的药液倒入容器皿内,用刷子将药液均匀刷于全脸范围一遍。待刷完脸后于皮损部位重点点涂,避免全脸范围的重复敷药。

注意:预处理后的皮损如出现出血或渗液,需将血和渗液擦除后才可继续敷药。

3. 治疗方案的制订原则　首次短时间、低能量、逐渐递增。

(1)首次短时间:一般治疗时,建议封包1.0~1.5小时,首次治疗封包时间为1小时。

(2)低能量:ALA-PDT过程中照光功率在60~100mW/cm²,建议初次治疗的照光功率为60mW/cm²,鼻尖离发光面罩的距离为10~15cm。

(3)逐渐递增:治疗后期敷药时间和能量密度均逐渐递增。

4. 调整治疗方案　在实际治疗过程中,应该根据患者的治疗反应来判断当前的治疗参数是否合适。在治疗开始后5分钟时观察治疗反应,根据患者的反应维持光照功率、上调或下调10mW/cm²后继续光照,以患者有轻微的瘙痒刺痛感为宜。

照光结束后,应观察照射部位皮肤情况,若有轻微红斑水肿,提示治疗有效,下次治疗可保持当前参数;若局部皮肤无明显反应或出现严重的红斑水肿,下次之治疗时可相应增加或减少0.5小时敷药时间。

5. 治疗后即刻冷敷、防晒　进行痤疮ALA-PDT后面部出现轻微红斑、水肿,即视为本次治疗有效,称之为"达标反应"。在治疗后要做好治疗局部的护理工作。

(1)治疗后即刻冷敷:光照结束后,常规给予冷喷或冷敷治疗20分钟,患者回家后继续冷敷、保湿。

(2)防晒:嘱患者避强光48小时,常规局部使用防晒霜或物理防晒,以减少光敏反应。

（3）清洁：治疗后保持面部清洁，尽量避免使用化妆品，回家后用温开水洗脸，但切勿清洁过度。

（五）并发症及处理

PDT 过程中会出现不同程度的不良反应，如果处理得当，将能够很好地控制不良反应，同时获得非常好的临床疗效。

1. PDT 相关疼痛　PDT 引起的疼痛几乎在照射开始后马上出现。通常，患者描述为刺痛和灼烧感。有 16%~20% 的患者在常规 PDT 时会出现严重疼痛，但 PDT 引起疼痛的程度在个体间存在较大差异。PDT 产生的疼痛通常具有良好的耐受性，一旦照射结束，大多数情况下的疼痛就会消退。

缓解 PDT 疼痛的方法：使用冷风机、中断照射、皮下浸润麻醉、神经阻滞、经皮神经电刺激可能有助于缓解 PDT 疼痛；而常用的表面局部麻醉或口服镇痛药等方法尚未显示出良好效果。另外，改良 PDT 治疗方案，如使用较低照度的光源通常是最有效的方法。

2. PDT 的光毒反应　PDT 后的炎症反应是光毒作用的结果，通常表现为红斑和水肿，有时伴有风团，即荨麻疹反应。治疗后几个月红斑可能持续存在，其他较少见的反应包括结痂、感染、无菌脓疱和糜烂。PDT 的光毒性反应存在明显的个体间差异，且可能和部位相关，面中部较常发生光毒性反应。与 MAL 相比，ALA 的光毒性炎症反应似乎更大。小部分光毒性反应较为严重的患者可能发生荨麻疹。

解决方法：适量减少封包时间、治疗后 24 小时外用激素对于减少 PDT 光毒性有一定作用且不会影响治疗效果。

3. 变态反应性接触性皮炎　局部 PDT 诱导的炎症反应，通常表现为水肿、结痂；这些均是局部 PDT 的预期不良反应，且炎症反应的严重程度通常能反映光损伤的严重程度。光敏药物 MAL 有引发接触性皮炎的独立报道，在一项研究中，观察到一些患者对 MAL（非安慰剂）存在斑贴试验阳性。光敏剂的预估致敏风险为 1%~2%。重要的是要意识到这种不良反应发生的可能性，以免未能及时发现，导致更严重的皮炎。对于发生过严重或非典型性 PDT 反应的患者，可考虑行斑贴试验。

4. 中期不良反应　大样本多中心研究表明，通常 PDT 的愈合和美容效果良好，尤其是在下肢等难以愈合的部位，PDT 是可选的治疗方案。PDT 后组织学上可见纤维化反应，但有关瘢痕形成的报道很少，且 PDT 在瘢痕重建、瘢痕疙瘩的治疗方面也有探索性应用。

在使用高强度 PDT 方案治疗寻常痤疮的早期研究中，有观察到皮脂腺被破坏的证据，因此，目前在痤疮治疗时，多采用低强度的方案。此外，PDT 在治疗寻常痤疮后常常会出现无菌性脓疱，但很少见到真正的感染，可能是因为 PDT 具有抗感染作用。

5. 色素沉着　PDT 后可能出现色素沉着，但发生率并不高。事实上，在光线性角化病、乳房外佩吉特病、疣和痤疮的较大型试验中，未发现明显的色素变化；在浅肤色人群中，也很少见到色素沉着过度；PDT 的预处理步骤是否会增加色素沉着的风险目前尚不清楚。在一项研究中，尽管 CO_2 激光辅助 PDT 有增加色素沉着的趋势，但与单独的 PDT 无显著差异。如果发生了色素沉着，通常是可逆的，多在几周后自行缓解。

6. 毛发问题　如果在头发或胡须等毛发部位进行 PDT，有可能发生脱发／毛，并且一项研究发现，在 PDT 处理大面积原位鳞状细胞癌和基底细胞癌后，也观察到了这种情况；但这种情况在文献中目前无更多相关报道。

矛盾的是,有研究指出,局部 PDT 也可能增加毛发生长,但这一结果并不具备令人信服的临床研究支撑,实际应用 PDT 后的毛发情况可能会存在个体差异。

7. 致癌性 体外 PDT 可能具有细胞毒性和遗传毒性,但局部 PDT 中使用的卟啉衍生物也具有抗氧化和抗诱变作用。有研究表明,MAL-PDT 能延迟鳞状细胞癌或光线性角化病的进展,但同样,实际应用 PDT 的致癌性需要根据患者个体情况定期监测。

8. 其他安全性 PDT 的禁忌证还包括卟啉病史和对所用光敏剂的活性成分过敏。大多数 PDT 应使用对视网膜无光毒性的红光进行治疗;蓝光可能对视网膜造成危害。建议为患者和工作人员佩戴护目镜,以高强度光线的刺激,避免导致不适和色觉障碍。在局部 PDT 后,局部光敏性可能持续 48 小时,因此暴露部位 48 小时内建议避免强光。

(六) 操作注意事项

术后处理:术中、术后疼痛为 PDT 的常见不良反应,术后可给予局部冷喷、冰敷、风扇降温、术中间断照光,或者在术前局部注射利多卡因或外用利多卡因喷雾/乳膏缓解疼痛。必要时,术前可服用氨酚羟考酮、布洛芬等镇痛药,尽量避免因疼痛而移动照光部位或减小所需的照光剂量,术后 24 小时之内,疼痛会明显,根据情况继续口服镇痛药等;必要时可予以镇痛泵等。

据病情需要,可给予抗感染治疗 3~5 日,以及加强创面护理;对于面积较大的病灶,术后可根据情况加用泼尼松(30mg,1 次 /d)、富马酸酮替芬(1mg,2 次 /d)或其他抗过敏治疗,持续 2~3 日。术后需要全身避光,具体因光敏剂种类和患者体质而异,后期可小面积暴露、逐渐少许延长日照时间,以避免光敏反应发生;对于老年人,建议定期检查维生素 D 水平。另外,避光期间还应嘱患者尽量不吃光敏性食物,如苋菜、芹菜、无花果、柑橘、虾类、蟹类等。

根据病情需要定期复查,常规于术后 3 个月、6 个月、12 个月、24 个月复查,行皮肤镜等检查,必要时完善病理检查。

(七) 相关知识

1. 光敏剂的类型 目前临床应用的光敏剂主要有以下 3 种类型。

(1) MAL(160mg/g):可用于治疗光线性角化病、原位鳞癌(原位鳞状细胞癌/鲍恩病)、浅表和结节型基底细胞癌(sBCC、nBCC)。

(2) 纳米剂型 ALA:多用于红光 PDT 治疗轻中度光线性角化病、区域癌化、sBCC、nBCC 等。

(3) ALA 贴片:可用于红光 PDT 治疗轻度光线性角化病。此外,在北美及其他一些国家,采用 20%5-ALA,多配合蓝光 PDT 治疗光线性角化病。

2. 局部 PDT 的预处理 在过去的十年中,一些研究发现预处理或许能够通过更好地促进药物渗透和 Pp IX 代谢来提高 PDT 的疗效。目前光动力预处理分为物理预处理和药物预处理。

(1) 物理预处理:包括微针、切削、刮除、切除、激光、冷冻等。

(2) 药物预处理:包括咪喹莫特、水杨酸制剂等。

PDT 对于非黑色素瘤的治疗整体是安全有效的,术前的预处理也越来越受到重视且具有必要性。应根据病灶大小、部位和耐受情况等,选择合适的预处理方法。同时,术后的联合治疗,包括联合 5- 氟尿嘧啶、咪喹莫特等,目前也被证实比单用 PDT 更有意义。

三、局部光动力治疗规范检查表

局部光动力治疗规范核查见表 2-4-1-1。

表 2-4-1-1 局部光动力规范核查表

项目	内容	是	部分	否
操作前准备	核对患者信息:姓名、性别、年龄、主诉			
	询问患者有无麻醉药品过敏史			
	询问患者既往有无高血压,心、肺、脑疾病等病史			
	询问有无服用抗血小板药物、抗凝药物(如阿司匹林、氯吡格雷等)的情况,以及有无出凝血异常疾病史			
	查看患者血常规、凝血功能、心电图及既往检查结果			
	明确患者有无 PDT 禁忌证			
	确定患者已签署局部 PDT 知情同意书,拍照存档			
	物品(器械)准备:①光动力治疗仪;②光敏剂使用日期在保质期内,光敏剂类型选择正确;③监护设备、氧气及急救药品准备妥当;④治疗床旁放置消毒巾、纱布、弯盘以备用			
操作过程	清洁消毒皮肤			
	对目标皮损进行预处理			
	光敏剂药液配制			
	敷药,重点为皮损区域			
	封包治疗:首次治疗封包时间因疾病而定			
	照光治疗:首次短时间、低能量、逐渐递增			
	冷敷、防晒			
	向患者简要介绍治疗情况			
操作后处置	交代患者术后注意事项,如避光、保持清洁等			
	与患者预约下一次 PDT 时间			

四、常见操作错误及分析

1. 术前未使用预处理,导致药物渗透和光源穿透力度不够。因为 PDT 时光穿透能力有限,对于较厚的皮损如未进行预处理会导致病灶并未得到充分照光,进而导致疾病复发。

2. 操作时光源选择不正确或未对准病灶、光敏剂使用不正确、未行封包治疗。都是由于操作者技术欠熟练所致。

3. PDT 后没有观察局部反应。某些患者治疗后会出现术后疼痛、红斑等反应,应及时告诉患者,并嘱患者避光。

五、相关知识测试题

1. 光动力学疗法适用于

A. 白内障 　　　　　　　　B. 妊娠 　　　　　　　　C. 光敏性疾病

D. 严重心功能不全 　　　　E. 白癜风

2. 使用局部光动力疗法治疗囊肿型痤疮,初次治疗时,推荐初始照光功率为 $60mW/cm^2$,照射 20 分钟。并在治疗开始后 5 分钟时观察治疗反应。在观察的过程中,下列判断中,正确的是

A. 若患者治疗过程中感受到轻微的瘙痒刺痛,则说明功率合适,患者应继续治疗直至结束

B. 若患者治疗过程中感受到明显的瘙痒刺痛,则说明功率合适,患者应继续治疗直至结束

C. 若患者治疗过程中感受到轻微的瘙痒刺痛,则说明功率不合适,患者应停止治疗

D. 若患者治疗过程中有明显烧灼样疼痛,则说明功率不合适,患者应停止治疗

E. 若患者治疗过程中有轻微烧灼样疼痛,则说明功率合适,患者应继续治疗直至结束

3. 目前根据 2019 年欧洲的《局部光动力疗法指南》,推荐证据为 A 的适应证为

A. 痤疮 　　　　　　　　　B. 基底细胞癌 　　　　　C. 鳞状细胞癌

D. 原位鳞状细胞癌 　　　　E. 黑色素瘤

4. 以下说法中,**不正确**的是

A. PDT 引起的疼痛几乎在照射开始后马上出现

B. PDT 的禁忌证还包括卟啉病史和对所用光敏剂的活性成分过敏

C. PDT 治疗对于浸润较深的组织也有很好的疗效

D. PDT 后可能出现色素沉着,但发生率并不高

E. PDT 后的炎症反应是光毒作用的结果

5. 光动力学治疗的四要素**不包括**

A. 光敏剂 　　　　　　　　B. 光源 　　　　　　　　C. 基质

D. 分子氧(O_2) 　　　　　E. CO_2

答案:1. A　2. A　3. D　4. C　5. E

第二节　全身光动力治疗

一、概述

PDT 是一种新型的、非侵入性的治疗方法,由于具有较理想的美容效果和与其他治疗方法联合运用的可能性,使得其在皮肤科得到了广泛运用。而与局部 PDT 不同,全身 PDT 是通过全身应用光敏剂,使之通过循环在病变组织内浓集,吸收光能后产生光化学反应,从而损伤病变组织的一种治疗方法。

当前,全身应用血卟啉衍生物和卟吩姆钠后进行的 PDT 已被用于皮肤肿瘤(例如鲍恩病、鳞状细胞癌、基底细胞癌)和炎性皮肤疾病的治疗,尤其是在鲜红斑痣的治疗中得到了

广泛应用。由于目前尚无公认的通用标准治疗流程,下面以全身PDT鲜红斑痣为例进行介绍。

二、全身光动力治疗操作规范流程

(一) 适应证

1. 鲜红斑痣 应用较为广泛。其他适应证的PDT目前未得到广泛运用。

2. 皮肤肿瘤类疾病

(1)使用卟吩姆钠的全身PDT治疗鲍恩病非常有效。

(2)浸润性鳞状细胞癌疗效较差,6个月内复发率达50%。

(3)首个报道用全身PDT治疗基底细胞癌的研究显示,77位散发性或无痣样基底细胞癌综合征的病例中,初始完全缓解率达到92.2%,5年复发率为15%。

3. 非皮肤肿瘤类疾病 使用血卟啉衍生物的PDT可用于治疗银屑病,相比于UVA,红光疗效更好。

(二) 禁忌证

1. 绝对禁忌证

(1)严重心、肺、肝、肾等重要器官器质性病变。

(2)卟啉病。

(3)系统性红斑狼疮。

(4)光敏性疾病患者,如慢性光化性皮炎等。

(5)对光敏剂的任何成分过敏者。

(6)孕妇及哺乳期妇女。

2. 相对禁忌证 治疗部位合并其他皮肤疾病者。

(三) 操作前准备

1. 患者的准备

(1)为避免光敏剂过敏,术前必须进行皮肤测试。取少量光敏剂,用一定量的生理盐水稀释后在前臂内侧做皮试,20分钟后观察有无不良反应。

(2)检查患者是否有肝功能异常,因光敏剂大部分是通过肝脏代谢,如果有严重肝病或肝功能不全时,会导致光敏剂代谢障碍。

(3)检查患者是否存在心功能明显异常,完善心电图。必要时完善心脏彩色超声和功能检查,排除心肌缺血、传导阻滞等,因为治疗过程中明显的疼痛可能导致患者心搏骤停。

(4)了解全身PDT可能存在的风险、不良反应与并发症,签署全身PDT知情同意书。

(5)准备好全身遮光防护用品,如遮阳伞、宽檐帽、墨镜、口罩、手套、长衣长裤、不穿凉鞋。

2. 物品(器械)的准备

(1)准备好光敏剂、光动力治疗仪,并检查是否能够正常工作。确认在10cm距离下,照光功率密度实测值与设定值相差10%以内,升降杆必须保证能灵活上下调整,指引光必须能正常发出,风扇能够正常运行。

(2)根据患者的年龄、病变和设备状况设置光动力治疗参数,光敏剂量一般为4~5mg/kg,光剂量通常为90~100mW/cm²,记录每次治疗时的参数以作为下一次治疗的参考。

(3)配置药物:生理盐水沿瓶壁缓慢注射,避免剧烈摇晃。抽取药液时,可适当多抽取

0.5~1.0ml,作为排气泡以及管壁药液残留的损耗;排气泡可在抽取生理盐水至50ml后进行,以免排气泡时药物损耗过多;配置完成后,需要用红黑布遮盖,以免光敏剂在光照前被活化。

3. 操作者的准备

(1)核对患者信息:姓名、性别、年龄、主诉。

(2)治疗前详细询问病史,排除心、肺、肝、肾等重要器官器质性病变严重的患者,为瘢痕体质的患者提供特殊的护理,并注意有无禁忌证。

(3)测量患者的体重,根据体重计算光敏剂剂量,如使用血卟啉单甲醚(HMME)则为4~5mg/kg。

(4)避免使患者非治疗区域的正常皮肤在治疗期间受到损伤,可用黑色胶带、黑布等覆盖治疗部位以外的正常皮肤。

(5)按照规范选取治疗部位,肢体远端(手指、足趾)、胫骨前侧、耳廓是不适宜治疗的部位,单次治疗面积不宜过大,治疗面尽量选在同一平面。

(四) 操作步骤

1. 成人(适用于麻醉和非麻醉状态)

(1)根据治疗部位和皮损类型选择光剂量和照光时间

1)头颈面部粉红/红型:85mW/cm^2,22分钟。

2)头颈面部紫红型:90mW/cm^2,22分钟。

3)头颈面部增厚型:95mW/cm^2,22分钟。

4)四肢躯干粉红/红型:90mW/cm^2,22分钟。

5)四肢躯干紫红型:95mW/cm^2,22分钟。

(2)按照5mg/kg配置药液,用生理盐水稀释至50ml,设定输注时间为20分钟,并启动静脉泵(设定速度为150ml/h)。

(3)药物输注第10分钟时,确认药物输注正常后启动光照。

(4)光照10分钟观察疼痛反应,并确认药物输注已结束。

(5)如疼痛明显,继续光照至结束;若无明显疼痛,暂停光照,上调光照参数,按每次10mW/cm^{2}进行调整。

(6)照光结束后冷敷或冷喷30分钟。告知患者术后避强光14日。

2. 儿童(<14岁)

(1)全身麻醉状态下

1)光剂量的选择:头颈面部,80mW/cm^2,20分钟;四肢躯干,85mW/cm^2,20分钟。

2)对于体重≤20kg的患儿,按照5mg/kg配置药液,用生理盐水稀释至20ml,设定输注时间为20分钟,并启动静脉泵(设定速度为60ml/h)。对于体重>20kg的患儿,按照5mg/kg配置药液,用生理盐水稀释至50ml,设定输注时间为20分钟,并启动静脉泵(设定速度为150ml/h)。

3)开始药物输注第10分钟时,确认药物输注正常后,启动光照。

4)光照15分钟时暂停并观察反应。

5)如治疗区域提前出现治疗终点(如颜色变暗、灰白等),则提前结束光照。若已到20分钟结束时,即使无明显治疗终点反应,亦不可延长光照时间。

6)照光结束后冷敷或冷喷 30 分钟,告知患者术后避强光 14 日。

(2)非麻醉状态下

1)5 分钟给药仅限于给药量 ≤200mg 的患儿,头颈面部 80mW/cm²,18 分钟;四肢躯干 85mW/cm²,18 分钟。

2)按照 5mg/kg 配置药液,用生理盐水稀释至 20ml,设定输注时间为 5 分钟,并启动静脉泵(设定速度为 240ml/h)。

3)药物输注第 3 分钟时启动光照。

4)光照 15 分钟时暂停并观察反应。

5)如治疗区域提前出现治疗终点(如颜色变暗、灰白等),则提前结束光照。如已至光照 18 分钟结束,即使无明显治疗终点反应,亦不可延长光照时间。

6)对于给药量>200mg 的患儿,输注时间为 20 分钟,同全身麻醉下儿童的治疗方案。

7)照光结束后冷敷或冷喷 30 分钟。告知患者术后避强光 14 日。

(五) 并发症及处理

1. 烧灼感和疼痛 未经麻醉的患者易出现不同程度的烧灼感和疼痛。

处理措施:口服依托考昔联合加巴喷丁或盐酸曲马多,可适当推迟疼痛峰值出现的时间点。光照前期可使用设备自带的风扇(自然风),能够明显降低局部皮温,预防水疱等发生,光照最后数分钟可使用冷风机等缓解疼痛。对于出现强烈不适的患者,可尝试每隔数分钟暂停光照,但暂停时间控制在 30 秒以内。

2. 肿胀 治疗后,病灶局部可出现不同程度的肿胀,一般于术后 3 日开始缓解,5~7 日后消退。

处理措施:治疗后常规冷喷 30 分钟,回家每日自行冷敷,3 次/d,20~30min/次。但要注意,患者回家自行冷敷,不可将冰袋直接敷于治疗部位,以免造成二次损伤。大面积皮损或肿胀严重者,可常规口服泼尼松,20~30mg/d,连续服用 3 日。

3. 水疱 治疗过程中,注意局部皮温的控制(<39℃),一般不会出现水疱。

处理措施:对于小水疱,不用特殊处理,待其自行吸收便可,注意避免局部感染。对于大水疱,在院内将水疱内液体抽掉,并局部使用抗生素,预防感染。

4. 异常颜色变化 病灶局部可出现深紫色斑块和/或黑色斑点。

处理措施:无须特殊处理,加强与患者及其家属的沟通。

5. 结痂 病灶局部可结痂,但到目前为止,尚未观察到结痂与临床疗效之间的相关性。不过仍需尽量避免厚痂的发生,一旦发生需要注意局部预防感染,特别是痂下感染,必要时来院处理。

处理措施:对于薄痂,只需注意护理,待其自然脱落即可。应避免厚痂出现,一旦出现厚痂,注意防治痂下感染,并嘱咐、教育患者进行痂皮护理。

6. 色素沉着 治疗后可出现过度色素沉着,但无须特别处理,在一段时间后可自行消退。

(六) 操作注意事项

1. 在学习光动力操作前,需学习有关 PDT 的相关理论,包括使用全身 PDT 的适应证、禁忌证,以及可能出现的不良反应等。

2. 注意照光区域与治疗区域平行,保持照光区域清洁,根据需要去除皮肤表面毛发。

注意:特殊部位的照光时间可缩短至 10~20 分钟,如鼻唇沟、口角、眦、耳廓和下颌处,可以将较大面积的区域分割为多个小区域,并进行多次照光治疗。

3. 光照时间点　给药时间持续 20 分钟,开始给药第 10 分钟时启动光照,启动光照前,须观察注射针筒,确保药物已输注一半。

4. 实时功率监测　检测功率密度时,必须等待功率计上的读数接近设定值,再按压相应的按钮,一旦操作失误需尽快修正。

5. 检测频率　整个治疗过程中,除光照初始阶段必须检测功率密度外,还需要间断性地进行功率密度测定,不需要过于频繁,但不可不测。

6. 注射光敏剂后,照光部位可能会发痒,并逐渐发展为灼热感和刺痛,通常成人可以耐受这种不适,并不需要麻醉;但对于耐受性低的儿童,可以在全身麻醉下接受 PDT。

7. 光照过程中,需间断性地进行局部皮温监测,局部皮温应控制在 <39℃。

8. 照光后,患者可能会自觉局部皮肤疼痛和水肿,可通过冷喷或冷湿敷 3~5 日来缓解,可用无菌棉球在治疗部位吸干少量渗出液。

9. 嘱咐患者在治疗后的 2 周内,尽可能避免接受光照,以减少出现红斑、瘙痒和过敏等不良反应的可能。

10. 对于患儿,需要特别注意以下几点　①鉴别鲜红斑痣、血管瘤和毛细血管扩张;②务必向家属强调避免强光照射,特别是对于眼的防护;③结痂、瘙痒等出现时,均不可让患儿搔抓,以免影响局部恢复,较小儿童可以佩戴防抓手套;④单次治疗面积不宜过大,以免对肾脏造成过大的负担;⑤首次治疗建议照光功率从 80mW/cm² 起步,尽量确保安全;⑥建议使用留置针,以免挣扎滑脱。

（七）相关知识

目前与全身 PDT 联合使用治疗鲜红斑痣的治疗方法主要有以下 2 类。

1. PDT+脉冲染料激光（PDL）　与单独的 PDT 或 PDL 相比,这种 PDT+PDL 联合的方法在动物模型中显示出了长时间增强血流量的效果,PDT+PDL 可能成为治疗难治性鲜红斑痣的潜在疗法。临床研究中该方法也显示出了较好的效果,但目前研究样本量较小。用于单次或多次 PDT 后的 PDL 主要发挥清除 PDT 后残余皮损的作用。

2. PDT+局部血管生成抑制剂　有时成功通过 PDL 治疗后,葡萄酒色斑的颜色反而加深,目前提出该现象可能是由新血管生成导致的,可能由激光治疗激活伤口愈合反应而引起,PDT+局部血管生成抑制剂可能能够解决这一问题。

三、全身光动力治疗规范检查表

全身光动力治疗规范核查见表 2-4-2-1。

表 2-4-2-1　全身光动力规范操作核查表

项目	内容	是	部分	否
操作前准备	核对患者信息:姓名、性别、年龄、主诉			
	回顾患者的病史、用药清单和过敏情况,确保无 PDT 的禁忌证			
	确认患者清楚治疗后 14 日要避强光,同时向患者解释治疗后皮肤可能会持续数日呈现"日晒伤样"外观			
	确认患者或其法定代表人签署知情同意书			

续表

项目	内容	是	部分	否
操作过程	术前取适量光敏剂用生理盐水稀释进行皮试			
	通过静脉通道全身施用光敏剂,用法用量参考相应药品的说明书			
	根据情况对治疗部位周围的正常皮肤进行保护			
	在治疗区上方放置照射灯,距离皮肤 10cm			
	照射期间,遮盖其他非治疗部位,同时患者和医师必须戴合适的护目镜,告诫患者不应该直视光源,最好闭上眼			
	根据情况选择合适的照光波长和光剂量			
	治疗过程中密切关注患者的疼痛状况,并采取适当措施缓解疼痛(分散注意力、冷却、麻醉、降低光剂量等)			
操作后处置	治疗结束后冷喷或冷敷 30 分钟			
	向患者简要介绍治疗状况			
	交代术后注意事项,如肿胀的处理、防晒等			

四、常见操作错误及分析

1. 术中出现严重的变态反应　术前未进行皮试,未能提前发现患者对光敏剂存在变态反应。

2. 术中患者疼痛难忍　PDT 最常见的不良反应是疼痛,术中应注意对患者的人文关怀,通过服用药物、风扇吹治疗部位、暂停操作等方法来缓解患者的不适。

五、相关知识测试题

1. 光动力疗法主要利用的激光效应为

A. 强电场效应　　　　　　B. 热效应　　　　　　C. 弱刺激效应

D. 光化学效应　　　　　　E. 压强电离效应

2. 对于鲜红斑痣,首选的治疗方法是

A. 手术切除　　　　　　　B. 激光治疗　　　　　C. 冷冻治疗

D. 激素治疗　　　　　　　E. 射频治疗

3. 全身光动力治疗中,应用光敏剂的方法是

A. 口服给药　　　　　　　B. 外用　　　　　　　C. 静脉注射

D. 熏蒸　　　　　　　　　E. 皮下注射

4. 常用于全身光动力治疗鲜红斑痣的光敏剂是

A. 5- 氨基酮戊二酸　　　　B. 亚甲蓝　　　　　　C. 血卟啉单甲醚

D. 血卟啉衍生物　　　　　E. 二血卟啉酯

5. 全身光动力治疗中,光敏剂到达病变组织的途径是

A. 直接进入血液循环　　　　　B. 直接进入淋巴循环

C. 通过消化道进入血液循环　　D. 通过呼吸道进入血液循环

E. 直接进入病灶周围组织

答案:1. D　2. B　3. C　4. C　5. A

第五章

光化学疗法

第一节　紫外线疗法

一、概述

紫外线（ultraviolet）是波长范围在 320~400nm 的非可见光，根据生物学特性的不同，可分为长波紫外线（ultraviolet A，UVA，波长 320~400nm）、中波紫外线（ultraviolet B，UVB，波长 290~320nm）、短波紫外线（ultraviolet C，UVC，波长 180~290nm）。紫外线治疗是指应用可控的人造紫外线光源治疗疾病，是目前皮肤科的常用治疗手段之一。

目前紫外线治疗应用最为广泛的主要是窄谱 UVB（narrow bound ultraviolet B，NB-UVB）及补骨脂素类药物与长波紫外线结合治疗（psoralen and ultraviolet A，PUVA）。NB-UVB 是指波长在 311~313nm 的 UVB，1981 年有学者研究发现其用于治疗银屑病等疾病的疗效优于宽谱 UVB，且可与 PUVA 相当。NB-UVB 具有抗炎或免疫调节作用，目前该疗法已成为治疗银屑病和特应性皮炎等疾病的主要方法之一。

PUVA 是目前应用最广泛的光化学疗法（简称"光疗"）。补骨脂素是一类光敏物质，口服或外用补骨脂素类药物后，当皮肤接受 UVA 照射时即可形成补骨脂 -DNA 光加合物，后者可以延缓 DNA 复制并抑制核分裂，进而减缓表皮更新时间。PUVA 还可诱导活性氧的产生，导致细胞和线粒体膜脂质过氧化损伤，促使细胞死亡。此外，PUVA 还可增加表皮黑色素细胞数量，提高黑色素细胞活性。

二、紫外线治疗操作规范流程

（一）适应证

银屑病、特应性皮炎、白癜风、蕈样肉芽肿、掌跖脓疱病、掌跖部位单纯性苔藓、湿疹、带状疱疹、冻疮、玫瑰糠疹、慢性溃疡、扁平苔藓、副银屑病、毛发红糠疹、毛囊炎、结节性痒疹、荨麻疹、环状肉芽肿、多形性日光疹、斑秃、早秃、硬皮病、硬化性苔藓等。

NB-UVB 相较于 PUVA，其治疗过程中不需要使用光敏剂，可避免光敏剂引起的变态反应及光毒反应，治疗后不需要进行眼部的特殊防护；且对孕妇、儿童较安全。

（二）禁忌证

1. 绝对禁忌证　红斑狼疮、恶性黑色素瘤、着色性干皮病、皮肌炎、布卢姆综合征

(Bloom syndrome)、痣样基底细胞癌综合征(又称 Gorlin 综合征)、科凯恩综合征(Cockayne syndrome)等。

2. 相对禁忌证

(1)光线性角化病、皮肤基底细胞癌、鳞状细胞癌等非黑色素细胞癌前病变及肿瘤史,黑色素瘤家族史;卟啉病、放疗、免疫抑制状态、白内障、近期接触光敏物质、近期有砷剂摄入者等。

(2)NB-UVB 治疗银屑病适用于中重度斑块状银屑病、关节病型银屑病,而红皮病型和脓疱型银屑病患者慎选。

(3)10 岁及以下儿童、年老体弱者、孕妇、严重器质性疾病、肝功能异常者、其他光敏性疾病患者等,不主张使用 PUVA 治疗。

(三) 操作前准备

1. 患者的准备

(1)充分了解紫外线光疗的目的,遵循治疗疗程,按时到院治疗,了解不按医嘱治疗可能带来的后果,熟知治疗期间注意事项。

(2)签署紫外线光疗知情同意书。

(3)治疗前应清洁患处皮肤,有鳞屑者应小心去除鳞屑。

(4)填写好光疗登记表上的个人信息。

(5)选择舒适的体位且使照光皮损区域充分暴露;而非照光部位,特别是眼部、会阴部位,应给予小心防护。

2. 物品(仪器)的准备

(1)室内温度、湿度合适,通风良好。

(2)仪器功能检测正常,PUVA 治疗前需准备好补骨脂素类药物。

(3)一次性铺巾、医用棉签、纱布、防护眼镜、非照射部位遮挡巾准备。

(4)氧气及急救药品准备妥当。

3. 操作者的准备

(1)洗手,口罩、帽子、手套穿戴整齐。

(2)核对患者姓名、性别、年龄、食物、药物过敏史、治疗部位等基本信息,检查知情同意书。

(3)明确患者有无紫外线光疗禁忌证。

(4)告知患者将行治疗及注意事项,注意交流,消除患者紧张情绪。

(四) 操作步骤

1. 再次进行操作前准备

(1)评估室内环境。

(2)再次核对患者身份信息。

(3)对于进行 PUVA 治疗者,需检查补骨脂素类药物剂量、浓度、保质期等基本信息。

(4)根据患者的疾病诊断选择合适的给药方法。

1)口服:对于全身 PUVA 治疗的患者,采用此法,光照前 2 小时按 0.5~0.6mg/kg 服用 8-甲氧基补骨脂素(8-methoxypsoralen,8-MOP)。

2)外涂:光照前 1 小时局部外涂 0.1%~0.2% 8-MOP 乙醇溶液,适用于局部 PUVA 治疗者。需注意涂药范围,以免形成超出皮损范围的色素沉着。

3）浸泡：0.5~1.0mg/L 的 8-MOP 溶液浸泡 20 分钟后行光疗,适用于全身 PUVA 法疗法或手足部位治疗,该法可避免药物所致的胃肠道不良反应。

嘱咐患者根据给药途径等待相应的时间,其间宜在通风、避光房间休息,不宜随意走动。

（5）检查仪器,接通电源,打开开关,设置参数,仪器预热。

（6）协助患者摆好舒适体位,暴露治疗部位,穿戴好防护眼镜,遮挡非照射部位。

（7）局部照射光源垂直距离患者治疗部位为 25~50cm。

2. 照光操作

（1）询问患者有无瘙痒、烧灼感等不适,对于照射面积较大者,需询问患者有无头痛、恶心、呕吐等不适。

（2）治疗结束,关机。

（3）加强室内通风换气,检查患者照光区局部皮肤情况,注意照射部位有无红斑、水疱。

3. 操作后处理

（1）详细填写光疗登记表,包括治疗日期、单次照射剂量、累积照射剂量、皮肤治疗反应等。

（2）再次嘱咐患者治疗后注意事项,预约下次治疗时间。

（五）并发症及处理

1. 照光区皮肤出现红斑、瘙痒、灼热感、灼痛感,轻者无须特殊处理,常于 6~10 小时自行缓解。部分患者可适当延长光疗间隔时间、调整每次照射剂量、照射距离。若照光区域出现水疱、明显灼热、灼痛感等症状,应暂停光疗,并予对症处理。针对照光后皮肤干燥、脱屑等症状,可外涂润肤止痒剂。

2. 补骨脂素类药物对胃黏膜有刺激作用,可在饭后 30 分钟时服用,以防止或减轻刺激症状,同时要注意饮食以清淡、易消化为主。停药后胃肠道症状可消退。

（六）操作注意事项

1. 在进行 NB-UVB 及 PUVA 治疗前,应掌握光疗仪、光敏剂的相关理论,包括光疗的适应证、禁忌证、最小红斑量（MED）和最小光毒量（MPD）的测定步骤及结果读取方法、光敏剂的选择、给药方式的选择、照射剂量的调整、治疗的副反应及处理等。

2. 定期维护治疗设备,检测设备辐照强度,以确保可靠的治疗剂量。

3. 告知患者治疗期间避免日晒,同时,忌用磺胺类、四环素衍生物、吩噻嗪等光敏药物;PUVA 治疗者应戴墨镜外出,治疗期间定期检查血常规、肝功能;每年进行 1 次眼科检查。

4. 告知患者短期可能出现色素沉着、皮肤瘙痒、红斑、呕吐、恶心、头晕等副反应,注意治疗后的皮肤护理。

（七）相关知识

1. MED 测量　MED 指对紫外线反应产生可见红斑的最小剂量。可在腹部或臀部等非光暴露部位,使用与治疗相同的光源和波长进行照射,24 小时后观察结果。

2. MPD 测量　按 0.5mg/kg 口服 8-MOP,2 小时后于背部或腹部用与治疗相同的光源,测定生物剂量,18 小时后观察结果。以刚出现红斑所需的照射剂量定义为一个 MPD。

3. NB-UVB 具体治疗方法　初始照射剂量为 0.5~0.7MED,或根据患者皮肤类型及治疗经验决定初始剂量,每周 3 次,每次间隔 24 小时以上。治疗后 24 小时如无明显红斑,可递增前次照射剂量的 10%~20%;若出现轻度红斑,维持原剂量照射;若出现中、重度红斑,需待红斑消退才可继续治疗,照射剂量需减少前次剂量的 10%~20%;若出现疼痛性红斑或水疱,应暂停治疗并予对症处理。

如 2 次治疗间隔 4~7 日,可维持原剂量继续治疗;中断 >1 周且 ≤2 周,降低原剂量的 25%;中断 >2 周且 ≤3 周,降低原剂量的 50% 或重新从小剂量开始;中断 >3 周,重新从小剂量开始。

皮损基本消退(消退比例 >80%)后可维持治疗以巩固疗效,维持治疗方案:第 1 个月每周 2 次,第 2 个月每周 1 次,第 3 个月及以后每 2 周 1 次。维持剂量视患者接受照射后的反应和耐受情况,在维持治疗前最后一次治疗剂量的基础上减少 15%~25%,总治疗时间需要 4 个月或更长。

4. PUVA 具体治疗方法　首次照射剂量为 80%MDP,根据照射皮肤反应情况,每次增加此前照射剂量的 20%,每周治疗 5 次或隔日 1 次,最大剂量不应超过 $5J/cm^2$。治疗过程中,如出现轻度红斑,应维持前次照射剂量;若红斑较明显,则减量或停止治疗,予适当处理。如 2 次治疗间隔达 1 周,应维持前次治疗剂量;间隔达 2 周,应减去原剂量的 50%;间隔达 3 周,则应重新开始治疗。

5. PUVA 治疗银屑病　PUVA 可有效治疗慢性斑块状银屑病,特别适合掌跖等皮损较厚的部位,相比 NB-UVB 具有治疗次数少、缓解时间长的优势。

(1)外用 PUVA:适用于局限性、顽固性、肥厚性银屑病的治疗,局部皮损涂抹补骨脂素类药物,30 分钟后遮挡非皮损区域皮肤,使用局部 UVA 照射皮损区域。初始照射剂量为 $250\sim500mJ/cm^2$,每次递增 $250\sim500mJ/cm^2$,至皮损处出现轻度红斑。

(2)系统 PUVA:推荐用于外用药物和 NB-UVB 治疗抵抗的泛发性、中重度斑块状银屑病,治疗前 2 小时按 0.5mg/kg 口服甲氧沙林片,然后照射 UVA。初始剂量依据 Fitzpatrick-Pathak 皮肤分型,Ⅰ型皮肤的 UVA 照射初始剂量为 $500mJ/cm^2$,Ⅱ、Ⅲ、Ⅳ、Ⅴ、Ⅵ型皮肤依次递增 $500mJ/cm^2$。此后,Ⅰ、Ⅱ型皮肤每次递增 $500mJ/cm^2$,最大剂量为 $8\ 000mJ/cm^2$;Ⅲ、Ⅳ型皮肤每次递增 $1\ 000mJ/cm^2$,最大剂量为 $10\ 000mJ/cm^2$;Ⅴ、Ⅵ型皮肤每次递增 $1\ 500mJ/cm^2$,最大剂量为 $20\ 000mJ/cm^2$。治疗频率为每周 2~3 次,2 次治疗至少间隔 48 小时,治疗期间监测肝功能。

6. PUVA 的联合治疗　为了增强治疗效果、减少药物的毒副作用和 PUVA 的累积剂量,临床治疗中常将 PUVA 与甲氨蝶呤、维 A 酸、他扎罗汀等多种药物及其他治疗方法联合应用,但需警惕免疫抑制和致癌等可能性。

7. PUVA 常用的光敏剂　8- 甲氧基补骨脂素(8-MOP)、5- 甲氧基补骨脂素(5-MOP),以及 4,5,8- 三甲基补骨脂素(4,5,8-trimethylpsoralen,TMP),其中 5-MOP 引起的光毒性反应相对较轻,我国目前以使用 8-MOP 为主。

三、紫外线治疗规范检查表

紫外线治疗规范核查见表 2-5-1-1(NB-UVB)、表 2-5-1-2(PUVA)。

四、常见操作错误及分析

1. 给药方法不恰当,对于补骨脂素类药物对应不同给药途径的剂量、浓度不熟悉;外涂药物时不注意用量,导致药物浸润非照射部位;给药后至光疗仪开始照射的间隔时间把握不恰当。

2. 对治疗部位界定不清楚,不注意非治疗部位的遮挡。

3. 照射中不注意患者皮肤反应。

表 2-5-1-1　NB-UVB 治疗规范核查表

项目	内容	是	部分	否
操作前准备	核对患者信息:姓名、性别、年龄、主诉			
	明确患者有无 NB-UVB 治疗禁忌证			
	确定患者或其法定代理人已签署 NB-UVB 治疗知情同意书			
	检测光疗仪运行是否正常			
	一次性铺巾、棉签、纱布、护目镜准备			
	氧气及急救药品准备妥当			
	告知患者将行治疗及注意事项			
操作过程	洗手,防护服、口罩、帽子、手套穿戴整齐			
	评估室内环境温度、湿度			
	协助患者摆好舒适体位,暴露治疗部位,穿戴好防护眼镜,遮挡非照射部位			
	局部照射光源垂直距离患者治疗部位为 25~50cm			
	询问患者有无瘙痒、烧灼感等不适,对于照射面积较大者,需询问患者有无头痛、恶心、呕吐等不适			
	治疗结束,关机			
	治疗期间注意与患者沟通,消除患者紧张情绪			
	加强室内通风换气,检查患者照光区局部皮肤情况,注意照射部位有无红斑、水疱			
操作后处置	详细填写光疗登记表,包括治疗日期、单次照射剂量、累及照射剂量、皮肤治疗反应等			
	再次嘱咐患者治疗后注意事项,预约下次治疗时间			

表 2-5-1-2　PUVA 治疗规范核查表

项目	内容	是	部分	否
操作前准备	核对患者信息:姓名、性别、年龄、主诉			
	询问食物、药物过敏史			
	明确患者有无 PUVA 治疗禁忌证			
	确定患者或其法定代理人已签署 PUVA 治疗知情同意书			
	检测光疗仪运行是否正常,核对补骨脂素类药物信息			
	一次性铺巾、棉签、纱布、护目镜准备			
	氧气及急救药品准备妥当			
	告知患者将行治疗及注意事项			

项目	内容	是	部分	否
操作过程	洗手,防护服、口罩、帽子、手套穿戴整齐			
	评估室内环境温度、湿度			
	根据患者诊断疾病选择合适的给药方法			
	外用补骨脂素类药物时需注意用量,避免药物流向非治疗部位			
	熟知不同给药方法给药后至光疗间隔时间			
	协助患者摆好舒适体位,暴露治疗部位,穿戴好防护眼镜,遮挡非照射部位			
	局部照射光源垂直距离患者治疗部位为 25~50cm			
	询问患者有无瘙痒、烧灼感等不适,对于照射面积较大者需询问患者有无头痛、恶心、呕吐等不适			
	治疗结束,关机			
	治疗期间注意与患者沟通,消除患者紧张情绪			
	加强室内通风换气,检查患者照光区局部皮肤情况,注意照射部位有无红斑、水疱			
操作后处置	详细填写光疗登记表,包括治疗日期、单次照射剂量、累及照射剂量、皮肤治疗反应等			
	再次嘱咐患者治疗后注意事项,预约下次治疗时间			

五、相关知识测试题

1. 光化学疗法的适应证有(多选题)

A. 银屑病　　　　　　　B. 玫瑰糠疹　　　　　C. 白癜风

D. 特应性皮炎　　　　　E. 慢性溃疡

2. 光化学疗法的禁忌证为(多选题)

A. 卟啉病　　　　　　　　　　B. 着色性干皮病

C. 恶性黑色素瘤　　　　　　　D. 高血压

E. 骨质疏松

3. 关于 PUVA 疗法,下列观点正确的是(多选题)

A. 内服或外用光敏剂后照射 UVA 的方法

B. 光照计量应由 0.3~0.5MPD 开始,后逐渐增加

C. 皮损大部分消退后仍需维持原剂量继续治疗

D. 长期应用有致皮肤癌风险

E. 需根据皮肤对照射的反应调整照射剂量

4. 关于 NB-UVB 治疗,下列说法正确的是(多选题)

A. 初始照射剂量为 0.5~0.7MED

B. 2 次治疗间隔时间需 24 小时以上

C. 治疗后 24 小时如无明显红斑,第二次治疗可递增前次照射剂量 10%~20%

D. 治疗后 24 小时如出现红斑,应暂停治疗并做对症处理

E. 治疗后 24 小时如出现水疱,应暂停治疗并做对症处理

5. 关于 NB-UVB,下列说法中**错误**的是

A. 指波长在 311~313nm 的 UVB

B. 孕妇及儿童适用性较好

C. 总疗程可达 4 个月及以上

D. 如 2 次治疗间隔 7 日,需重新从小剂量开始

E. 皮损基本消退后可改为维持治疗方案

答案:1. ABCDE　2. ABC　3. ABDE　4. ABCE　5. D

第二节　LED 光波治疗法

一、概述

发光二极管(light emitting diode,LED)是一种新型光源,进入医疗领域的时间较短,但近年来的发展迅速。LED 光在定向性、峰值波长稳定性和光色纯度等方面表现出色,且可选择的波长范围较广(紫外到红外),在皮肤疾病中的应用近年来逐渐增多。由于能量消耗低、安全性较好,LED 光波治疗与弱激光治疗被统称为弱光治疗(low level light therapy,LLLT);又因为常用波段为红光和蓝光,临床上也将 LED 光波治疗称为"红蓝光"。

除了配合光敏剂进行光动力治疗(PDT),单纯的 LED 光照射也可用于多种皮肤疾病。由于不同波段光的皮肤穿透能力不同,作用机制也各异,LED 光照射皮肤时可以发挥一系列光生物调节作用(photobiomodulation,PMB),包括活化细胞、消除炎症、杀菌等,因此可适用于皮肤美容和不同皮肤疾病的治疗。临床证实 LED 在痤疮的治疗中表现较好,在嫩肤、改善皮肤色素沉着和炎症,以及促进创面愈合等方面也具有一定作用。

目前,LED 光波治疗多用于辅助治疗,尚不能替代和脱离其他治疗方式。但随着技术的更新迭代和临床研究证据支持,LED 光波已经逐步取代部分低能量激光,可能成为皮肤疾病治疗的一个重要手段。

二、LED 光波治疗操作规范流程

(一) 适应证

1. 寻常痤疮、毛囊炎。

2. 光线性角化病、皮肤光老化、松弛、皱纹。

3. 皮肤损伤修复、创面愈合,文身,瘢痕。

4. 皮肤炎症等原因导致的皮肤发红。

5. 毛孔粗大、皮肤粗糙、无光泽、循环欠佳等肤质问题。

(二) 禁忌证

1. 绝对禁忌证

(1)对 LED 光源过敏,正在使用光敏性药物。

（2）近期接受过或将接受阳光暴晒。

（3）半年内系统使用异维 A 酸。

（4）皮肤有严重过敏或感染灶。

（5）红斑狼疮。

（6）黑色素瘤及其他皮肤肿瘤。

2. 相对禁忌证

（1）近期有过中、大型手术者。

（2）传染性疾病者。

（3）妊娠期女性。

（4）有严重心血管疾病等基础病患者。

（5）瘢痕体质。

（6）美容成瘾，有过高美容期望者。

（三）操作前准备

1. 患者的准备

（1）向患者解释基本治疗流程，提醒患者在治疗中若遇到不适应及时反馈。

（2）告知 LED 光波治疗相关事项并签署治疗知情同意书。

（3）治疗前一日停用化妆品，治疗前做好皮肤清洁，充分显露治疗区域皮肤。

（4）佩戴专用眼罩或眼镜，避免光线刺激。

2. 物品（仪器）的准备

（1）检查和消毒仪器，确认仪器正常运转。

（2）调整设备高度，保持 LED 光源距离患者皮肤 5~8cm。

（3）调整灯板形态，使光源垂直照射并覆盖治疗区域。

（4）根据不同治疗需求设置并校对治疗参数。

3. 操作者的准备

（1）核对患者信息：姓名、性别、年龄、主诉。

（2）询问过敏史及光敏剂使用（如进行 PDT）史。

（3）询问有无高血压、心脏病、糖尿病等基础疾病史及其治疗史，确认无 LED 光波治疗禁忌证。

（4）协助患者摆好体位，检查治疗区皮肤。

（四）操作步骤

1. 协助患者摆好体位。

2. LED 光波治疗仪参数设置

（1）治疗波段：根据治疗目的可选择红 / 黄 / 蓝，或者混合光（针对不同皮肤疾病，常用 LED 光的波段选择可参考表 2-5-2-1）。

（2）工作模式：设定照射总剂量 / 总时间、功率密度（mW/cm^2）、能量密度（mJ/cm^2）。

（3）照射模式：设定持续或脉冲照射。

3. 照光治疗

（1）充分显露照光部位皮肤，调整 LED 灯板使其距皮肤 5~8cm。

（2）调整灯板方向使光斑均匀直射皮肤。

表 2-5-2-1 常用 LED 光及其光生物调节作用

颜色	波长 /nm	穿透能力	作用机制	适用疾病
红光	633 ± 10	2~4mm，真皮层及皮肤附件	促进细胞代谢，提升细胞活性，调节 MMP，减少 5-HT 释放	痤疮、光线性角化病、嫩肤、创面愈合、瘢痕、光动力治疗
黄光	590 ± 10	真皮层	调节 MMP、促进胶原合成	嫩肤、创面愈合、表浅炎症
蓝光	417 ± 10	2mm 内，表皮至真皮乳头层	被卟啉吸收，释放单态氧	痤疮、炎症、细菌感染

注：MMP. 基质金属蛋白酶；5-HT. 5- 羟色胺；LED. 发光二极管。

（3）治疗中可适当使用喷雾进行补水。

（4）观察患者皮肤情况，询问患者感觉。

4. 建立治疗档案和疗效观察

（1）建立档案记录治疗情况：记录治疗频率和周期，以及当前次数、LED 参数、不良反应等。

（2）治疗前后留存照片，作为疗效比对依据。

（五）不良反应及处理

LED 属于冷光源，照射过程中产热较少，因此不会导致皮肤灼伤。目前临床报道的 LED 光波治疗相关的并发症较少见，可能相关的不良反应有乏力、低热、皮疹、皮肤干燥等。此外 LED 光对眼有明显刺激。

1. 乏力、低热等　偶有报道 LED 光波治疗可导致患者乏力、低热，但目前并无明确依据证明两者的相关性，一般予观察可自行好转。

2. 皮疹、皮肤瘙痒、干燥等　可能由于 LED 光照射过量或时间过长，可给予适当补水，一般短时间内能自行缓解。如症状未能好转或持续加重，应当考虑患者 LED 光过敏，或者近期有光敏剂或光敏性化妆品使用史，需立即停止照射并对症治疗。

3. 眼部刺激　LED 光束集中、强度大，对眼刺激明显。长时间无防护直视可对视力、辨色造成一定影响，离开光源后多可恢复。在照射面部和附近区域时，需佩戴眼罩，操作者也应避免直视光源。

4. 治疗后色素沉着　目前尚无依据证明 LED 光可以导致皮肤色素沉着，少数患者治疗后局部皮肤颜色加深，可能和血运变化、阳光照射、外用药物及化妆品使用不当等因素有关。需注意在治疗后减少阳光暴露，尽可能不涂擦药物或化妆品。

（六）操作注意事项

1. 在操作 LED 光波治疗仪前，需熟悉 LED 治疗原理，了解各波段照射时的生物学效应，做到能根据疾病类型和皮肤条件选择治疗波段，并设定合适的照射剂量或时间。

2. 需熟悉 LED 光波治疗仪的操作方法，不同厂家的设备在操作上有一定差别。此外，不同仪器的可选波段、照射模式、覆盖面积等有差异，需根据实际情况调整。

3. 目前认为 LED 光波治疗安全可靠，但治疗前仍需询问患者药物使用史等，了解潜在的风险因素。

4. 治疗前需指导患者做好皮肤清洁工作。治疗前一日须停止使用外用药物和化妆品，治疗当日使用清水清洁皮肤。皮肤表面的药物或化妆品具有一定的光吸收和散射作用，可影响 LED 光穿透，进而导致不能发挥理想的光生物调节作用。

5. 治疗后处理,应在术后观察 10 分钟确认是否有皮肤灼痛、红斑和皮疹等不良反应,以及低热、乏力等不适。嘱咐患者术后 1 周内尽量减少阳光暴露,避免或减少使用不必要的外用药物或化妆品,可配合使用保湿、修复等效果的产品。

(七) 相关知识

LED 的发射光谱可覆盖紫外到红外,但目前临床上使用的主要是可见光,其中常用于皮肤疾病治疗的波段包括红光(633nm ± 10nm)、蓝光(417nm ± 10nm) 和黄光(590nm ± 10nm)。不同波长的 LED 光穿透能力有差异,光生物调节作用也各不相同。

1. 红光 可深达皮下组织,因此常用于 PDT。红光在其他方面的应用也很广泛,有研究发现,红光可通过刺激成纤维细胞增殖、诱导血管生成及抑制微生物来促进伤口愈合;在部分研究中,红光也能抑制成纤维细胞增殖,改善皮肤瘢痕。红光还能通过调节基质金属蛋白酶的表达来发挥抗衰老和嫩肤效应;另外,红光照射还可以减轻炎症,改善面部水肿、红斑等。

2. 黄光 主要在真皮层被吸收,由于波长与红光接近,也具有嫩肤和促进创面愈合的效果。

3. 蓝光 由于穿透能力较差,一般仅作用于表皮层,但可以被痤疮丙酸杆菌内的卟啉吸收,并产生单态氧进而发挥杀菌作用,因此在痤疮治疗中表现出色;此外,蓝光在改善银屑病、调节生物节律等方面可能也有一定作用。

目前 LED 光波治疗在改善色素沉着方面尚无可靠证据(常用 LED 光及其作用见表 2-5-2-1)。

LED 光波治疗的效果受到多种因素的影响。除了不同治疗波段本身的光生物调节作用差异外,LED 照射总剂量、持续时间、能量和功率密度、连续和脉冲模式等参数也能影响治疗效果;此外还有照射部位皮肤厚度、湿度、色素沉着等因素;不同设备的参数也会有差异。因此在临床治疗中,需结合实际情况合理调整治疗方案和参数。

例如:治疗痤疮可利用红光促进皮损修复和减少瘢痕(能量密度 60~90J/cm^2,每周 2 次,每次 20 分钟,连续治疗 4 周),利用蓝光抗菌(能量密度 30~50J/cm^2),或者红蓝光交替治疗。而嫩肤则可以通过红光促进皮肤细胞活性和代谢(60~80J/cm^2,每周 2 次,连续治疗 4 周)。

三、LED 光波治疗规范检查表

LED 光波治疗规范核查见表 2-5-2-2。

表 2-5-2-2 LED 光波治疗规范核查表

项目	内容	是	部分	否
操作前准备	核对患者信息:姓名、性别、年龄、主诉			
	询问有无过敏史及光敏剂使用(如进行 PDT)史			
	询问患者既往有无高血压、心脏病、糖尿病等基础疾病史			
	检查治疗区域皮肤,描述有无异常,是否清洁、卸妆			
	确认患者无 LED 光波治疗相关禁忌证			
	告知患者 LED 光波治疗相关事项			
	确定患者已签署 LED 光波治疗知情同意书			
	取得同意后,拍照记录治疗区域皮肤情况			
	准备物品(仪器),确定 LED 仪器正常运转			

续表

项目	内容	是	部分	否
操作过程	**治疗准备**			
	协助患者摆好体位,佩戴专用眼罩,显露皮肤			
	参数设置:选择合适治疗波段			
	参数设置:设定照射总剂量/时间、功率密度、能量密度			
	参数设置:选择持续或脉冲照射			
	参数选择是否符合当前主诉			
	照光治疗			
	提示患者治疗开始,嘱保持平静			
	调整 LED 灯板高度至距患者皮肤 5~8cm			
	调整灯板方向使光斑均匀覆盖治疗区域			
	治疗中观察皮肤情况,询问患者感觉			
操作后处置	提示患者治疗结束,取下眼罩			
	观察皮肤情况,描述有无异常,如皮疹等			
	拍照记录治疗区皮肤情况			
	交代患者治疗后注意事项,如减少阳光暴露,减少或避免使用不必要的药物和化妆品,酌情使用保湿、修复产品。			
	交代患者下次治疗时间			
	完善治疗档案,记录治疗方案和本次治疗使用的参数等			

四、常见操作错误及分析

1. 治疗前不询问过敏史、治疗前后不检查皮肤情况　忽视了 LED 光波治疗的潜在不良反应,没有正确认识少数患者存在 LED 光过敏的可能性,以及在使用光敏剂时 LED 光波治疗可能造成的不良影响。

2. 波段选择及治疗参数设置错误,灯板距离不合适　不熟悉不同波长 LED 光的生物调节作用、对仪器的使用不熟练、不了解 LED 光关键参数的常用区间。

五、相关知识测试题

1. 患者,女,30 岁,因"面部红斑、丘疹 1 年"就诊,患者 1 周前于当地医院接受光动力治疗。接下来首先要完善的工作是

A. 签署治疗知情同意书后予以治疗

B. 详细询问光动力治疗及用药情况

C. 检查皮肤情况

D. 询问过敏史

E. 设置治疗参数

2. 患者,女,40 岁,因"面部皮肤弹性差 1 年"就诊,欲行 LED 嫩肤治疗。下述准备工作中,**不适当的**是

A. 确认仪器正常运转

B. 调整 LED 光板距患者皮肤 5~8cm

C. 倾斜灯板,避免 LED 光垂直照射皮肤

D. 协助患者佩戴眼罩

E. 检查治疗区域皮肤

3. 患者,男,20 岁,因"面部粉刺、丘疹 2 年"就诊。下列治疗方案中,最合适的是

A. 红光 + 蓝光,连续 4 周,每周 2 次

B. 红光,连续 2 周,每周 1 次

C. 蓝光,连续 8 周,每周 1 次

D. 红光 + 黄光,照射 1 次

E. 黄光,连续 4 周,每周 1 次

4. 患者,女,25 岁,因"面部痤疮行 LED S2 蓝光治疗"2 周后复诊。若出现下列哪种情况,建议终止治疗

A. 患者诉稍感乏力

B. 患者诉照光后皮肤瘙痒

C. 检查发现面部皮疹并逐渐增多

D. 患者自诉近 1 周服用感冒药

E. 患者诉照光治疗时感皮肤干燥紧绷

5. 下列关于 LED 光的描述中,**不正确**的是

A. 红、黄、蓝光中,红光波长最长

B. 蓝光可穿透真皮层

C. 蓝光可被痤疮丙酸杆菌内的卟啉吸收

D. 红光可用于光动力治疗

E. LED 属于冷光源

答案:1. B 2. C 3. A 4. C 5. B

第三节 氦氖激光疗法

一、概述

氦氖激光(helium-neon laser)是 1961 年研究成功的第一种气体激光,其中可见光波段以波长 632.8nm 的红光最为常用,激光器通过连续激发氖原子产生激光,输出功率相对较低,最高可达 150mW,临床主要用于低功率照射,常用功率密度为 2~4mW/cm^2。

氦氖激光的组织穿透深度为 10~15mm,其低剂量的生物刺激可改善局部组织的微循环、调节局部免疫功能、促进组织再生和毛发生长,还能促进炎症介质吸收、减轻充血及水肿、加速致痛化学介质的吸收,从而有缓解疼痛等疗效。

二、氦氖激光疗法操作规范流程

(一) 适应证

1. 多种原因所致的皮肤黏膜溃疡,如烧伤、烫伤、外伤、手术后或放射线照射后形成的溃疡、糖尿病所伴发的皮肤溃疡、糖尿病伴发的冻疮,以及发生于男性外生殖器部位的固定性药疹等。

2. 单纯疱疹、带状疱疹和后遗神经痛等病毒感染性疾病、毛囊炎、甲沟炎、疖肿等细菌感染性疾病。

3. 寒冷性多形红斑、雷诺现象、局限性硬皮病、斑秃等。

(二) 禁忌证

1. 绝对禁忌证

(1)光敏性疾病及光敏感者,如红斑狼疮患者等。

(2)恶性肿瘤、转移性肿瘤;接受放、化疗患者;并发肿瘤后遗症,如创面愈合不良、疼痛、局部肿胀等。

2. 相对禁忌证

(1)妊娠期女性。

(2)卟啉病及光线性角化病患者等。

(三) 操作前准备

1. 患者的准备

(1)充分了解氦氖激光疗法的目的、疗程及治疗期间相关注意事项,特别是治疗时需充分暴露照射部位,并在治疗期间避免体位改变。

(2)签署氦氖激光疗法知情同意书。

2. 物品(仪器)的准备

(1)准备低能量氦氖激光治疗仪,并测试其运行是否正常。

(2)一次性铺巾、清创换药包、生理盐水及络合碘等备用。

(3)氧气及急救药品准备妥当。

3. 操作者的准备

(1)核对患者信息:姓名、性别、年龄、主诉及治疗部位。

(2)明确患者有无氦氖激光疗法禁忌证。

(3)向患者交代氦氖激光疗法的目的、方法及治疗期间相关注意事项。

(4)确定患者已签署氦氖激光疗法知情同意书。

(四) 操作步骤

1. 戴帽子、口罩、洗手,评估治疗环境。

2. 携带用物及仪器至患者床旁,再次核对患者身份、治疗部位,并解释治疗目的。

3. 连接电源,打开开关,检查指示灯是否亮起。

4. 协助患者取舒适体位,充分暴露患者照射部位并评估患处是否需要进行照射前清创处理。

5. 光纤输出头置于照射部位,设定参数。①垂直距离:20~50cm;②时间:10~15分钟。按下准备键,指示灯亮。

6. 启动治疗,按启动键启动照射,氦氖激光传出,调节扩束器使光束达到所需的光斑大小。

7. 照射治疗结束,关机,安置患者,取舒适体位。

8. 记录患者治疗时间、照射部位的感觉及皮肤情况、有无不适。

（五）操作注意事项

1. 在学习氦氖激光操作前,需学习氦氖激光的相关理论,包括治疗的适应证、禁忌证、照射方式及相关操作注意事项等;掌握氦氖激光相关的治疗方法、相关疾病的常规照射距离,以及光斑大小等。

2. 叮嘱患者治疗时不要直视激光束。

3. 治疗期间叮嘱患者不要移动体位,以免影响治疗效果。

4. 操作者定时巡视,以免出现照射部位移动而影响治疗效果。

5. 头面部及其周围皮损照射时,嘱患者佩戴防护目镜。

6. 对局部皮损已有坏死组织、脓性分泌物及痂皮者,需先清洗创面后再照射,照射结束后再进行创面常规换药。

（六）治疗方法及相关知识

以皮损局部照射为主,功率密度为 2~4mW/cm^2,每日或隔日 1 次,每次 10~15 分钟,10~20 次为一疗程,疗程间隔 3~5 日。也可以单束或多束光纤输出,每端输出功率 5~8mW,将其作为光针采用穴位照射法,照射时间为 2~5 分钟。在照射过程中可根据病情或皮损情况,配合全身给药或局部用药。

目前临床使用氦氖激光治疗时,主要有以下 3 种照射方式。

1. 病灶局部照射　主要用于皮肤黏膜溃疡等的治疗。

2. 痛点照射　针对皮疹相应的脊髓后根、神经节及感觉神经和痛点的照射,主要用于带状疱疹及后遗神经痛的治疗。

3. 穴位照射　配合人体穴位,可用于皮炎湿疹类皮肤病,如慢性湿疹及荨麻疹等的治疗。

三、氦氖激光疗法规范检查表

氦氖激光疗法规范核查见表 2-5-3-1。

表 2-5-3-1　氦氖激光疗法规范操作核查表

项目	内容	是	部分	否
操作前准备	核对患者信息：姓名、性别、年龄、主诉及照射部位			
	明确患者有无氦氖激光疗法禁忌证			
	确定患者已签署氦氖激光疗法知情同意书			
	准备低能量氦氖激光照射仪并测试其运行是否正常			
	无菌巾、清创换药包、生理盐水及络合碘等（非必要）			
	监护设备、氧气及急救药品准备妥当			
	治疗前向患者解释操作目的及方法,嘱患者充分暴露照射部位并在治疗期间避免体位改变			

项目	内容	是	部分	否
操作过程	戴帽子、口罩,洗手,评估治疗环境			
	携用物及仪器至患者床旁,再次核对患者身份、照射部位并解释治疗目的			
	连接电源,打开开关,检查指示灯是否亮起			
	协助患者取舒适体位,充分暴露患者照射部位并评估患处是否需要照射前清创处理			
	光纤输出头置于照射部位,设定参数:垂直距离,20~50cm;时间10~15分钟。按下准备键,指示灯亮			
	启动治疗:按激光启动键启动照射,氦氖激光传出,调节扩束器使光束至所需光斑大小			
	照射治疗结束,关机,安置患者,取舒适体位			
	记录患者治疗时间、照射部位的感觉及皮肤情况、有无不适			
操作中注意事项	叮嘱患者治疗时不要直视激光束			
	叮嘱患者治疗期间不要移动体位			
	头面部及其周围皮损照射时,嘱患者佩戴防护目镜			
	对局部皮损已有坏死组织、脓性分泌物及痂皮者,可先清洗创面后再照射			
操作后处置	拔下电源,将仪器复原,丢弃医疗废物			

四、常见操作错误及分析

1. 光斑大小设置不当　由于初学者操作熟练度不够,或者对相关适应证疾病的致病特点不够了解,出现照射光斑设置过大或过小的情况,从而影响治疗效果。

2. 照射部位选择错误　由于对疾病特点及照射方式掌握不够,盲目根据皮损破溃部位严重程度判定照射部位,而不考虑疾病本身的致病特点;因此,照射前确定合适的照射部位尤为重要。

五、氦氖激光治疗仪操作训练简介

氦氖激光疗法作为一种无创性治疗方式,因其操作简便易懂,且仪器较易购买,已经成为皮肤科常规治疗手段之一。初学者在充分了解其相关基本原理、治疗方法及相关注意事项后,经多次训练后均可熟练操作。常用氦氖激光治疗仪及其控制面板见图 2-5-3-1。

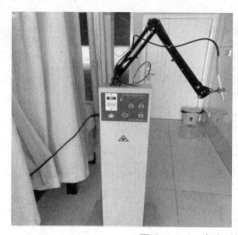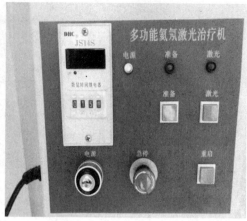

图 2-5-3-1　氦氖激光治疗仪及其控制面板

六、相关知识测试题

1. 氦氖激光的常用光波长为

A. 532.8nm　　　　　　　　B. 332.8nm　　　　　　　C. 832.8nm

D. 432.8nm　　　　　　　　E. 632.8nm

2. 下列关于激光治疗的说法中,**错误**的是

A. 氦氖激光用于低功率照射

B. 氦氖激光可降低细胞膜的通透性

C. 二氧化碳激光主要用于表浅赘生物的治疗

D. Q 开关激光可用于治疗深在色素性皮病

E. 二氧化碳激光输出功率多为 10~40W

3. 患者,男,56 岁,因"左侧头面部水疱伴疼痛 5 日"就诊,门诊诊断为带状疱疹。行氦氖激光疗法时,下面操作中**不恰当**的是

A. 患者治疗期间若能保持双眼紧闭,可不佩戴防护目镜

B. 嘱患者治疗期间不要移动体位

C. 为患者取舒适体位,充分暴露患者照射部位

D. 记录患者治疗时间、照射部位的感觉及皮肤情况、有无不适

E. 对脓性分泌物及痂皮的,可先清洗创面后再照射

4. 患者,男,75 岁,因"左足踝溃疡 4 月余"就诊。治疗慢性皮肤溃疡的方法**不包括**

A. 全身服用抗生素　　　　　B. 紫外线照射　　　　　　C. 放射治疗

D. 氦氖激光疗法　　　　　　E. 皮肤移植术

5. 患者,男,45 岁,因"右侧腹背部水疱伴疼痛 4 日"就诊,门诊诊断为带状疱疹。以下治疗方案中,可用于治疗此病的有(多选题)

A. 系统抗病毒治疗　　　　　B. 营养神经　　　　　　　C. 镇痛

D. 氦氖激光疗法　　　　　　E. 中医中药治疗

答案:1. E　2. B　3. A　4. A　5. ABCDE

第六章

化学剥脱术

一、概述

化学剥脱术（chemical peeling，chemexfoliation）是使用酸性或碱性剥蚀性化学物质选择性损伤表皮或真皮组织，达到治疗疾病和／或皮肤美容的目的。

化学剥脱术的概念在数千年前就已出现，古埃及人用酸奶或者动物的油脂，古希腊和古罗马人使用从石灰中提取的腐蚀性物质来使皮肤变得光洁；《金鉴》卷六十三中记载用矿子石灰祛除黑痣、鸡眼；后来有人采用碘酒、巴豆油和各种酸以不同的比例配成一种复合物来治疗皮肤的色素异常。

该领域的快速发展使得化学剥脱术已经有了更广泛的含义，包括使用各种各样的试剂，以及可以治疗多种皮肤疾病和起到美容作用等。而化学剥脱术的本质是人为控制的一种化学灼伤处理，一般根据其腐蚀程度深浅可分为浅度剥脱、中度剥脱、深度剥脱。

1. 浅度剥脱　剥脱深度约 0.06mm，即可剥脱至颗粒层到真皮乳头浅层。其剥脱剂主要有 10%~25% 三氯乙酸（trichloroacetic acid，TCA）、Jessner 溶液（间苯二酚 14g、水杨酸 14g、85% 乳酸 14g、95% 乙醇 100ml）、果酸（如乙醇酸）等。

2. 中度剥脱　剥脱深度约为 0.45mm，即可剥脱至真皮网状层浅部。剥脱剂主要有 88% 苯酚、35%~55%TCA 等。

3. 深度剥脱　剥脱深度约为 0.6mm，即可剥脱至真皮网状层中部。剥脱剂主要为 Baker-Gordon 溶液（88% 苯酚 3ml、巴豆油 3 滴、六氯酚液体肥皂 8 滴、蒸馏水 2ml）。

由于中度剥脱和深度剥脱的风险大、修复期长，近年来皮肤科以及医学美容机构优选相对分子质量小的果酸（如乙醇酸）做浅层化学剥脱术，因其不良反应较小、疗效确切、操作简单、费用低廉，在临床得到了广泛应用。果酸（乙醇酸）可用于极轻度和轻度的浅层化学剥脱。因此，本节操作规范流程均以使用果酸（乙醇酸）的浅层化学剥脱术为例。

二、化学剥脱术操作规范流程

（一）适应证

浅层化学剥脱术适用于痤疮及痤疮炎症后红斑、毛孔粗大、浅表性瘢痕、轻度光老化、表皮损伤、毛周角化症、鱼鳞病、皮肤淀粉样变性、黄褐斑和其他色素异常性皮肤病。

1. 润肤　10% 以下果酸有润肤、增加皮肤光泽度的作用。

2. 除皱　12%~15% 果酸可除皱,使皮肤红润有光泽。

3. 痤疮、祛斑、除皱　20%~50% 果酸有治疗痤疮、淡化色斑、除皱的作用。

4. 除疣、毛周角化症、鱼鳞病、皮肤淀粉样变性　50%~70% 果酸有除疣、治疗毛周角化症、鱼鳞病、皮肤淀粉样变性和改善深部皱纹的作用。

(二) 禁忌证

1. 绝对禁忌证

(1)医患关系较差;患者有不切实际的美容预期。

(2)患者心理不稳定或精神准备不充分。

(3)对化学剥脱术成分过敏者。

(4)一般情况及营养状况差者。

(5)过去 6 个月内接受过异维 A 酸治疗。

(6)面部毛囊皮脂腺单位完全缺如。

(7)免疫缺陷性疾病患者;活动性感染或开放性伤口(如单纯疱疹、抓痕等)。

2. 相对禁忌证

(1)过去 3~12 个月内接受过中层或深层重建术。

(2)近期接受过涉及广泛皮下游离的面部手术,如除皱术。

(3)有异常瘢痕形成或伤口延迟愈合病史。

(4)有治疗性放射线暴露史。

(5)明确的皮肤病史,如酒渣鼻、脂溢性皮炎、特应性皮炎、银屑病、白癜风等。

(6)Fitzpatrick-Pathak 皮肤分型为Ⅳ、Ⅴ和Ⅵ型。

以上禁忌证仅针对中层和深层化学剥脱术。

(三) 操作前准备

1. 患者的准备

(1)术前应向患者做好解释工作,告知可能出现的不适感以消除其恐惧感;签署知情同意书,进行术前照相。

(2)详细采集病史并行体格检查;为避免交叉感染,应制订合理的清洁、消毒措施,了解患者有无面部单纯疱疹病史,完善梅毒、肝炎、HIV 感染等相关检查。若发现禁忌证,应暂缓行化学剥脱术。

(3)术前应充分清洁皮肤表面,去除多余油脂、皮屑和角质层。

2. 物品的准备

(1)合适浓度的果酸、中和液(5%~10% 碳酸氢钠)。

(2)多个一次性毛刷、玻璃器皿(小号)、纱布、1ml 注射器、凡士林、棉签、计时器等。

(3)喷雾机或小面盆、小毛巾、冰毛巾或者面膜、粉刺针(痤疮患者)。

3. 操作者的准备

(1)核对患者信息:姓名、性别、年龄、主诉。

(2)再次确认患者有无化学剥脱术禁忌证。

(3)确定患者已签署化学剥脱术知情同意书。

(四) 操作步骤

以面部为例进行如下步骤:

1. 洁面、保护　患者平躺，头发用毛巾或手术帽包裹，清洁面部，擦干。为避免刺激或酸液过多停留，以棉签蘸凡士林油膏或无刺激的膏霜保护眼内外眦、口角、鼻孔等腔口部位，用 3~4 层湿棉片保护眼。

2. 涂抹果酸　操作者从前额发际线开始在全面部（除眼睑及破溃部位）迅速、均匀地涂一遍，涂抹过程一般用时 1 分钟，用计时器监控；在皮损区可加涂 1 次。观察皮肤反应：果酸停留期间，皮肤微红、痒、痛、灼热等为正常反应；如出现明显潮红、疼痛，甚至水疱等，是酸液过量征象，应立即给予中和。

3. 中和果酸　涂抹果酸后，可根据皮肤反应和耐受情况适时做全脸中和。

（1）若涂抹果酸液<1 分钟，患者局部出现快速发红，刺痛感明显，而其他部位可以忍受，可做局部中和。

（2）若患者全脸刺痛感明显，应立即做全脸中和。中和时，将 10% 碳酸氢钠溶液均匀喷洒在面部，以中和皮肤表面残留酸液，直至白色泡沫不再产生；若患者诉局部刺激，可对仍有刺激的部位再喷洒一次中和液；中和时间不宜超过 5 分钟。

4. 镇静舒缓　取下遮盖眼的湿棉片，擦掉残留的凡士林或霜剂。用喷雾机做冷喷，或用面膜或用冷水纱布/毛巾对全面部进行冷敷，持续 10~20 分钟，降低皮肤热度、减轻红斑和刺激等不适。

5. 术后护理　冷敷后全脸擦保湿剂或者消炎药膏，可酌情使用防晒类医学护肤品，可每日使用透明质酸、胶原蛋白等面膜。

6. 治疗时间及周期　根据治疗后皮肤反应及治疗目的，2 次治疗应间隔 2~4 周，4~6 次为 1 个疗程。

（五）并发症及处理

1. 眼损伤　治疗时可能发生眼的损伤，操作过程中应做好防护，发现损伤应用干棉签轻柔擦拭眼角，吸取可能进入眼内的酸性物质，之后可用生理盐水或眼药水冲洗，涂眼药膏，必要时去眼科就诊。

2. 色素沉着　化学剥脱术后常见的并发症，多由脱痂处晒太阳过多引起。要求加强防晒、外用防晒霜、口服维生素 C 与维生素 E 等，必要时可使用激光淡化色素。

3. 色素减退　部分能逐渐恢复，少数可能会是永久性的，可使用遮瑕膏或者 308nm 准分子激光治疗。

4. 持久性红斑　浅层换肤后的红斑多数在数日内消退。持续存在的红斑可遵医嘱使用修复产品、注意防晒，必要时酌情使用类固醇皮质激素软膏。

5. 粟丘疹　部分患者由于剥脱术后毛囊孔闭塞、受堵，皮脂分泌不畅所致，祛除即可。

6. 感染　不常见，如果发生感染，多数是浅表的细菌感染或者是单纯疱疹复发。细菌感染一般是因为术后的护理不当所致，应在医师正确的指导下，仔细护理手术部位。一旦发生细菌感染，应立即就医。对于既往有手术部位单纯疱疹病史者，建议预防性服用伐昔洛韦数日。

7. 瘢痕　感染后或者中层和深层换肤后可出现的并发症。感染可使伤口愈合延迟，甚至溃疡，可导致瘢痕；如果受术者在治疗前半年曾经服用异维 A 酸，在中层和深层换肤后愈合时可能会有发生肉芽组织增生的风险，不能马上进行换肤，需要等这段窗口期过后才可换肤。

（六）操作注意事项

1. 面部一定要清洁干净，彻底且均匀地清洁和去脂，才能保证剥脱剂均匀渗透而没有遗漏区域。

2. 选择酸时一定从低到高,每次治疗前和患者充分沟通、详细解释治疗后可能出现的皮肤问题、了解患者主要想改善的问题和能接受治疗反应的程度。

3. 涂抹酸时要把握好时间,全脸涂抹一遍常用时 30~60 秒,治疗时应严格观察患者治疗部位皮肤的变化和询问患者自身的感受,一般看到患者皮肤微微发红或痤疮处有少量白霜为最佳治疗时间。

4. 一定好保护好眼,叮嘱患者治疗时闭上眼。

5. 中和一定要彻底,直至白色泡沫不再产生。

6. 叮嘱患者治疗后 3 日内用冷水洗脸、不要用毛巾来回摩擦脸部,注意保湿、严格防晒(如果反应较重,前 3~5 日以物理防晒为主,尽量不用防晒霜、不化妆)。

7. 治疗反应严重者,结痂之前不要洗脸,酌情外用抗生素药膏,若有不适应尽快就诊。

8. 果酸治疗间隔 3 个月以上再次接受治疗者,仍需从 20% 浓度开始。

(七) 相关知识

1. "TCA CROSS" 技术是利用 90%TCA 破坏全层皮肤表皮和真皮,通过胶原新生填充凹陷性瘢痕,是针对较深的冰锥样和纤维性痤疮瘢痕的新型疗法。

2. 水杨酸化学剥脱术对深色皮肤的患者更方便,与果酸相比起效更快。

三、化学剥脱术规范检查表

化学剥脱术规范核查见表 2-6-0-1。

表 2-6-0-1　化学剥脱术规范核查表

项目	内容	是	部分	否
操作前准备	核对患者信息:姓名、性别、年龄、主诉			
	与患者沟通,介绍自己将要进行的治疗,取得合作			
	患者签署知情同意书,进行术前照相			
	检查准备的物品			
	戴帽子、口罩、无菌手套			
操作程序	洁面、保护:患者平躺,洁面,吸干水分。以棉签蘸凡士林油膏或眼膏保护眼内外眦、口角、鼻孔等腔口部位,用 3~4 层湿棉片覆盖保护眼			
	涂抹果酸:嘱咐患者闭眼,操作者从前额发际线开始在全面部(保护部位及破溃部位除外)迅速、均匀涂一遍,涂抹过程通常用时 30~60 秒,用计时器监控。在皮损区可加涂 1 次。观察皮肤反应:果酸停留期间,皮肤微红、痒、痛、灼热等为正常反应。如出现明显潮红、疼痛,甚至水疱等,是酸液过量征象,应立即中和			
	中和果酸:涂抹果酸后,可根据皮肤反应和耐受情况适时做全脸中和。如涂抹果酸液<1 分钟时,患者局部出现快速发红,刺痛感明显,而其他部位可以忍受,做局部中和;如患者全脸刺痛感明显,立即做全脸中和。中和时,将 5%~10% 碳酸氢钠溶液均匀喷洒在面部以中和皮肤表面残留酸液,直至白色泡沫不再产生。若患者诉局部刺激,可对仍有刺激的部位再喷洒一次中和液。中和时间不宜超过 5 分钟			

续表

项目	内容	是	部分	否
操作程序	镇静舒缓：取下遮盖眼的湿棉片，擦掉残留的凡士林或霜剂。喷雾机做冷喷，或者用面膜或冷水纱布/毛巾对全面部进行冷敷，持续10~20分钟，降低皮肤热度、减轻红斑和刺激等不适。术后全脸擦保湿或消炎药膏			
术后注意事项	叮嘱患者治疗后3日内用冷水洗脸、不要摩擦面部、治疗后注意保湿、防晒			
	治疗反应严重者，结痂之前不要洗脸，酌情外用抗生素药膏，严格防晒，若有不适应尽快就诊			
	浅层化学剥脱术需要连续多次才能达到明显的改善，每次治疗间隔2~4周			

四、常见操作错误及分析

1. 术前未充分清洁皮肤表面、去除多余油脂、皮屑和角质层导致疗效不理想。
2. 化学剥脱剂的浓度选择不恰当，导致疗效不理想或反应过重。
3. 行化学剥脱术时未正确保护眼，导致角膜损伤。

五、相关知识测试题

1. 化学剥脱术的适应证**不包括**

A. 黄褐斑　　　　　　　　B. 痤疮　　　　　　　　C. 病毒疣

D. 单纯疱疹　　　　　　　E. 轻度光老化

2. 化学剥脱术的本质是人为控制的一种化学灼伤处理，最常用的是

A. 浅度剥脱　　　　　　　B. 中度剥脱　　　　　　C. 深度剥脱

D. 中度和深度剥脱　　　　E. 重度剥脱

3. 关于化学剥脱术，以下描述中**不正确**的是

A. 浅层化学剥脱术需要连续多次才能达到明显的改善，每次治疗间隔2~4周

B. 彻底且均匀地清洁和去脂才能保证剥脱剂均匀渗透而没有遗漏区域

C. 果酸治疗间隔3个月以上再次接受治疗者，不需从低浓度开始

D. 行化学剥脱术时应正确保护眼，以免导致角膜损伤

E. 化学剥脱术后应注意防晒

答案：1. D　2. A　3. C

第七章

激光治疗

第一节　强脉冲光治疗

一、概述

强脉冲光是一种脉冲式发射的高能复合光,其波长范围在 400~1 200nm 之间。通过不同的滤波片可以截取获得不同的治疗波段,从而可以针对痤疮、色素、血管、胶原等不同作用靶点获得不同的适应证。

人体皮肤在衰老进程中,因为光老化而产生色斑、毛细血管扩张、皱纹等各种异常皮肤表现。强脉冲光治疗可以针对以上问题进行综合治疗,有效改善和消除光老化痕迹,恢复皮肤的年轻态,因此,强脉冲光治疗技术也被称为"光子嫩肤技术"。随着相关科技的发展,强脉冲光治疗设备也在不断改进和优化,临床治疗效果越来越好,不良反应越来越少,治疗时间短、几乎没有停工期,常常作为"午餐美容"的必备项目。因此,强脉冲光治疗越来越受到求美者的欢迎。

二、强脉冲光治疗操作规范流程

(一)适应证

1. 面部年轻化治疗　强脉冲光能有效促进胶原纤维和弹力纤维的增生、重排,多次治疗对提亮肤色、改善皮肤质地(包括光滑度、细腻度等)、增加皮肤弹性等有较明显的效果;对于细小皱纹、毛孔粗大等问题有轻度改善作用;对皮肤松弛的改善作用一般。

2. 治疗光老化　光老化皮肤可出现日光性黑子、脂溢性角化、肤色暗沉及色素异常等色素性问题,浅表毛细血管扩张等血管性问题,以及皮肤松弛、细小皱纹、毛孔粗大、皮肤粗糙等胶原老化问题。强脉冲光治疗对于光老化导致的色素性问题和血管性问题有较显著的疗效,同时也可以改善胶原老化问题。

3. 治疗色素性病变　强脉冲光适用于表皮及真皮浅层色素性疾病的治疗,如雀斑、日光性黑子、咖啡斑、黄褐斑、黑变病、色素沉着等。对于雀斑和日光性黑子的疗效比较理想;对于咖啡斑、黄褐斑、色素沉着等可达到部分改善作用;对于黑变病的疗效不肯定。疗效比较理想的适应证:①肤色浅、皮疹颜色深的雀斑和日光性黑子;②皮疹颜色深、边界不规则的咖啡斑;③肤色浅、皮疹颜色较明显、处于稳定期的黄褐斑。一般需要多次治疗才能达到理想疗效,且不能预防疾病复发。

4. 脱毛　对于肤色较浅的多毛症或毛发过多的患者疗效确切,不良反应较轻,是脱毛的主要手段之一。宜选择较长的波长,因为波长越长,穿透能力越强,表皮黑色素吸收越少。深肤色患者慎用强脉冲光脱毛。

5. 血管性疾病　强脉冲光可用于毛细血管扩张症、面颈部毛囊性红斑黑变病、鲜红斑痣、草莓状血管瘤等浅表性血管病变的治疗。对于毛细血管扩张症的疗效确切,对颈部鲜红斑痣的疗效比其他部位好,但对其他血管性疾病适应证疗效有限,仅能达到轻中度改善或淡化作用。

6. 炎症性疾病　强脉冲光适用于痤疮、玫瑰痤疮等炎症性疾病的治疗。对于炎症性痤疮治疗后的红色印迹、色素沉着等疗效显著;对于丘疹、脓疱为主的中度痤疮,强脉冲光可辅助药物治疗提高疗效;对于红斑毛细血管扩张型玫瑰痤疮有较好的疗效,而丘疹脓疱型玫瑰痤疮治疗后可能出现反应性加重表现,治疗需谨慎。一般需要多次治疗,以皮肤微热、轻度潮红为治疗终点。

(二) 禁忌证

1. 绝对禁忌证

(1)光敏性皮肤及患有与光敏相关疾病。

(2)治疗区域皮损为癌前病变或恶性肿瘤。

(3)治疗部位有活动性感染;治疗区域有开放性伤口。

(4)对疗效、美观程度有过高期望的患者。

2. 相对禁忌证

(1)近2周内有日光暴晒史,术后不能做到防晒者。

(2)妊娠或哺乳期者。

(3)瘢痕体质者。

(4)免疫力低下或正在服用激素类药物、免疫抑制剂的患者。

(5)有凝血功能障碍者。

(6)患者有精神疾病或精神障碍不能配合治疗者。

(7)有其他严重系统性疾病者。

(三) 操作前准备

1. 患者的准备

(1)术前做好解释工作,缓解患者紧张清晰,签署知情同意书。

(2)术前彻底清洁治疗部位皮肤。

(3)使用数码相机或 VISIA 等影像采集设备拍摄治疗部位的照片并存档。

(4)对于疼痛敏感的患者,术前进行表面麻醉,麻醉充分后再次清洁皮肤。

(5)采用无颜色的消毒剂对治疗区域进行消毒。

(6)为患者戴好保护眼罩,在治疗目标区域涂抹光耦合凝胶。

(7)告知患者治疗过程中可能出现的感受,避免患者紧张和焦虑。

2. 物品(器械)的准备

(1)保持室内安静整洁、光线柔和,构建舒适的治疗环境。

(2)开启强脉冲光治疗仪,确认仪器自检程序是否通过,确保仪器正常工作。

（3）更换合适的导光头（圆形或矩形），根据适应证选择合适的滤波片。

（4）根据适应证配置好治疗参数，包括子脉冲数、脉冲宽度、脉冲延迟时间、治疗能量等。

3. 操作者的准备

（1）通过问诊和辅助检查手段，明确患者是否具有强脉冲光治疗适应证。

（2）通过详细询问病史，排除相关的禁忌证，特别注意使用皮肤镜、Wood 灯或 VISIA 等对患者治疗部位进行全面评估，排除隐匿性黄褐斑、不典型白癜风、色素痣等原有皮损。

（3）与患者详细沟通治疗的预期效果、治疗的周期和间隔时间、术后可能出现的不良反应，避免因为理解偏差产生分歧或纠纷。

（4）治疗前，仔细核对患者基本信息，包括姓名、性别、年龄、诊断，再次确认患者是否已签署知情同意书。

（5）佩戴好工作帽、口罩、手套及强脉冲光护目镜等。

（四）操作步骤

1. 治疗开始之前，在治疗区（如侧面部）进行光斑测试，根据皮肤反应微调治疗参数，一般以皮肤轻微发红为度。注意：照射完测试光斑后，患者皮肤反应的出现时间可能有延迟，应等待 1 分钟左右再观察并判断。

2. 治疗过程中，导光头平面应与皮肤表面平行，治疗探头与皮肤保持合适的间距。治疗色斑时，可重压紧贴皮肤；治疗血管时，轻贴即可，不宜重压。

3. 治疗顺序一般从下颌角或耳前皮肤开始，逐步扩展至整个面部。

4. 治疗过程中，患者可感到治疗部位有刺痛感或灼热感，可及时给予冷敷缓解不适，降低不良反应的发生概率。

5. 对患者耐心询问感受、告知治疗进程、给予积极暗示、消除恐惧心理、分散和转移注意力，可有效减轻不适感。

（五）术后护理

1. 治疗结束后，帮助患者清除光耦合凝胶，并用冷水冲洗清洁面部。

2. 采用冷喷或冷敷等方式缓解治疗后的红斑反应和皮肤灼热刺痛感。

3. 术后 48 小时内，建议用清水或较温和的洁面乳进行温和清洁，避免用力揉搓面部。

4. 术后 1 周内，建议每日湿敷保湿舒缓类面膜敷料。

5. 对于术后的结痂反应，可适当避水，外涂抗生素乳膏预防感染；反应性痤疮一般无须处理，1 周左右可自行恢复。

6. 对于血管性疾病治疗后可能产生的血管性水肿，可以口服小剂量糖皮质激素进行缓解。

7. 术后严格防晒，可以涂抹防晒霜或联合防晒伞、防晒帽等物理防晒措施。

8. 术后恢复的过程中，可以根据不同的适应证选择对应的功效性护肤品进行皮肤护理，辅助提高强脉冲光的治疗效果。

（六）并发症及处理

1. 红斑、灼热感，出现水疱　强脉冲光治疗后出现轻微的红肿、疼痛，是正常的治疗后反应，一般在 1~2 小时后逐渐消退。如果红肿、疼痛表现持续，可以延长冷敷的时间。如果在治疗区出现水疱，提示治疗能量过高，应推迟下次治疗时间，并减低治疗能量。针对持续红肿和出现水疱的患者，可以短期口服小剂量泼尼松，外用硼酸溶液湿敷。如果水疱破溃，可外用表皮生长因子和莫匹罗星软膏,避免感染。

2. 结痂 色素性疾病的患者在治疗后数分钟至数小时可产生明显的黑色结痂,一般在术后 7 日左右可自行脱落,无须特殊处理。

3. 色素沉着 深肤色人群接受治疗或治疗能量过高时,更容易导致患者术后红肿、水疱,愈合后容易遗留色素沉着。为了避免色素沉着的发生,术前应严格把握适应证和禁忌证。近期有暴晒史的患者宜推迟治疗时机,至少推迟 2~4 周后再进行治疗。对于深肤色人群,宜选择波长较长的波段,同时降低治疗能量。

一旦患者发生持久性红肿和水疱,及时对症处理,并严格进行防晒,避免和减轻色素沉着的发生。若色素沉着已发生,一般会在发生后 3~6 个月自然消退。对于顽固性的色素沉着,可以采用点阵 694nm 激光、大光斑 1 064nm 或 755nm 激光,以及非剥脱点阵激光进行改善,也可采用果酸、水杨酸进行化学剥脱治疗;另外,口服维生素 C、维生素 E、谷胱甘肽、氨甲环酸等药物,外用抗氧化类护肤品等,也具有辅助改善色素沉着的功效。

4. 色素减退或脱失 色素减退或脱失一般比较少见,一般发生在较大的能量治疗后,常见于前额部位,消退较慢,一般需要 6 个月以上。可采用 PUVB、308nm 准分子激光治疗,并配合外涂激素软膏、他克莫司软膏进行治疗。

5. 局部瘙痒及毛囊炎发生 部分患者可能发生瘙痒或毛囊炎等表现,可能与光刺激局部皮脂腺相关,可采用抗组胺治疗或外用抗生素软膏治疗。

6. 瘢痕形成 当强脉冲光治疗能量过大,且患者有瘢痕体质时,容易导致瘢痕形成。随着强脉冲光治疗技术的不断优化,瘢痕形成等不良反应的风险在逐渐下降,但仍不可忽视瘢痕形成的可能。大部分萎缩性的瘢痕可逐渐好转,但增生性瘢痕不易消退。增生性瘢痕后续可以采用脉冲染料激光、点阵激光结合局部糖皮质激素封闭治疗逐步改善。

(七) 操作注意事项

1. 强脉冲光的治疗过程中,光斑以逐一扩展方式进行为宜,避免出现光斑遗漏,同时允许出现部分重叠,建议不超过 10%,应避免光斑的过度重叠。

2. 治疗过程中应注意避开上眼睑、眉毛、男性胡须等毛发覆盖区域,避免导致毛发的永久性损伤。

3. 对于色素痣皮损区域应注意遮挡,以免引起色素减退或刺激痣细胞。

4. 在眼周区域可用酌情使用压舌板遮挡,避免强光对眼球的损害。

5. 额部、下颌、上唇等皮下组织较少的部位,治疗能量需要适当降低。

6. 血管性疾病的治疗过程中导光头不要施压,避免血管压闭而导致疗效下降。

7. 对于敏感性皮肤患者,治疗能量宜从低值开始,根据耐受程度逐渐增加治疗能量。

(八) 相关知识

目前常见的强脉冲光治疗技术包括优化脉冲技术(optimal pulse technology,OPT)、升级版优化脉冲技术(advance OPT,AOPT)、宽带光(broadband light,BBL)及染料脉冲光(dye pulse light,DPL)等。

1. OPT 使用了脉冲控制相关专利技术。该技术能减少治疗过程中的能量尖峰,保持能量以方波形态输出,同时可以将单个脉冲分为 2~3 个子脉冲进行发射,而且每个子脉冲的脉冲宽度以及脉冲间隔时间独立可调,降低了单个脉冲治疗的能量,提高了舒适性和安全性。

2. AOPT 可在单个子脉冲宽度和脉冲延迟可调的基础上,让每个子脉冲的能量密度可调,从而实现治疗精准度上的提升。此外,AOPT 设备上还增加了"Acne 痤疮滤光片"(截取波长为 400~600nm 和 800~1 200nm)和"Vascular 血管滤光片"(截取波长为 530~650nm 和 900~1 200nm)。

(1)Acne 痤疮滤光片 400~600nm 波段可诱导痤疮皮损内的卟啉产生单态氧,快速杀灭痤疮丙酸杆菌等病原微生物,减轻皮肤浅层炎症;Acne 痤疮滤光片 800~1 200nm 波段可穿透皮肤进入深层,达到促进皮脂腺萎缩和抑制皮脂腺分泌的作用。

(2)Vascular 血管滤光片 530~650nm 波段更容易被含氧血红蛋白和去氧血红蛋白吸收,提高治疗效果。Vascular 血管滤光片 900~1 200nm 波段穿透深度更深,两个波段联合治疗对毛细血管扩张等治疗疗效更显著。

3. BBL　也是强脉冲光的一种。BBL 强脉冲光带有 420nm、515nm、560nm、590nm、640nm、695nm 六大波段的滤光片,亦可以实现双脉冲或三脉冲输出,可应用于炎性痤疮、色素性病变、血管性病变、嫩肤、脱毛等多种适应证。

4. DPL　是窄谱强脉冲光技术的代表。DPL 窄谱强脉冲光可提供 500~600nm 和 550~650nm 两个窄波段。

(1)500~600nm 波段解决表浅血管性问题,如毛细血管扩张、弥漫性潮红、浅层鲜红斑痣、痤疮红印、酒渣鼻、面颈部毛囊性红斑黑变病等。

(2)550~650nm 波段解决表皮色素问题,如雀斑、老年斑、日晒斑、雀斑样痣等。

窄谱强脉冲光的设计期望为获得更好的临床疗效,并减少不良反应的发生。

三、强脉冲光治疗规范检查表

强脉冲光治疗操作规范核查见表 2-7-1-1。

表 2-7-1-1　强脉冲光治疗规范核查表

项目	内容	是	部分	否
操作前准备	核对患者基本信息:姓名、性别、年龄、诊断			
	签署强脉冲光治疗知情同意书			
	术前彻底清洁治疗部位皮肤			
	使用数码相机或 VISIA 拍照并存档			
	治疗区域皮肤进行表面麻醉和消毒			
	佩戴保护眼罩,涂抹导光凝胶			
	开启强脉冲光治疗仪并进行质检			
	根据适应证更换合适的滤光片、导光头			
	根据适应证设置合适的治疗参数			
	佩戴好工作帽、口罩、手套及强脉冲光护目镜等			
	患者治疗前心理辅导,避免紧张和焦虑			
操作过程	治疗区(如侧面部)进行光斑测试,根据皮肤反应微调治疗参数			
	从下颌角或耳前皮肤开始,发射光斑并逐步扩展至整个面部			

项目	内容	是	部分	否
操作后护理	治疗结束后,帮助患者清除光耦合凝胶,并用冷水冲洗清洁面部			
	采用冷喷或冷敷等方式缓解治疗后的红斑反应和皮肤灼热刺痛感			
	进行术后护理方法指导			

四、常见操作错误及分析

1. 滤光片选择错误或者未能按适应证及时调整滤光片　不同的强脉冲光治疗设备,滤光片的设置常常也有不同,而且同一台治疗设备往往含有多个波段的滤光片,容易混淆。临床上,容易出现滤光片长期不更换或错误选择滤光片的情况,进而导致治疗效果欠佳、不良反应的发生率升高的情况。操作者应牢记不同波段的适应证,避免上述情况发生。

2. 治疗参数设置不合理　强脉冲光治疗设备参数较多,包括子脉冲数、脉冲宽度、脉冲延迟时间、脉冲能量密度等,缺乏经验的操作者往往不能有效记住不同适应证的治疗参数,也不懂得如何优化。建议在操作前温习相应适应证的参数推荐表,做到心中有数。

3. 光斑重叠过多或出现遗漏　强脉冲光治疗后光斑反应存在延迟,常常不能通过外观识别治疗区域,以至于出现光斑重叠过多或光斑遗漏现象。操作者有必要在治疗过程中集中精力,记住前一个光斑的位置,可以通过凝胶印记加深记忆。下一个光斑应紧邻上一个光斑的边缘进行治疗,重叠率控制在10%左右。

4. 不同治疗区域未做治疗能量的调整　对于初学者,可能因为治疗过程中的紧张,忘记在不同治疗部位调整治疗参数的情况,导致在额部、下颌、上唇等部位因为治疗能量过高而导致不良反应的发生。因此,要时刻根据患者的治疗反应和不同的治疗部位,及时调整治疗参数。

五、相关知识测试题

1. AOPT 相比 OPT 的技术改进的说法中,正确的是

A. 方形脉冲　　　　　　　　　B. 脉冲宽度独立可调

C. 能量独立可调　　　　　　　D. 脉冲延迟可调

E. 光谱抖动效应

2. 以下强脉冲光中,联合了射频技术的是

A. OPT　　　　　　　　B. AOPT　　　　　　　C. BBL

D. DPL　　　　　　　　E. ELOS

3. 以下**不属于**提高强脉冲光光热作用"选择性"方法的是

A. 选择合适的滤光片　　　　　B. 选择合适的脉冲宽度

C. 选择合适的子脉冲模式　　　D. 对正常组织进行冷却保护

E. 选择合适的能力密度

4. Ⅲ型皮肤患者,鼻翼处较粗大的毛细血管扩张,按压血管松开后血液回流速度较快。如果使用强脉冲光对上述问题进行治疗,以下治疗参数选择原则正确的是

A. 更低的能量密度　　　　　　B. 更长的脉冲延迟

C. 更长的脉冲宽度　　　　　　D. 更长的脉冲延迟

E. 更短的脉冲宽度

5. 强脉冲光的适应证包括

A. 杀灭痤疮丙酸杆菌　　　　　B. 减轻痤疮炎症

C. 促进皮脂腺萎缩　　　　　　D. 促进胶原再生

E. 以上均正确

答案: 1. C　2. E　3. E　4. C　5. E

第二节　点阵激光治疗

一、概述

点阵激光治疗技术是一种基于局灶性光热作用原理而产生的激光治疗技术。局灶性光热作用原理最早于 2004 年由哈佛大学 Anderson 博士、Manstein 博士等人提出。该技术的原理是基于传统的剥脱性激光与非剥脱性激光在有效性和安全性两方面存在的局限性而提出。

传统的剥脱性激光疗效好,但是治疗过程要气化全层表皮和部分真皮组织,创伤愈合时间长,术后瘢痕形成、色素改变的风险较高,特别对于亚洲人群,色素改变的风险更高。

非剥脱点阵激光在冷却装置的保护下,可以在不损伤表皮组织的情况下对真皮组织造成一定程度上的热损伤,安全性较高,但是由于缺乏创面愈合反应,治疗疗效明显弱于剥脱性激光。

点阵激光治疗技术可以通过扫描手具或微透镜阵列将激光光束分成许多相同直径大小的小光束,单个小光束可以输出较高的激光能量,穿透表皮层,甚至到达真皮层,形成许多排列整齐、大小一致的微热损伤区,但是微热损伤区周围组织一般不受影响。这些正常组织为微热损伤区的创伤修复提供了活性细胞库和修复微环境。因此,点阵激光治疗区域创面修复更快,在不降低疗效的前提下,大大减少了激光术后不良反应的发生概率,在临床应用上取得了新的突破和成功。

二、点阵激光治疗操作规范流程

(一) 适应证

1. 非气化型点阵激光的适应证

(1)光老化及皱纹:非气化型点阵激光治疗皱纹、色素异常、毛孔粗大、毛细血管扩张等皮肤光老化表现是安全有效的。非气化型点阵激光治疗后可显著改善轻到中度皱纹及眼睑皮肤松弛,但对粗大皱纹的治疗效果较弱。一般需要 4~5 次治疗,治疗间隔为 3~4 周,以中度红斑反应为治疗终点。

(2)凹陷性瘢痕:非气化型点阵激光适用于痤疮、水痘或外伤引起的凹陷性瘢痕的治疗,安全有效,虽然不如气化型点阵激光的疗效好,但是安全性很高。一般需要 5~8 次治疗,治疗间隔 3~4 周,以红斑反应为治疗终点。由于激光刺激胶原新生需要一定的时间,所以最佳疗效往往在完成治疗 3 个月后出现。

（3）增生性瘢痕：非气化型点阵激光治疗增生性瘢痕的疗效目前尚存在争议。有报道显示，1 550nm 铒玻璃点阵激光治疗 8 例增生性瘢痕，所有患者的瘢痕形态与黑色素沉着均获得改善。亦有报道显示，1 540nm 非气化型点阵激光对增生性瘢痕进行治疗后，医师评估疗效不肯定，患者认为外观有改善。

（4）黄褐斑：适用于黄褐斑治疗的非气化型点阵激光有点阵调 Q 1 064nm 钕钇铝石榴石（Nd:YAG）激光、点阵调 Q 694nm 红宝石激光、点阵 1 550nm 激光、点阵 1 565nm 激光等。治疗研究如下。

1）点阵调 Q 1 064nm Nd:YAG 激光和点阵调 Q 694nm 红宝石激光在治疗黄褐斑上取得了较好的疗效。一般治疗 6~8 次，治疗间隔 2~4 周，能量温和，以轻度短暂的红斑反应作为治疗终点。

2）点阵 1 550nm 激光和点阵 1 565nm 激光治疗黄褐斑的临床疗效有待进一步观察。此类激光一般不作为黄褐斑治疗的首选，当外用药物治疗无效或不耐受时，可以选择非气化型点阵激光治疗。

（5）脱发：非气化型点阵激光适用于雄激素性脱发和女性脱发患者。研究显示 1 550nm 铒玻璃点阵激光治疗上述 2 种类型的脱发均可促进毛发密度增加，但是毛发直径改善不显著。治疗参数可以采用高能量、低密度模式，每次治疗 2~3 遍，一般需要 4~5 次治疗，治疗间隔 2 周左右，以中等程度红斑反应为治疗终点。

2. 气化型点阵激光的适应证

（1）凹陷性瘢痕：气化型点阵激光在凹陷性瘢痕和萎缩性瘢痕的治疗上表现出较好的疗效。一般治疗 4~5 次，治疗间隔 3 个月左右。研究显示采用 CO_2 点阵激光治疗痤疮凹陷性瘢痕 3 次后，超过 55% 的患者获得至少 50% 的改善。其中，冰锥型痤疮瘢痕的疗效较其他类型差，建议选择较高能量进行治疗。铒玻璃点阵激光治疗痤疮瘢痕的效果比 CO_2 点阵激光要差。气化型点阵激光治疗萎缩纹（如妊娠纹）有较好的疗效，但可导致持续时间较长的色素沉着，治疗宜选择小光斑、穿透深的治疗模式。

（2）增生性瘢痕和瘢痕疙瘩：气化型点阵激光被越来越多地应用于增生性瘢痕和瘢痕疙瘩的治疗上。相比非气化型点阵激光，气化型点阵激光可造成更深的热损伤，因此对肥厚性瘢痕治疗更有效。建议在创伤后 1 个月内，启动气化型点阵激光干预治疗，可有效促进增生性瘢痕修复，预防瘢痕挛缩的发生。在瘢痕疙瘩的治疗上，对于较薄的瘢痕疙瘩治疗更有效。建议采用低点阵密度，激光治疗深度（能量密度）应与瘢痕疙瘩厚度成正比，要避免"高能量、高密度"治疗模式以及同一位点同次多回合治疗模式，以降低诱导瘢痕疙瘩新生的风险。一般需要 3~6 次以上的治疗，治疗间隔 1~3 个月。严重的瘢痕疙瘩推荐采用激光、注射、手术、浅层 X 线放疗等多种方法联合治疗。

（3）光老化：气化型点阵激光可有效改善皮肤松弛和各种光老化表现（如细小皱纹、粗大皱纹、不规则色素斑、面色萎黄、皮肤粗糙等，毛细血管扩张除外），且疗效维持时间长，甚至术后 5 年亦能观察到有效改善保持。

（4）白癜风：气化型点阵激光可安全应用于稳定期白癜风，特别是治疗抵抗的白癜风。气化型点阵激光可单独应用或与其他光疗（如普通日光照射、UVB、308nm 准分子激光治疗）或药物治疗（如倍他米松）联合应用。联合治疗的疗效优于单一疗法。

（5）脱发：由于治疗耐受性不佳，患者依从性较差等原因，气化型点阵激光在脱发的临床应用上不如非气化型点阵激光。

（6）浅表色素增生性疾病：气化型点阵激光处于大光点、浅穿透模式时，可有效而精准地剥脱表皮，因此对表皮层的雀斑、脂溢性角化病、咖啡斑等表皮色素增加性疾病有较好的疗效，但能量控制要精准，避免瘢痕形成。由于气化型点阵激光表皮创伤大，不推荐用于黄褐斑的治疗。

（7）毛周角化症：气化型点阵激光对毛周角化症的角化性丘疹黑色素沉着有一定程度的改善作用，对红斑性损害改善不明显。

（8）点阵激光经皮给药：气化型点阵激光可通过气化组织产生直达真皮层的孔道，在激光照射后即刻外用药物，可增加药物在局部的吸收，提高外用药物治疗效果。该方法应用广泛，目前已有文献报道点阵激光经皮给药提高光动力疗效、点阵激光经皮给药联合噻吗洛尔溶液治疗深部血管瘤、点阵激光经皮给药联合 5- 氟尿嘧啶外用治疗原位鳞状细胞癌、基底细胞癌等取得成功的案例。

（二）禁忌证

1. 疱疹病毒感染等活动性感染者。
2. 4 周内皮肤晒黑者。
3. 皮肤炎症反应活跃期。
4. 皮肤敏感性增加的皮肤屏障受损患者。
5. 治疗区有可疑恶变病灶者。
6. 重要脏器有器质性病变者。
7. 妊娠及哺乳期女性。

注：既往认为正在系统使用异维 A 酸治疗或近期刚结束异维 A 酸治疗的患者不宜进行激光治疗，但临床上有充分的证据证明：气化型和非气化型点阵激光均可安全应用于正在系统使用异维 A 酸治疗或近期刚结束异维 A 酸治疗的患者。

（三）操作前准备

1. 患者的准备

（1）正确理解并签署点阵激光治疗知情同意书。

（2）术前彻底清洁治疗部位皮肤。

（3）使用数码相机或 VISIA 等影像采集设备拍摄治疗部位的照片并存档。

（4）术前使用表面麻醉药进行表面麻醉，麻醉充分后再次清洁皮肤。

（5）采用无颜色的消毒剂对治疗区域进行消毒。

（6）为患者戴好保护眼罩。

（7）告知患者治疗过程中可能出现的感受，避免患者紧张和焦虑。

2. 物品（器械）的准备

（1）保持室内安静整洁、光线柔和，构建舒适的治疗环境。

（2）开启点阵激光治疗仪，确认仪器自检程序是否通过，确保仪器正常工作。

（3）根据治疗需求，选择合适的治疗手具和治疗模式，如 CO_2 点阵激光根据治疗的深度可以选择"Active FX 模式""Deep FX 模式"或"SCARR FX 模式"，以及适用的治疗手具。

（4）根据适应证配置好治疗参数，包括光斑形态、光斑尺寸、点阵密度、能量密度等。

3. 操作者的准备

(1)通过问诊和辅助检查手段,明确患者是否具有点阵激光治疗适应证。

(2)通过详细询问病史,排除相关的禁忌证。

(3)与患者详细沟通治疗的预期效果、治疗的周期和间隔时间、术后可能出现的不良反应,避免因为理解偏差产生分歧或纠纷。

(4)治疗前,仔细核对患者基本信息,包括姓名、性别、年龄、诊断,再次确认患者是否已签署知情同意书和进行术前拍照。

(5)佩戴好工作帽、口罩、手套及点阵激光护目镜等。

(四) 操作步骤

1. 在治疗开始之前,在治疗区进行光斑测试,根据皮肤反应微调治疗参数,直到出现预期的治疗终点反应。

2. 治疗过程中,治疗手具应与皮肤表面垂直。

3. 治疗顺序可以依操作的便捷性逐一展开,不同光斑间尽可能避免重叠。

4. 治疗过程中,患者可感到治疗部位有刺痛感或灼热感,应及时给予冷敷缓解不适,降低不良反应的发生概率。

5. 应对患者耐心询问感受、告知治疗进程、给予积极暗示、消除恐惧心理、分散和转移注意力,可有效减轻不适感。

(五) 术后护理

1. 疼痛缓解　治疗结束后,及时给予冷敷等方式缓解治疗后的红肿、疼痛和灼热感。

2. 外敷用药　气化型点阵激光治疗术后,可以采用表皮生长因子或成纤维细胞生长因子等局部应用,促进皮肤屏障功能的修复;非气化型点阵激光治疗术后,可以外用含有透明质酸、类人胶原等成分的医用敷料局部湿敷,加强局部保湿、缓解不适、促进皮肤屏障修复。

3. 治疗部位清洁　气化型点阵激光治疗术后,应使用生理盐水进行治疗部位的清洁;非气化型点阵激光在治疗后,可以用清水温和地清洁治疗区域。避免使用热水或强力清洁剂清洁治疗区域。

4. 护肤用品　术后较长时间内推荐使用温和的保湿类护肤品。

5. 术后防晒　治疗后应严格防晒,外出建议使用遮阳伞、遮阳帽和涂抹物理防晒功能为主的防晒产品,一般推荐防晒指数 ≥ 30、紫外线防护等级(PA)(+++)以上的防晒霜。

6. 其他　术后避免蒸桑拿、泡温泉等大量出汗的活动。

(六) 并发症及处理

1. 红斑　点阵激光治疗术后常出现红斑反应,分为暂时性红斑和持久性红斑 2 种。

(1)暂时性红斑往往呈一过性,持续时间短,一般能自行消退,无须特别干预。

(2)持久性红斑是指非气化型点阵激光治疗术后红斑持续超过 4 日,气化型点阵激光治疗术后红斑持续超过 1 个月。

可以采用红光照射、强脉冲光或脉冲染料激光治疗促进持久性红斑的消退。下次治疗应选择合适的治疗参数,避免感染和接触性皮炎的发生,从而降低持久性红斑产生的概率。

2. 色素性改变　点阵激光治疗后可出现色素沉着或色素减退 2 种不良反应。气化型和非气化型点阵激光均可导致炎症后色素沉着的发生,但是色素沉着强度低、持续时间短,其发生与肤色较深、激光治疗前晒黑、激光损伤程度较重、术后冷却不够、术后炎症反应程度较重有关。尽管炎症后色素沉着一般不需要治疗,可自行消退,但局部外用维A酸、壬二酸或果酸等化学剥脱剂、外用防晒霜等可减轻其症状。点阵激光治疗后色素减退较少发生,一般见于反复多次治疗和深肤色患者;非点阵剥脱性激光治疗后色素减退的发生率高于点阵激光。

3. 感染 点阵激光治疗术后1~2周内容易发生各种病原微生物感染,包括细菌感染、病毒感染、真菌感染等。为了避免各种机会性感染导致遗留严重瘢痕,需及时给予抗感染治疗。对于免疫功能低下的患者,进行激光治疗需谨慎,应避免治疗面积过大,术后加强创面护理。

4. 瘢痕 点阵激光治疗后产生瘢痕的风险相对较小,但应注意在一些特殊部位(如颈部和胸前)治疗时,应谨慎设置点阵激光治疗参数,并做好术后创面护理。对于曾出现创面感染、接触性皮炎或瘢痕疙瘩的患者,或者颈部进行激光治疗时,更应警惕造成瘢痕形成的风险。当已经发生术后瘢痕时,可以采用糖皮质激素局部封闭治疗。

5. 接触性皮炎 点阵激光治疗术前常常使用利多卡因乳膏进行表面麻醉,部分患者可以因为麻醉药物过敏诱发接触性皮炎,表现为潮红、丘疹、水疱,自觉瘙痒。可以给予抗过敏药物及对症处理。

6. 痤疮样疹和粟丘疹 点阵激光治疗诱发痤疮样疹和粟丘疹的概率约为5%,好发于痤疮患者。痤疮患者建议控制炎症反应后再采用点阵激光治疗。如果中重度痤疮患者进行点阵激光治疗,可服用抗生素预防痤疮样疹的暴发。另外,化妆可能促进痤疮痒疹和粟丘疹的发生,因此点阵激光治疗术后恢复期应避免化妆。

7. 睑外翻 瘢痕性睑外翻主要见于气化型点阵激光治疗后,有眼周手术史和皮肤弹性较差的患者出现睑外翻的概率明显增高。一旦发生,则建议到整形外科处理。在治疗前应仔细询问病史,并采用低能量,避免胶原过度收缩,降低睑外翻的风险。

8. 角化棘皮瘤 角化棘皮瘤常在创伤部位出现,可见于非气化型点阵激光治疗后,可能为点阵激光破坏毛囊单位所致,可行手术切除。对有光线性角化病病史的患者,如果治疗面积较大,激光治疗需要谨慎。

(七)操作注意事项

1. 点阵激光治疗过程中,光斑以逐一扩展的方式进行为宜,要避免出现光斑遗漏,同时应避免光斑的重叠。

2. 在下眼睑、颈部、前胸等部位治疗过程中,应注意降低能量密度,避免诱导瘢痕增生。

3. 对于深肤色人群、瘢痕体质患者、免疫力低下者,应避免大面积、高能量或高密度的治疗方式。

(八)相关知识

点阵技术的激光器可以分为剥脱性点阵激光和非剥脱性点阵激光两大类。前者以点阵CO_2激光和点阵铒玻璃激光为代表,后者多为波长在1 400~1 600nm之间的近红外激光,如Fraxel SR激光系统、Affirm激光系统等。常见的点阵激光器及分类见下(表2-7-2-1)。

表 2-7-2-1　常见的点阵激光器及分类

点阵激光分类	激光波长	激光类型	生产厂商	型号
气化型点阵激光	10 600nm	CO_2 激光	Alma	Pixel CO_2/Omnifit
			Cynosure	Affirm CO_2
			Eclipsemed	Smart Xide DOT
			Ellipse Inc.	Juvia
			Lumenis	Ultrapulse、Acupulse
			Lasering	Mixto SX
			Lutronic	eCO_2
			Matrix	LS-25
			Quantel	EXEL O2
			Sellas	Cis F1
			Solta Medical	Fraxel re：pair
	2 940nm	Er：YAG	Alma	Pixel Harmony
			Focus Medical	NaturaLase Er
			Fotona	SP Plus/Dualis, XS Dualis/Fidelis
			Palomar	Lux 2940
			Quantel	FX4 and FX12
			Sciton	Profractional
	2 790nm	YSGG	Cutera	Pearl Fractional
非气化型点阵激光	1 927nm	铥激光	Solta Medical	Fraxel Dual
	1 565nm	光纤激光	Lumenis	ResurFX
	1 550nm	Er：glass	Lutronic	Mosaic[TM]
			Sellas	Sellas-Evo
		Erbium fiber	Solta Medical	Fraxel re：store
	1 540nm	Er：glass	Cynosure	StarLux 1540
	1 440nm	Nd：YAG	Palomar	Lux 1440
			Cynosure	Affirm[TM]
	1 410nm	Erbium fiber	Solta Medical	Fraxel re：fine
	1 320nm	Nd：YAG	Cynosure	Affirm[TM]
	1 064nm	Nd：YAG	Fotona	QX 点阵 1064

三、点阵激光治疗规范检查表

点阵激光治疗规范核查见表 2-7-2-2。

表 2-7-2-2　点阵激光治疗核查表

项目	内容	是	部分	否
操作前准备	仔细核对患者基本信息：姓名、性别、年龄、主诉			
	签署点阵激光治疗知情同意书			
	术前彻底清洁治疗部位皮肤			
	使用数码相机或 VISIA 拍照存档			
	治疗区域皮肤进行表面麻醉和消毒			
	佩戴保护眼罩			
	开启点阵激光治疗仪并进行质检			
	根据适应证更换合适的治疗手具			
	根据适应证更换合适的治疗模式			
	根据适应证设置合适的治疗参数			
	佩戴好工作帽、口罩、手套及护目镜等			
	患者治疗前心理辅导，避免紧张和焦虑			
操作过程	在治疗区进行光斑测试，根据皮肤反应微调治疗参数，直到出现预期的治疗终点反应			
	治疗顺序可以依操作的便捷性逐一展开，不同光斑之间尽可能避免重叠			
操作后护理	治疗结束后，及时予以冷敷等处理缓解治疗后的红肿、疼痛和灼热感			
	术后给予表皮生长因子或成纤维细胞生长因子或外用含有透明质酸、类人胶原等成分的医用敷料，促进皮肤屏障修复			
	进行术后护理方法指导			

四、常见操作错误及分析

1. 治疗手具选择错误　部分设备配有多个治疗手具，不同的手具适用于不同适应证。临床上，缺乏经验的操作者容易选错治疗手具，导致疗效欠佳。

2. 治疗模式选择不合理　比如超脉冲 CO_2 激光点阵手具具有 Deep FX 和 SCARR FX 模式，分别对应于较薄的增生性瘢痕（100~1 500μm）和较厚的增生性瘢痕（1 500~4 000μm）。如果选择 Deep FX 模式治疗厚度超过 1 500μm 的瘢痕，可能导致疗效不理想。

3. 点阵激光参数设置不合理　有时为了增加疗效，可能会提高能量。提高能量的同时，容易忽视降低治疗密度，"高密度、高能量"模式进行治疗非常容易导致持久性红斑、色素沉着和瘢痕等不良反应发生。

4. 光斑重叠过多或出现遗漏 光斑重叠区域导致治疗强度过大诱发不良反应,光斑遗漏区域容易导致治疗无效。

5. 针对特殊治疗部位未能降低治疗能量 很多初学者容易忽视下眼睑、颈部、胸前等特殊治疗区域,未降低该部位的治疗能量,因此增加了瘢痕增生的风险。

五、相关知识测试题

1. 点阵激光研发所根据的主要激光理论是

A. 选择性光热作用理论   B. 扩展的选择性光热作用理论

C. 局灶性光热作用理论   D. 比尔定律

E. 粒子数反转理论

2. 非气化型点阵激光适应证**不包括**

A. 凹陷性瘢痕   B. 增生性瘢痕   C. 黄褐斑

D. 脱发   E. 白癜风

3. 气化型点阵激光适应证**不包括**

A. 凹陷性瘢痕   B. 增生性瘢痕   C. 太田痣

D. 光老化   E. 白癜风

4. 点阵激光禁忌证**不包括**

A. 疱疹病毒感染等活动性感染者

B. 4 周内皮肤晒黑者

C. 皮肤炎症反应活跃期

D. 皮肤敏感性增加的皮肤屏障受损患者

E. 正在服用异维 A 酸的患者

5. 下列**不属于**点阵激光并发症的是

A. 细菌感染   B. 瘢痕形成   C. 持久性红斑

D. 皮肤敏感   E. 色素沉着

答案:1. C 2. E 3. C 4. E 5. D

第三节 脉冲激光治疗

一、概述

脉冲激光是指激光能量可以按脉冲方式发射的激光器,相比于传统的连续性激光器、半连续激光器,脉冲激光器具有更好的有效性和安全性,这是因为脉冲激光符合 1983 年 Anderson 博士等人提出的选择性光热作用理论。该理论指出,根据不同组织的生物学特性,在激光波长和激光能量合适的前提下,如果脉冲激光单个脉冲持续的时间(脉冲宽度)小于或等于靶色基(比如色素小体、文身墨水颗粒、血红蛋白)的热弛豫时间,就不会引起周围组织的热损伤,从而达到在有效治疗病变的同时,对病变周围正常组织损伤最小的目的。临床上常用于治疗色素和血管问题的激光器多属于脉冲激光器,如 Q 开关红宝石激光(694nm)、Q 开关翠绿宝石激光(755nm)、Q 开关 Nd:YAG 激光(1 064/532nm)、皮秒激光(755nm、

1 064/532nm、785nm)、脉冲染料激光(585nm、595nm)、半导体激光(810nm)等。选择性光热作用理论让脉冲激光实现了有效性和安全性的完美统一,脉冲激光的诞生因此也成为激光医学史上的里程碑事件。

二、脉冲激光治疗操作规范流程

(一) 适应证

1. **良性色素增加性疾病**　基于选择性光热作用原理,运用 Q 开关技术研制的短脉冲激光器,如 Q 开关红宝石激光、Q 开关翠绿宝石激光、Q 开关 Nd:YAG 激光等。这些脉冲激光为良性色素增加性疾病的临床治疗提供有力的武器。可以安全有效地运用于表皮色素增加性疾病(如雀斑、雀斑样痣、咖啡斑、斑痣合并交界性、脂溢性角化病等)、真皮色素增加性疾病(如太田痣、褐青色痣、伊藤痣、蓝痣、痣细胞痣、药物诱发的色素沉着等)和真 - 表皮色素增加性疾病(如复合痣、色素性毛表皮痣、混合型黄褐斑、炎症后色素沉着等)。不同的 Q 开关脉冲激光在良性色素增加性疾病临床治疗的有效性和安全性上存在差异。

QS755nm 翠绿宝石激光对雀斑、太田痣、褐青色痣、咖啡斑等效果更佳,而色素性毛表皮痣、斑痣、雀斑样痣等疗效欠佳。

QS694nm 红宝石激光对色素性毛表皮痣、脂溢性角化病、雀斑样痣等难治性色素增加性疾病的疗效有提升。

深肤色人群采用 QS755nm 翠绿宝石激光和 QS694nm 红宝石激光治疗时,容易引起长期或永久性色素减退。由于色素对 1 064nm 波长吸收率较低,因此 QS1 064nm Nd:YAG 激光在深度色人群的治疗上更加安全。近年来,皮秒激光的出现使得褐青色痣、太田痣的治疗效果得到了提升,同时也丰富了黄褐斑等疾病的治疗手段。

2. **祛文身**　由于文身染料颗粒有不同的颜色,根据颜色互补色原理,QS 短脉冲激光器可以很好地应用于文身的祛除治疗上。其中,QS694nm 红宝石激光对于黑色、蓝黑色文身非常有效,对于部分绿色、紫色、紫红色文身也有效;QS755nm 翠绿宝石激光对于黑色、蓝黑色文身效果好,对于蓝色、绿色文身治疗效果更好;QS1 064nm Nd:YAG 激光对于黑色、蓝黑色文身效果好;QS532nm Nd:YAG 激光对于红色文身效果好,对于紫色、橙色文身有一定的治疗效果,对黄色文身治疗效果差;皮秒激光治疗文身效果更佳,对黄色文身也有一定的疗效。多种颜色文身可以采用不同波长激光同时治疗或分次治疗。

3. **血管性疾病**　基于扩展的选择性光热作用理论,脉冲激光以血管内的血红蛋白为靶色基,加热血管组织,导致血管凝固破坏,从而可以治疗多种血管性疾病,包括血管瘤、鲜红斑痣、毛细血管扩张症、蜘蛛痣、樱桃状血管瘤、化脓性肉芽肿、静脉畸形等。一般来说,小血管治疗使用较短的脉冲宽度,较大的血管采用较长的脉冲宽度治疗;较深的血管和深肤色患者宜采用较大的光斑、较长的波长和脉冲宽度进行治疗。常见的可应用于血管性疾病治疗的脉冲激光有磷酸钛氧钾(KTiOPO4,KTP)激光(532nm)、脉冲染料激光(585~595nm)、长脉冲宽度 Nd:YAG 激光(1 064nm)等。

4. **脱毛**　脱毛是脉冲激光治疗的常见适应证之一。脉冲激光脱毛以其方便快捷、安全高效等特点成为祛除多余毛发的主要手段,常用于脱毛的脉冲激光有半导体脉冲激光(800nm、810nm)、双波长半导体脉冲激光(810nm+940nm)、翠绿宝石脉冲激光(755nm)等。脉冲激光脱毛治疗每次平均减少 20%~30% 毛发,达到多余毛发显著减少的平均治疗次数为

5~8次。其中,上唇、下颌、头皮及后背脱毛效果相对欠佳,面部其他部位、胸部、腿部、腋下效果最好。

5. 面部年轻化 除了常见的点阵激光、强脉冲光、射频、聚焦超声技术之外,近年来,皮秒激光的问世为面部年轻化治疗提供了新的治疗手段。比如,PicoWay 皮秒激光配备532nm 和 1 064nm 的 Resolve 手具,通过全息聚焦点阵技术,将高能激光束分别传输至表皮层(532nm)和真皮层(1 064nm),通过激光诱导光学击穿效应和激光诱导空穴效应分别在表皮和真皮造成空泡形状的机械性损伤,诱导胶原纤维和弹力纤维的生成,达到嫩肤、除皱的年轻化效果。同时保持表皮真皮交界的完整,减少色素沉着的风险。

(二) 禁忌证

1. 绝对禁忌证

(1)光敏性皮肤及患有与光敏相关的疾病。

(2)治疗区域皮损为癌前病变或恶性肿瘤。

(3)治疗部位有活动性感染;治疗区域有开放性伤口。

(4)对疗效、美观程度有过高期望的患者。

(5)不同意签订知情同意书和不同意接受术前拍照的患者。

2. 相对禁忌证

(1)近 2 周内有日光暴晒史,术后不能做到防晒者。

(2)妊娠或哺乳期。

(3)瘢痕体质者。

(4)免疫力低下或正在服用激素类药物、免疫抑制剂的患者。

(5)有凝血功能障碍者。

(6)患者有精神疾病或精神障碍不能配合治疗者。

(7)有其他严重系统性疾病者。

(三) 操作前准备

1. 患者的准备

(1)正确理解并签署脉冲激光治疗知情同意书。

(2)术前彻底清洁治疗部位皮肤。

(3)使用数码相机或 VISIA 等影像采集设备拍摄治疗部位的照片并存档。

(4)必要时术前使用表面麻醉药进行表面麻醉,麻醉充分后再次清洁皮肤。

(5)采用无颜色的消毒剂对治疗区域进行消毒。

(6)为患者戴好保护眼罩。

(7)告知患者治疗过程中可能出现的感受,避免患者紧张和焦虑。

2. 物品(器械)的准备

(1)保持室内安静整洁、光线柔和,构建舒适的治疗环境。

(2)开启脉冲激光治疗仪,确认仪器自检程序是否通过,确保仪器正常工作。

(3)根据治疗需求,选择合适的治疗手具、治疗模式。

(4)根据不同的适应证,配置好治疗参数,包括脉冲宽度、能量密度、发射频率等。

3. 操作者的准备

(1)通过问诊和辅助检查手段,明确患者是否具有脉冲激光治疗适应证。

（2）通过详细询问病史，排除相关的禁忌证。

（3）与患者详细沟通治疗的预期效果、治疗的周期和间隔时间、术后可能出现的不良反应，避免因为理解偏差产生分歧或纠纷。

（4）治疗前，仔细核对患者基本信息，包括患者姓名、性别、年龄、诊断，再次确认患者是否已拍照和签署知情同意书。

（5）佩戴好工作帽、口罩、手套及脉冲激光护目镜等。

（四）操作步骤

（1）在治疗开始之前，在治疗区进行光斑测试，根据皮肤反应微调治疗参数，直到出现预期的治疗终点反应。

（2）治疗过程中，治疗手具应与皮肤表面垂直。

（3）治疗顺序可以依操作的便捷性逐一展开，不同光斑之间尽可能避免过度重叠。

（4）治疗过程中，患者可感到治疗部位有刺痛感或灼热感，应及时冷敷缓解不适，降低不良反应的发生率。

（5）应对患者耐心询问感受、告知治疗进程、给予积极暗示、消除恐惧心理、分散和转移注意力，可有效减轻不适感。

（五）术后护理

1. 治疗结束后，及时予以冷敷等方式缓解治疗后的红肿、疼痛和灼热感。

2. 脉冲激光治疗色素增加性疾病和文身术后，可以局部应用表皮生长因子或成纤维细胞生长因子等，促进皮肤屏障功能的修复。脉冲激光治疗血管性疾病、脱毛和皮秒激光进行面部年轻化治疗术后，可以外用含有透明质酸、类人胶原等成分的医用敷料局部湿敷，加强局部保湿、缓解不适、促进皮肤屏障修复。

3. 脉冲激光治疗术后，如果存在表皮损伤和开放性伤口，应使用生理盐水进行治疗部位的清洁，使用抗生素软膏或类似产品预防感染；如果表皮完整，无开放性伤口，可以采用清水温和地清洁治疗区域。避免使用热水或强力清洁剂清洁治疗区域。

4. 术后较长时间内推荐使用温和的保湿类护肤品。

5. 治疗后应严格防晒，外出建议使用遮阳伞、遮阳帽和涂抹物理防晒为主的防晒产品，一般推荐防晒指数 ≥ 30、PA（+++）以上的防晒霜。

6. 术后避免蒸桑拿、泡温泉等大量出汗的活动。

（六）并发症及处理

1. 皮肤灼伤　脉冲激光治疗术后出现皮肤灼伤主要与治疗能量过高、表皮冷却不足有关，可表现为治疗区红斑、肿胀、发热、疼痛等，一般在术后 24 小时自行消退。严重灼伤时，可出现水疱、大疱，甚至破溃。术后及时予以冷敷降温、保湿敷料湿敷促进皮肤屏障恢复，舒缓不适感。对于水疱、大疱形成和破溃的皮损，应保护好创面，避免污染，可以外用表皮生长因子和抗生素外用制剂，以预防感染，促进其修复。预防灼伤发生需要控制好治疗的能量，做好充分的表皮冷却。

2. 紫癜反应　脉冲染料激光治疗血管性疾病后常常出现紫癜反应，正常情况下 1~2 周可自行消退，无须特殊处理。

3. 色素性改变　脉冲激光治疗后可出现色素沉着或色素减退两种不良反应。色素沉着常见于深肤色类型皮肤，常常与治疗能量过高、术后护理不当有关。多数的色素沉着可自行消退,但局部外用维 A 酸、壬二酸或果酸等化学剥脱剂,以及外用防晒霜等可减轻其症状。脉冲激光治疗后色素减退导致的黑色素脱失较少发生,多为暂时性的,应注意观察。如果发生持久性色素减退,可以采用 308nm 准分子激光治疗或表皮移植治疗。

4. 感染 脉冲激光术后感染较少发生,主要与创面污染、护理不当、特异性体质等有关。为了避免各种机会性感染导致遗留严重瘢痕,需及时给予抗感染治疗。对于免疫功能低下的患者进行激光治疗需谨慎,应避免治疗面积过大,术后要加强创面护理。

5. 瘢痕 脉冲激光在正确操作下,导致瘢痕形成的风险较低。当治疗能量过高、冷却不当时,过高的能量将损伤真皮胶原纤维,诱导瘢痕形成。躯干部文身选择脉冲激光治疗时,如果能量偏高,易引发瘢痕形成。可以采用染料激光、点阵激光、糖皮质激素封闭和硅酮凝胶等进行对症处理。

6. 接触性皮炎 激光治疗术前常常使用利多卡因乳膏进行表面麻醉,部分患者可以因为麻醉药物过敏诱发接触性皮炎,表现为潮红、丘疹、水疱,自觉瘙痒。可以给予抗过敏药物及对症处理。

7. 文身颜色异常加深和文身肉芽肿 由于个体体质差异,部分文身患者在脉冲激光治疗后,可发生过敏性皮炎,形成色素异常、瘢痕疙瘩、肉芽肿等,可以采取相应的处理措施。

(七) 操作注意事项

1. 脉冲激光治疗过程中,光斑以逐一扩展方式进行治疗为宜,避免出现光斑遗漏,同时应避免光斑的过度重叠。

2. 特殊的治疗部位,如四肢、颈部等,应注意适当降低能量密度,避免诱导瘢痕增生。

3. 对于色素沉着体质、瘢痕体质患者,应从低能量开始,谨慎治疗。

(八) 相关知识

常用的色素性疾病治疗激光器见表 2-7-3-1;常用的血管性疾病治疗激光器见表 2-7-3-2。

表 2-7-3-1 常用色素性疾病治疗激光器

激光器名称	波长 /nm	脉冲宽度	临床用途
Q 开关红宝石激光器	694	25ns	内外源性色素性疾病
Q 开关翠绿宝石激光器	755	50ns	文身、真皮色素
Q 开关 Nd:YAG 激光器 /KTP 倍频激光器	1 064/532	5~15ns	黑色 / 红色文身、真皮 / 表皮色素
皮秒 Nd:YAG 激光器(Picosure)	1 064/755/532	550~750ps	文身和真皮 / 表皮色素性疾病
皮秒 Nd:YAG 激光器(Picoway)	1 064/785/532	300~450ps	文身和真皮 / 表皮色素性疾病

注:Nd:YAG. 钕钇铝石榴石;KTP. 磷酸钛氧钾。

表 2-7-3-2 常用血管性疾病治疗激光器

激光器名称	波长 /nm	脉冲宽度 /ms	临床用途
KTP 激光器	532	2~50	毛细血管扩张、酒渣鼻、鲜红斑痣
脉冲染料激光(V-beam)	595	0.45~40.00	血管瘤、鲜红斑痣、毛细血管扩张
脉冲染料激光(V-beam Perfecta)	595	0.45~40.00	血管瘤、鲜红斑痣、毛细血管扩张

续表

激光器名称	波长 /nm	脉冲宽度 /ms	临床用途
双波长血管激光器(Cynergy)	585/1 064	PDL:0.5~40.0 Nd:YAG:0.5~300.0	血管瘤、鲜红斑痣、毛细血管扩张

注:PDL. 脉冲染料激光;Nd:YAG. 钕钇铝石榴石;KTP. 磷酸钛氧钾。

三、脉冲激光治疗规范检查表

脉冲激光治疗规范核查见表 2-7-3-3。

表 2-7-3-3 脉冲激光治疗核查表

项目	内容	是	部分	否
操作前准备	仔细核对患者基本信息:姓名、性别、年龄、主诉			
	签署脉冲激光治疗知情同意书			
	术前彻底清洁治疗部位皮肤			
	使用数码相机或 VISIA 拍照存档			
	治疗区域皮肤进行表面麻醉和消毒			
	佩戴保护眼罩			
	开启脉冲激光治疗仪并进行质检			
	根据适应证更换合适的治疗手具			
	根据适应证更换合适的治疗模式			
	根据适应证设置合适的治疗参数			
	佩戴好工作帽、口罩、手套及护目镜等			
	患者治疗前心理辅导,避免紧张和焦虑			
操作过程	在治疗区进行光斑测试,根据皮肤反应微调治疗参数,直到出现预期的治疗终点反应			
	治疗顺序可以依操作的便捷性逐一展开,不同光斑之间尽可能避免过度重叠			
操作后护理	治疗结束后,及时予以冷敷等方式缓解治疗后的红肿、疼痛和灼热感			
	术后给予表皮生长因子或成纤维细胞生长因子或外用含有透明质酸、类人胶原等成分的医用敷料促进皮肤屏障修复			
	进行术后护理方法指导			

四、常见操作错误及分析

1. 脉冲激光参数设置不合理 比如脉冲染料激光治疗血管性疾病时,应根据血管粗细选择不同的脉冲宽度进行治疗,如果脉冲宽度选择不适用于治疗的血管直径,则疗效较差。

2. 光斑重叠过多或出现遗漏 光斑重叠过度的区域,治疗强度过大可诱发不良反应,光斑遗漏区域容易导致治疗无效。

3. 针对特殊治疗部位未能降低治疗能量 很多初学者容易忽视下眼睑、颈部、胸前等特殊治疗区域,未降低该部位的治疗能量,因此增加了瘢痕增生的风险。

五、相关知识测试题

1. **不符合**选择性光热作用理论的激光种类是

A. 脉冲染料激光

B. Q开关红宝石激光

C. 连续性CO_2激光

D. Q开关半导体激光

E. 皮秒激光

2. 以下激光中可用于痤疮瘢痕治疗的是

A. 脉冲染料激光

B. Q开关红宝石激光

C. Q开关翠绿宝石激光

D. Q开关半导体激光

E. 皮秒激光

3. 常见不良反应为紫癜反应的激光是

A. 脉冲染料激光

B. Q开关红宝石激光

C. Q开关翠绿宝石激光

D. Q开关半导体激光

E. 皮秒激光

4. 常见激光诱导光学击穿效应(LIOBs)的激光类型是

A. 脉冲染料激光

B. Q开关红宝石激光

C. Q开关翠绿宝石激光

D. Q开关半导体激光

E. 皮秒激光

5. 红色和橙色文身首选的脉冲激光器治疗是

A. Q开关Nd:YAG激光

B. Q开关红宝石激光

C. Q开关翠绿宝石激光

D. Q开关半导体激光

E. 脉冲染料激光

答案:1. C 2. E 3. A 4. E 5. A

第四节 激光脱毛术

一、概述

激光脱毛术基于选择性光热作用理论,选择合适的激光波长、能量、脉冲宽度,使激光能穿过皮肤表层到达毛发的根部和毛囊,毛囊、毛干的黑色素选择性地吸收光能,由此产生的热效应会破坏毛囊,从而使毛发失去再生能力。除此之外,激光脱毛还可通过介导毛囊静止期样状态来达到暂时性脱毛的效果。每次使用最优参数治疗可使15%~30%毛发的毛囊完全去除,因此,经过多次治疗后,激光脱毛能够达到永久性毛发减少的效果。

可以用于脱毛的激光:长脉冲红宝石激光(694nm)、长脉冲翠绿宝石激光(755nm)、半导体激光(800nm和810nm)、长脉冲Nd:YAG激光(1 064nm)以及强脉冲光(IPL),其中半导体激光因其操作方便、疗效好、副作用小等优点在临床被广泛应用。以下是目前应用最广泛的半导体激光脱毛的操作规范。

二、激光脱毛术检查操作规范流程

(一) 适应证

适用于所有部位深色或浅色的毛发。

(二) 禁忌证

1. 妊娠期妇女。

2. 有瘢痕疙瘩病史。

3. 治疗区域有开放性伤口、感染或其他皮肤病。

4. 近期使用过光敏药物。

5. 在治疗前6个月内曾使用过其他方式脱毛(如蜡脱)或使用过维A酸类药物者。

6. 晒黑的皮肤。

7. 癫痫患者。

(三) 操作前准备

1. 患者的准备

(1)患者或其法定代理人签署知情同意书,同意脱毛治疗。

(2)脱去衣物及装饰物,充分暴露治疗区域皮肤。

2. 物品(器械)的准备

(1)确认半导体激光脱毛仪设备正常,电源接通。

(2)备皮刀、护目镜、眼罩、压舌板、耦合剂、卫生纸、冰袋、纱布。

(3)保持安静整洁的环境,需要求美者暴露脱毛的部位,选择在室内的隐蔽性空间进行治疗。

(4)在使用前,脱毛仪前应预运行5分钟,使脱毛接触头达到制冷状态。

(5)每次使用前仪器要进行消毒,铺一次性床单。

3. 操作者的准备

(1)核对患者信息:姓名、性别、年龄、脱毛部位等。

(2)仔细询问有无禁忌证。

(3)充分沟通,获得患者或其法定代理人签署的脱毛治疗知情同意书。

(四) 操作步骤

1. 再次确认患者无治疗禁忌证,根据治疗部位采取适当体位。

2. 剃除治疗区域的毛发,并清洁局部,去除油脂和污垢。

3. 医师佩戴护目镜,求美者戴眼罩(必要时)。

4. 将脱毛区域皮肤表面涂上冷凝胶,设置治疗参数,在隐蔽部位进行光斑测试。

5. 治疗头贴紧皮肤,慢慢滑动,发射脉冲,同时观察皮肤反应,调整治疗参数,得到最佳参数,完成整个治疗。

6. 治疗结束后擦净皮肤,局部可用冰袋冷敷。

7. 检查治疗后反应,并交代有关注意事项。

(五) 并发症及处理

1. 术后局部可有轻度烧灼感或轻微红肿,可予以冷敷20~30分钟。

2. 如果出现水疱,立即冰敷处理,如有大疱,可用无菌注射器进行抽疱处理,之后涂抗菌凝胶,防止创面感染,并严格防晒。

（六）操作注意事项

1. 治疗前必须剃净毛发,否则较长的毛发会因吸收过多能量引起局部表皮热损伤,也可导致激光工具不可逆的损坏。

2. 操作过程中注意人文关怀。

3. 注意核对患者身份信息和脱毛部位。

（七）相关知识

1. 毛发的生长呈一定的周期性,主要与毛囊本身的生长周期有关,分为生长期、退行期、休止期,不同部位的毛发有不同的生长周期。激光对退行期、休止期毛发无明显作用,只对处于生长期的毛发才能起作用,因此激光脱毛需经多次治疗效果才明显。在治疗时,处于生长期的毛发比例越高,治疗效果就越好;如果处于生长期的毛发比例越低,则需要的治疗次数就越多。所以,脱毛效果的好坏,与毛发的生长周期及治疗的次数和治疗的频率有关。

2. 毛囊和毛干中的黑色素是激光的靶色基,脱毛的靶目标是毛囊干细胞和乳头部的血管。黑色素吸收光能后,将其转换为热能并扩散,光热从毛干和含黑色素的毛球部分向周围组织传导。为达到理想的脱毛效果,激光的能量除了要破坏毛发本身外,还应破坏毛囊中的毛发干细胞。光能量从毛发传导到毛囊的毛发干细胞所需的时间为热损伤时间(thermal death time,TDT),激光脱毛应该采用接近于 TDT 的较长的脉冲持续时间,从而使热量能够传递至整个毛囊。治疗后的毛囊即刻表现出角质形成细胞肿胀、凋亡及坏死,能否达到毛囊的全层坏死要取决于吸收能量的多少。

3. 激光脱毛时,表皮黑色素可以竞争性地吸收相同波长的激光。对于肤色较深的个体,产生水疱及色素沉着的风险会增高,原因是表皮内较多的黑色素会与毛囊竞争吸收激光能量,从而增加了表皮受到热损伤的危险性;此外,可以达到毛干黑色素深度的激光总能量减少,激光的效能也会降低。综上所述,白皙、未被晒黑的皮肤＋深色发质者的激光脱毛效果最好。

4. 一般情况下,达到脱毛区域毛发显著减少的平均治疗次数为 5~8 次,每次治疗间隔时间 1~2 个月,一旦毛发再生 2~3mm,即可进行再次脱毛治疗。通常,四肢、躯干脱毛每隔 6~8 周治疗 1 次,面部(包括唇毛)、腋毛的治疗间隔为 4~6 周。一般而言,上唇、下颌、头皮及后背部脱毛效果相对欠佳,而面部其他部位、腋下、胸部、腿部脱毛效果好。

5. 治疗过程中,应选择从低能量开始,根据患者的治疗区域皮肤反应情况来调整治疗参数,以患者感到轻度刺痛及皮肤出现轻度红斑为宜。治疗终点为毛囊周围出现红斑和水肿(毛囊性丘疹),但无皮肤灼伤。术后应告知患者注意事项,如 24 小时内避免局部接触热水、洗温泉、洗桑拿等;建议清水清洁治疗区域或使用温和清洁用品;术后 2 日内避免使用刺激性护肤品;整个脱毛治疗期间内应充分保湿、严格防晒等。

三、激光脱毛术规范检查表

激光脱毛术规范核查见表 2-7-4-1。

表 2-7-4-1　激光脱毛术规范核查表

项目	内容	是	部分	否
操作前准备	核对患者信息:姓名、性别、年龄、脱毛部位			
	仔细询问有无禁忌证。充分沟通,获得患者或其法定代理人签署脱毛治疗知情同意书			
	物品(器械)准备:确认半导体激光脱毛仪设备正常,电源接通,并预运行 5 分钟,使脱毛接触头达到制冷状态。准备好备皮刀、护目镜、眼罩、压舌板、耦合剂、卫生纸、冰袋、纱布。每次使用前仪器进行消毒,铺一次性床单			
操作过程	根据脱毛部位采取适当体位,剃除治疗区域的毛发,并清洁局部,去除油脂和污垢			
	医师佩戴护目镜,求美者戴眼罩(必要时)			
	将脱毛区域皮肤表面涂上冷凝胶,设置治疗参数,在隐蔽部位进行光斑测试			
	治疗头贴紧皮肤,慢慢滑动,发射脉冲,同时观察皮肤反应,调整治疗参数,得到最佳参数,完成整个治疗			
	治疗结束后擦净皮肤,局部可用冰袋冷敷			
操作后处置	检查治疗后反应,并交代有关注意事项			

四、常见操作错误及分析

治疗时灼伤治疗区域皮肤。可能原因:备皮时毛发没有剃除干净;忘记在治疗区域涂冷凝胶。

五、相关知识测试题

1. 激光脱毛的靶色基是

A. 水　　　　　　　　　　B. 血红蛋白　　　　　　　C. 黑色素

D. 毛囊干细胞　　　　　　E. 乳头部的血管

2. 下列部位中,激光脱毛效果最好的是

A. 上唇　　　　　　　　　B. 下颌　　　　　　　　　C. 头皮

D. 腋下　　　　　　　　　E. 后背

3. 一般而言,激光脱毛治疗间隔时间为

A. 1~2 个月　　　　　　　B. 1~2 周　　　　　　　　C. 2~3 周

D. 2~3 个月　　　　　　　E. 3~4 个月

4. 下列激光脱毛术后注意事项中,**不正确**的是

A. 24 小时内避免局部接触热水、洗温泉、洗桑拿等

B. 术后 2 日内避免使用刺激性护肤品

C. 治疗区域应严格防晒

D. 治疗区域应注意皮肤保湿

E. 不能使用清水清洁治疗区域

5. 以下论述中,**不正确**的是

A. 毛发的生长周期分为生长期、退行期、休止期

B. 脱毛效果的好坏,与毛发的生长周期有关,与治疗的次数无关

C. 同部位的毛发有不同的生长周期

D. 处于生长期的毛发比例越多,治疗效果就越好

E. 激光只对处于生长期的毛发才能起作用

答案:1. C　2. D　3. A　4. E　5. B

第八章

治疗技术新进展

随着科技的发展,皮肤疾病治疗技术也日新月异,新技术的不断出现极大地提高了临床诊疗效果。及时了解与掌握该领域新知识和新进展,有助于医师提高诊疗技术和能力。

一、激光治疗

(一)皮秒激光

皮秒激光是指激光发射的脉冲持续时间达到皮秒级的激光,其基本原理是根据选择性光热效应理论,利用其强大的瞬间功率,通过发射波长,在尽量不伤害皮肤组织的基础上,以更快的速度和更强大的能量,直接作用于色素,利用光热效应和光机械反应使其破碎,碎块的色素颗粒会被体内巨噬细胞包裹排出体外。由于皮秒激光具有疗效显著、治疗次数少、不良反应小、停工期短等优点,为多种皮肤病的无创治疗提供了一个新选择,在国内外临床治疗中已广泛应用。皮秒激光治疗一般每2周1次,根据每次治疗时的皮肤变化随时调整治疗参数。

1. 适应证

(1)文身。

(2)色素性皮肤病。

(3)光老化和痤疮瘢痕。

2. 禁忌证

(1)瘢痕体质、瘢痕伴功能障碍、增殖性活动期的增生性瘢痕和瘢痕疙瘩。

(2)治疗局部感染的患者。

(3)进展期白癜风等。

3. 简要操作流程

(1)洁面乳清洁皮肤,除去患者首饰,如项链、耳环等反光物。

(2)患者取仰卧位,医师和患者均佩戴护目镜,消毒患者面部皮肤,根据其肤质、皮肤敏感度、皮损部位及颜色深浅调节能量。

(3)治疗时医师手握激光机输出端,垂直照射皮肤表面,先以耳前皮肤行测试扫射2~3次,观察3~5分钟局部反应,能量密度由低到高逐渐增加,以皮肤轻度发红为度。

(4)再以均匀的速度纵横往返扫射全面部,皮损区加强扫射,共2~3次。

(5)一般对于肤色较深者,能量密度需相应降低;肤色较浅者,能量密度相应提高。

(6) 治疗后皮损颜色可有灰白色、微红改变。

(7) 冷敷 30 分钟。

(二) 热玛吉

热玛吉又称电波拉皮，利用聚积热能的原理，经过点阵的集束热传递方式，热能经过表皮层进入真皮层，选择性加热皮下组织缩短纤维间隔，刺激胶原蛋白纤维产生即刻的紧致，热能同时也能够刺激新的胶原蛋白产生，能够让全身各部位（如面颈、腹部、眼睑等）的肌肤增厚饱满，从而实现紧肤、提拉，以及抗皱的功效。

1. 适应证

(1) 上下眼睑　眼周纹、眼角拉提、眼角鱼尾纹、眼袋、收紧眼周松弛皮肤。

(2) 面部　深层皱纹、皱褶、额头纹、鼻唇沟提升、唇部皱纹、眉头皱纹、瘦脸型、发际线变浅、双颊收缩上提、下颌线条清晰、婴儿肥、双下颌等。

(3) 颈部　紧致颈部皮肤、淡化颈纹等。

(4) 身体　腰腹塑形、臀部塑形、腿部塑形、修复妊娠纹、手臂紧致、双手除皱等。

2. 禁忌证

(1) 体内植入心脏起搏器或其他相似电子装置者。

(2) 孕妇。

(3) 严重心脏病、糖尿病、甲状腺功能亢进、晚期肿瘤患者。

(4) 治疗区域伤口未愈合或感染者。

3. 简要操作流程

(1) 清洁面部。

(2) 局部外用表皮麻醉药，作用 45~60 分钟。

(3) 干净纱布去掉表面麻醉药。

(4) 治疗定位，使用热玛吉专用的定位打格纸，将格子印到患者治疗部位。

(5) 取出热玛吉专用治疗头，完成对治疗头的安装。

(6) 调试设备，设置参数。

(7) 治疗期间使用热玛吉专用的耦合剂帮助射频准确施打，整个治疗需要 1~2 小时。

(8) 治疗后即刻对治疗部位冷敷 30 分钟。

(三) 激光辅助透皮给药

激光辅助透皮给药主要是通过破坏皮肤角质层来提高药物渗透率，根据作用层次和目标的不同，可分为剥脱性激光辅助透皮给药和非剥脱性激光辅助透皮给药 2 种类型。

剥脱性激光辅助透皮给药：根据光热效应原理，此类激光直接造成皮肤由外向内的气化区，形成组织缺损来达到破坏皮肤屏障功能的目的，特点为术后会伴有结痂形成。该方法分为传统模式和点阵模式。在辅助透皮给药方面，目前认为，影响药物渗透的主要因素分别为治疗密度、治疗深度（能量）、药物封包（覆盖）时间和药物的相对分子质量。

非剥脱性激光辅助透皮给药：虽然非剥脱性点阵激光对于皮肤角质层不具有打孔式的破坏效应，但研究发现，使用 50 个 /cm^2、能量 50mJ 的波长为 1550nm 的铒玻璃点阵激光后敷氨基酮戊酸，当时间>180 分钟时，皮肤光动力荧光强度的提高具有统计学意义。

1. 适应证

(1) 剥脱性激光辅助透皮给药：光老化、皱纹、凹陷性瘢痕、浅表色素增生、甲扁平苔藓、银屑病、病毒疣等。

（2）非剥脱性激光辅助透皮给药：光老化、皱纹、浅表色素增生、光线性角化、白癜风、斑秃等。

2. 禁忌证　两种类型的激光辅助透皮给药禁忌证基本相同，主要包括：

（1）治疗部位活动性感染（主要是疱疹病毒感染）。

（2）近期晒黑者（4周内）。

（3）皮肤炎症反应活跃期。

（4）治疗区有可疑恶变病灶者。

（5）严重脏器器质性疾病者。

（6）妊娠及哺乳期女性。

对于治疗前（尤其是1个月内）服用过维A酸类药物者是否应纳入禁忌证，目前尚有不同意见，对于这些患者的治疗应采取慎重态度。

3. 简要操作流程

（1）洁面乳清洁皮肤，除去患者首饰，如项链、耳环等反光物。

（2）取仰卧位，医师和患者均佩戴护目镜，消毒患者面部皮肤，根据其肤质、皮肤敏感度、皮损部位及颜色深浅调节能量。

（3）使用非剥脱点阵激光或剥脱点阵激光治疗一遍，光斑不重复，面部覆盖无菌纱布。

（4）将目标药物（如肉毒毒素）以生理盐水稀释，喷洒至患者皮损目标部位。

（5）覆盖无菌面膜以保持湿度15分钟。同时使用冰袋冰敷，在治疗当日清水洁面，第2日使用常规产品护肤。

二、干细胞疗法

干细胞是一类具有多向分化潜能、广泛存在于造血系统及结缔组织中的成体干细胞。除具有支持造血功能外，在一定条件下可分化为中胚层及神经外胚层来源的多种间质细胞，如成骨细胞、软骨细胞、脂肪细胞、肌肉细胞、成纤维细胞、内皮细胞、神经元和胶质细胞等。

1. 适应证　目前，干细胞疗法在炎症性皮肤病各种临床前模型研究中均得到良好结果。

（1）特应性皮炎、银屑病。

（2）系统性硬皮病及自身免疫性疾病引起的皮肤损伤等。

（3）皮肤损伤修复与组织工程再生。

2. 禁忌证

（1）高度过敏体质或者有严重过敏史者。

（2）休克或全身衰竭、生命体征不正常及不配合检查者。

（3）晚期恶性肿瘤患者。

（4）全身感染或局部严重感染者，需抗感染康复后才能进行治疗。

（5）合并心、肺、肝、肾等重要脏器的功能障碍。

（6）凝血功能障碍，如血友病。

（7）血清学检查阳性者，如艾滋病、乙型肝炎、梅毒等。

（8）非神经系统疾病，或者诊断上尚未明确者。

(9)极个别的期望值过高,或者有不切合实际的要求者。

3. 简要操作流程 以间充质干细胞为例:

(1)从自体腹部皮下脂肪中获取(约5粒米粒大小的脂肪组织),分离提取出脂肪间充质干细胞,并采用自体血清进行扩增培养,等待细胞制备。

(2)严格执行护理查对制度,双人核对床号、姓名、性别、年龄、细胞制剂规格、细胞种类、细胞编号、有效期。

(3)为患者做心电图;并使用心电监护,测量生命体征并记录。

(4)准备好用物,携带用物至床旁,2名医护人员再次核对患者信息,解释细胞治疗的目的及意义,取得患者配合。

(5)建立静脉通路,先缓慢输入生理盐水约5分钟。

(6)2名医护人员床旁再次核对床号、姓名、性别、年龄、细胞制剂规格、细胞种类、细胞编号、有效期,并签字。

(7)细胞输入前与患者及其家属再次核对,无误后将细胞悬液与静脉通路相连。

(8)调节输液速度,10分钟内宜慢(20~30滴/min),患者无不适且未出现不良反应后再调节输入速度为50~60滴/min(如患者年迈、心肺功能不好,可根据病情减慢输液速度)。

(9)密切观察患者回输中反应。

(10)细胞回输完毕,再快速输入生理盐水冲管。

(11)回输完毕,再次测量患者生命体征并记录。

(12)回输完毕后交代相关注意事项,嘱患者留观0.5~1.0小时。

三、富血小板血浆疗法

富血小板血浆(platelet-rich plasma,PRP)疗法是将人的全血经过离心后得到富含高浓度血小板的血浆,后把富含大量生长因子的血小板注射回患者损伤的部位,对患处组织细胞和基质的再生起到促进作用,从而加速组织的修复,以此来达到治疗的目的。主要作用机制是血小板激活后释放出多种生长因子协同作用,促进局部修复细胞的增殖分化及细胞外基质的合成,从而增强组织再生和修复能力。PRP具有"强大的组织修复能力",治疗效果优势与传统方法相比显得尤其明显。

1. 适应证
(1)大面积皮肤软组织溃疡。
(2)下肢皮肤脉管性溃疡。
(3)难以愈合的创面。
(4)白癜风、瘢痕疙瘩、雄激素源性秃发、斑秃等。

2. 禁忌证
(1)血液性疾病患者,如血小板功能障碍、严重贫血。
(2)血源性感染,如铜绿假单胞菌感染者。
(3)恶性肿瘤患者。
(4)凝血酶过敏患者。

3. 简要操作流程
(1)抽取患者自身的外周血液40ml。

(2)通过离心装置收集血液中的富含血小板的血浆。

(3)利多卡因局部麻醉。

(4)皮下注射 PRP 至治疗部位。

由抽血至注射等操作仅需要 30 分钟左右,每月 1 次,3 个月为 1 个疗程。

四、相关知识测试题

1. 皮秒激光适用的疾病是

A. 色素性皮肤病   B. 黑色素瘤   C. 基底细胞癌

D. 白癜风   E. 天疱疮

2. 干细胞疗法在皮肤科的适应证中**不包括**

A. 特应性皮炎   B. 银屑病   C. 皮肤损伤修复

D. 皮肤组织工程再生   E. 皮肤黑色素瘤

3. 下列疾病可用富血小板生长因子疗法治疗的是(多选题)

A. 大面积皮肤软组织溃疡   B. 皮肤脉管性溃疡   C. 难以愈合的创面

D. 白癜风   E. 雄激素源性秃发

4. 富血小板生长因子疗法的禁忌证**不包括**

A. 血液性疾病,如血小板功能障碍、严重贫血

B. 血源性感染,如铜绿假单胞菌感染

C. 难以愈合的创面患者

D. 凝血酶过敏的患者

E. 恶性肿瘤患者

答案:1. A   2. E   3. ABCDE   4. C

第三篇 常用整形美容外科技术专科技能

第一章

传统整形美容外科技术

第一节 皮肤浅表肿物切除术

一、概述

皮肤浅表肿物只是一个体征的粗略描述，并不是一个疾病诊断。它涉及的疾病有多种，可能是良性病变，也可能是恶性病变。

常见的良性皮肤浅表肿物有色素痣（nevus pigmentosus）、皮脂腺痣（sebaceous nevus）、血管瘤（hemangioma）、脂肪瘤（lipoma）、皮脂腺囊肿（sebaceous cyst）、瘢痕疙瘩（keloid）等，切除相对简单，术中操作要注意无菌原则、整形外科操作原则。

常见的恶性皮肤浅表肿物有基底细胞癌（basal cell carcinoma）、鳞状细胞癌（squamous cell carcinoma）、黑色素瘤（melanoma）等，在切除过程中还需要注意无瘤原则，且可能涉及后续放疗、化疗等处理，需及时和患者进行沟通。

不同皮肤浅表肿物有不同的处理方式，但也有其共性。临床上若遇到一个患者有皮肤浅表肿物时，面诊先做问诊，再做体格检查，根据采集到的病史、体征，作出初步诊断，再根据预判的诊断作相应的处理。始终以患者的安全为第一位，依次考虑以下问题：①适应证，是否需要做切除术；②禁忌证，能否耐受切除术；③操作前准备及操作步骤，如何做切除术；④并发症及其处理，做完切除术后需要注意什么事项。

二、常见的皮肤浅表肿物

1. 色素痣 又称细胞痣，属于发育畸形，为黑色素细胞系统的良性病变。根据痣细胞的分布分为交界痣、混合痣、皮内痣。交界痣发生于身体任何部位，掌、跖及外阴部位的色素痣常属于这一类，有恶性变的可能，需及早切除。尤其是临床上出现轻微疼痛、灼热、或刺痛，边缘出现卫星小点、突然增大、颜色加深、有炎性反应、破溃出血等变化时，应提高出现恶变的警惕；尚可见一种特殊类型的无色素痣。

2. 皮脂腺囊肿 又称"毛根鞘囊肿"，俗称"粉瘤"。因皮脂腺导管发生阻塞，分泌物淤积滞留，腺体逐渐膨大而形成。皮损体积大小不等，生长缓慢，可见于身体任何部位，以头面部皮脂腺分泌旺盛的部位多见。位于皮肤浅层,呈半球形,部分膨出皮面,表面光滑,中央部位常有凹入的黑色小点状"脐孔",瘤体质软光滑稍有张力,一般基底活动度佳。以手术完整摘除为佳。

3. 皮脂腺痣 由表皮、真皮及皮肤附属器所构成,是一种先天性发育异常,出生时或童年早期就存在。皮损多为单发,轻度隆起、淡黄色,表面光滑、柔软;至青春期皮脂腺发育成熟时,形成乳头瘤状或线状涡群样的斑块;而老年的皮损呈疣状,质地坚韧,并可在皮脂腺的基础上发生肿瘤样增生。一般需在青春期前进行治疗,主要是通过手术予以切除。青春期后本病的恶性程度增高。

4. 脂肪瘤 成熟脂肪细胞组成的一种良性软组织肿瘤,大多为单一柔软的皮下结节或肿块,隆起如球形,表面皮肤正常,触之柔软可以被推动,与皮肤无粘连,一般无自觉症状。其生长有自限性,生长缓慢,至一定时期后,趋于稳定。手术切除是治疗脂肪瘤的较好方法,需完整切除,以防复发。

5. 血管瘤 血管组织构成的先天性肿瘤,多见于婴幼儿,女性多于男性,有时出生时即可发生,少数在儿童或成年期发病。皮损特点:表面皮肤光滑,或有结节隆起,有时呈均匀或色彩斑驳的淡红色或淡紫色,皮下或深部组织内有可压缩性或波动性肿物,有时可触及血管。治疗上可酌情采用普萘洛尔口服/外敷、激光治疗、注射治疗等,手术治疗并非首选。

6. 皮肤纤维瘤 又称纤维细胞瘤、组织细胞瘤。并非真正的肿瘤,可能是微小皮肤损伤所引起的成纤维细胞反应性增生。可发生于外伤、蚊虫叮咬之后,也可能在"不知不觉"中发生。皮损为缓慢增长的圆形、卵圆形坚硬结节,质地坚硬,单发多见,为褐色、红色或黄色,与表皮粘连,基底可推动,界限分明,无自觉症状,病程缓慢。一般可不必治疗,单发者手术切除,多发者可用激光治疗,或者瘤体内注射类固醇皮质激素。

7. 瘢痕疙瘩 瘢痕疙瘩为超出原皮损范围的瘢痕,有明显增厚,红、痒,不能自然消退,但不会引起挛缩。好发部位为前胸、胸部、肩部、耳垂、上臂和颈部。单纯外科治疗易复发,需辅以放疗、激素治疗等。

8. 脂溢性角化 又称脂溢性疣,多见于老年人,早期损害为小而平的斑疹、丘疹,以后形成斑块,边界不规则,呈淡黄、褐色或茶褐色,直径一般不超过3cm,表面有脂溢性鳞屑,毛囊角栓是其重要特征之一。一般无须治疗,性质不明确时可考虑手术切除做病理检查。

9. 光线性角化 又称日光性角化,好发于曝光部位,是一种癌前病变,也有人认为其本身就是鳞状细胞癌的一种。皮损起初为毛细血管扩张性红斑,之后逐渐发展为黏着性白色疣状增生物,随着病情进展,皮损表面有很难去除的棕黄色鳞屑,有轻微的疼痛或感觉迟钝。首选手术治疗,至少距离边缘0.2cm,切除深度达皮下组织即可;也可以冷冻治疗、放疗、外用氟尿嘧啶乳膏。

10. 基底细胞癌 最常见的皮肤恶性肿瘤,与长期日晒有关,多发于暴露于日光的部位,好发于60岁以上的老人。可能由皮内痣发展而来,也可能来自皮脂腺痣,或者接触砷剂。发展相对缓慢,很少发生转移;有多种临床亚型。需完整切除病变组织,切除范围至少距离边缘3mm,切除深度常达皮下组织甚至深筋膜,需评估组织学边界后再进行修复。Mohs手术可以将原发肿瘤5年治愈率增至96%,复发肿瘤5年治愈率增至90%,值得推荐。

11. 皮肤鳞状细胞癌 发生率在皮肤恶性肿瘤中居第二位,可以原发为光线性角化或鲍恩病。最初表现为一个硬结、无疼痛的、红色或皮色丘疹或斑片；随着病情的进展，皮损变为大而深的、质硬的结节或溃疡，表面形成痂壳，去除痂壳后，可见境界清楚的乳头状基底，皮损也可形成"菜花样"。常用外科手术治疗，切除范围距离边缘 0.5~1.0cm 或以上，切除深度至少达皮下组织，术中快速冷冻切片有助于肿瘤的彻底切除。Mohs 手术可降低复发风险。

12. 皮肤黑色素瘤　起源于黑色素细胞的恶性肿瘤，有"ABCDE"五项诊断标准：

A（asymmetry）：不对称性：形状不对称。

B（border）：边缘不整齐，呈锯齿状改变。

C（color）：颜色斑驳。

D（diameter）：直径>6mm。

E（elevation）：隆起。

黑色素瘤作为一个肿瘤，其生长分为 2 个阶段：①大部分病变早期水平生长，这一阶段并不转移，如果此时将肿瘤完整切除，则预后很好；②进入垂直生长阶段并有浸润性肿瘤形成时，预后不佳，可能有淋巴结转移及远处转移，需完善相关检查（区域淋巴结超声、肺部 CT、全身骨扫描、PET/CT 等），再制订相应治疗方案。

13. 隆突性皮肤纤维肉瘤　纤维组织源性肿瘤，起源于真皮中一种多向分化间质细胞（CD34 阳性细胞），是一种少见的中度恶性肿瘤。可发生于任何年龄，以青壮年最常见。皮损初为皮内硬结或硬红斑，单发或多发，生长缓慢，数年或数十年后突然迅速增大，表现为半球形，向表面隆突，病程长者皮肤光滑发亮，可见毛细血管扩张，质地较硬，与皮肤粘连固定，基底活动，一般无自觉症状。通常不发生转移，易复发。首选外科治疗，扩大切除（距瘤体边缘 3~5cm），或通过 Mohs 手术切除。

三、皮肤浅表肿物切除术操作规范流程

(一) 适应证

1. 皮肤良性病变　色素痣、皮脂腺囊肿、皮脂腺痣、脂肪瘤、皮肤纤维瘤、瘢痕疙瘩等。

2. 皮肤恶性病变　光线性角化、基底细胞癌、皮肤鳞状细胞癌、皮肤黑色素瘤、隆突性皮肤纤维肉瘤等。

3. 可疑皮肤恶性病变活检　皮肤浅表肿物性质不明时，以及怀疑恶性病变，需要明确性质再决定下一步治疗方案时，应行活检。但高度怀疑黑色素瘤时不建议活检，除非是远处确认有转移，或者局部已经有破溃。

(二) 禁忌证

手术禁忌证包括全身性禁忌证和局部禁忌证。

1. 全身性禁忌证　全身性禁忌证多为相对禁忌证。

(1) 未控制好的糖尿病，血糖浓度>13.8mmol/L。

(2) 营养不良，血浆白蛋白<25g/L。

(3) 使用类固醇激素。

(4) 脓毒血症。

(5) 严重的心脑血管疾病、肝肾功能不全、出血性疾病等。

2. 局部禁忌证 局部急性炎症。

术前通过必要的检查明确患者基本情况、并排除手术禁忌证。如果手术范围较小，患者能够配合的话，可以选择局部浸润麻醉。术前检查相对简单：血常规、凝血全套、输血前四项（乙型肝炎、丙型肝炎、梅毒、艾滋病）。40岁以上者应术前测血压，60岁以上者应术前完善心电图检查，老年患者必要时还需查肝肾功能、血糖。

如果手术范围比较大，或者患者不能配合局部麻醉等特殊情况，需选择全身麻醉，可收住普通病房或日间病房。除以上术前检查外，还需根据病情酌情完善胸部 X 线片、超声、心肺功能、MRI、PET/CT 等特殊检查。

（三）术前知情同意书的签署

如果患者没有手术禁忌证，拟开展手术治疗，一个非常重要的步骤是术前知情同意书的签署。

由于患者日益重视个人的合法权益，医疗过程有时会涉及法律层面的问题，医务人员必须高度重视，由主刀或一助签署。术前需充分告知手术的必要性、手术方式的选择、可能发生的并发症、后遗症，可能产生的费用。

术前充分告知至关重要，否则术后出现一些术前没有告知的并发症、后遗症，哪怕是合理范围内的，医师往往需要花十倍、百倍的时间进行解释、安抚，而且医患之间的信任容易被破坏，往往导致沟通效果不佳。若患者年龄小于18岁，或者思想、经济并不独立，需要在监护人的陪同下签署手术知情同意书。

（四）操作前准备

1. 患者的准备 全身麻醉患者术前需禁食 8~12 小时，禁饮>4 小时。局部麻醉患者对禁饮、禁食无特殊要求。

2. 物品（器械）的准备 一般由供应室进行准备，但是医师也必须熟悉。包括器械包、布类包及其他手术器材。

（1）灭菌器械包：刀柄、刀片、镊子、皮肤拉钩、剪刀、血管钳、巾钳、持针器、缝线等。

（2）灭菌布类包：无菌巾、中单、孔被、手术衣。

（3）必要时，需要准备电刀、电凝等。

3. 操作者的准备

（1）核对患者信息：姓名、性别、年龄、主诉、手术部位和项目。

（2）全身麻醉患者需确认禁食、禁饮时间。

（3）查看患者血常规、凝血功能、心电图及既往检查结果，明确患者有无手术禁忌证。

（4）确定患者已签署手术知情同意书。

（5）确定病理检查单已申请。

（五）进入手术室操作步骤

1. 手术人员的术前准备 术者需要遵循一定的规章制度进行术前准备，主要目的是保证手术在无菌的条件下操作，减少医源性污染。

（1）一般准备：术者进入手术室前，先要更换手术室内的清洁鞋和洗手服，衣服的下摆要扎入裤头里面，戴好口罩和帽子。口罩要掩住口鼻，帽子要将所有头发都盖住。洗手前要先剪短指甲，并将甲缘下的污垢完全去除。手臂有破损、化脓性感染者，禁止参加手术。

（2）外科手消毒：人体皮肤表面存在着微生物群落，包括常驻菌和暂驻菌。前者存在于皮肤皱褶和毛孔深处，不易被擦拭掉；后者来自环境中，松散附着于皮肤表面，易被清除。

手臂的消毒包括清洁和消毒两个步骤。新型手消剂已将过去的刷手、浸泡等步骤简化。清洁手臂至肘上 10cm 后从手指至肘上顺序擦干水；再以手消剂消毒两遍手臂：第一遍至肘上 6cm，第二遍达腕部即可。指尖、指蹼、皮肤皱褶处最容易藏污纳垢，应当注意充分洗消。

（3）穿无菌手术衣和戴手套：手臂消毒后并不是绝对无菌状态，而只是相对无菌状态，所以外科手消毒后要尽量减少接触物品。手臂消毒法能清除皮肤表面几乎所有的暂驻菌和部分常驻菌；在手术过程中，深藏的常驻菌可能逐渐移行到皮肤表面。所以手臂消毒后，除了穿无菌手术衣外，还要戴上无菌橡胶手套。有些皮肤浅表肿物比较小，手术可以很快完成的，可以仅戴无菌手套而不用穿无菌手术衣。

1）穿无菌手术衣：手臂消毒后，从已打开的无菌衣包中取出无菌手术衣一件，在手术室空旷处穿着：先认出衣领，将衣服的里面对着自己，用双手提起衣领的两角，充分抖开手术衣。看准袖筒入口，将衣服轻轻抛起，双手迅速同时深入袖筒内，两臂向前平举伸直，在巡回护士的协助下将双手伸出袖口。不戴手套在巡回护士的帮助下系好腰带（传统式手术衣），或者戴手套在其他戴好手套的术者帮助下系好腰带（包被式手术衣）。

2）戴手套：手套有不同号码（6.5 码、7.0 码、7.5 码、8.0 码），根据自己的手大小选择合适的手套。未戴手套的手，只允许接触手套套口向外翻折部分（戴好后为手套的里面），不可触及手套的外面；已戴好手套的手不可触及未戴手套的手或另一手套的里面。

2. 患者术区的准备 同理，患者的皮肤表面也存在常驻菌和暂驻菌，需要通过术区的准备去除暂驻菌，并抑制常驻菌的移动，最大程度减少手术部位的感染。一般由手臂已经清洁、消毒，尚未戴手套的术者进行患者术区皮肤的消毒和无菌巾的铺盖。

（1）备皮：手术区域附近如果毛发浓密，可能影响显露和操作，可以在术前去除。为降低手术部位感染，推荐在手术开始前但不宜在手术室内用电动推刀、剪毛器、脱毛剂去除毛发，现已不推荐刀片去毛。

（2）消毒：近年来，新型专用皮肤消毒剂陆续问世，因其刺激性小、可长时间停留在皮肤表面、消毒抑菌作用持久而被广泛应用于临床。常见的有络合碘、聚维酮碘等。

1）消毒顺序：由相对清洁区向不清洁区消毒。例如：普通部位皮肤消毒，由手术区中心部向周围涂擦；感染部位、肛门区手术、高度怀疑恶性肿瘤部位手术，由手术区外周向手术区中心涂擦。消毒纱布只能按顺序单向涂擦，不能返回擦相对清洁区域。

2）消毒范围：手术区皮肤消毒范围要包括手术切口周围 15cm 的区域。如切口有延长的需要，应相应扩大消毒范围。

（3）铺单：手术区域消毒后，需铺盖无菌巾，遮盖非手术区域，为手术操作提供充分的无菌平面。

1）铺单范围和层次：铺单后仅显露手术切口周围约 2cm 以内的皮肤，手术切口以外的皮肤必须覆盖 4 层以上的无菌巾。

2）铺单顺序：无菌巾先铺相对不洁净的区域，最后铺靠近操作者的一侧。最底层的无菌巾可以用巾钳夹住，以防散落或移动。使用巾钳之前要确认没有夹住患者的皮肤。此时负责铺单的术者需要将手臂再次消毒,穿无菌手术衣、戴无菌手套。而中单、大单由戴无菌手套的术者进行铺置。

3)无菌巾一旦铺设完成,如果位置不准确,只能由手术区中央向外移动,不能由外向内移动。

(六) 麻醉

皮肤浅表肿物的切除常用局部浸润麻醉,也可能选取神经阻滞麻醉,少数情况下需在麻醉专科医师的帮助下实施全身麻醉。

1. 局部浸润麻醉 麻醉师将局部麻醉药注射到手术部位的组织内,直接阻滞神经末梢的一种方法。

一般说来,局部麻醉药物浓度越高则毒性越大,呈指数级增长,常用的局部麻醉药为0.25%~0.50% 利多卡因或 0.50% 普鲁卡因。局部麻醉药物注入血管内的毒性为注入组织内毒性的 16 倍。所以在推注局部麻醉药物的时候,一定要养成回抽的习惯,以免麻醉药误入血管。

另外,局部麻醉药物中常常加用 1/200 000(即 5mg/L)肾上腺素,它可使血管收缩,除对术区可起到止血的效果外,更重要的是降低局部麻醉药物的毒副作用,且延长时效可达50%~70%;血管收缩约比麻醉效果晚 8~10 分钟出现。高血压患者慎用肾上腺素,缺血性血管病的患者禁用肾上腺素。

局部浸润麻醉时,不含肾上腺素的利多卡因(也称为普通利多卡因)总量建议不超过4mg/kg;含肾上腺素的利多卡因的总量建议不超过 7mg/kg;为提高安全性,8 岁以下儿童只使用最大允许剂量的 80%。此外,由于酰胺类麻醉药经肝脏代谢并通过肾脏排泄,对于有严重肝病或肾病的老年患者,应将利多卡因总剂量减少约 50%。

2. 神经阻滞麻醉 将麻醉药注射至手术区神经干或神经丛周围(而非神经干里面),使神经传导受阻。常用 1%~2% 普鲁卡因或 1%~2% 利多卡因。此法具有用药量少、麻醉时间长、麻醉区域较广的特点,适合于头面颈部、肢端的手术,尤其是感染性病灶及其他不适合局部浸润麻醉的情况。

3. 以下方法可以最大程度减少推注局部麻醉药物时的疼痛感:

(1)将 4% 碳酸氢钠与 2% 利多卡因按 1∶9 的比例混合。

(2)使用小针进行注射,如 30G 的针头。

(3)初次注射垂直于皮肤,或接近垂直于皮肤。

(4)小注射器(1.0ml、2.5ml)更易于操作。

(5)将药液加温到 37℃左右。

(6)缓慢推注,并注意以语言进行安抚。

(七) 手术操作步骤

临床上,有不少皮肤浅表肿物位于颜面部。随着经济水平的日益提高带来大家对高生活品质的追求,患者对术后外观的恢复要求也越来越高。在切除肿块、治疗疾病的同时,患者往往也希望术后瘢痕细小、隐蔽,不影响功能和外观。这就要求在操作过程当中,规范进行整形外科手术操作。

1. 切口

(1)切口设计

1）切口方向尽量与皮肤褶皱线一致。

早在 1861 年，Langer 报道用圆锥穿刺尸体皮肤时，穿刺伤口不呈圆形，而是宽窄不一的线状裂缝，该线与皮肤真皮内胶原纤维和弹力纤维的排列方向一致，被称为皮肤张力线（Langer 线），沿着该线做皮肤切口，愈合最快，术后出现的瘢痕最轻。

近年有医师提出，按照 Langer 线设计切口并不能得到最佳的瘢痕。这是因为 Langer 线仅仅考虑了真皮层的胶原纤维的张力方向，没有考虑深部肌肉的收缩方向，尤其是颜面部，深部的表情肌对于面部皮肤褶皱线影响很大。沿着皮肤褶皱线设计切口，远期的瘢痕将更美观，四肢关节的切口横行设计也是同理。

2）若手术切口必须跨过皮肤褶皱线或四肢关节，可设计成"S"形，预防术后出现直线瘢痕挛缩。

3）在颜面部还可沿轮廓线或区域之间的分界线做切口，如鼻翼旁、唇缘、耳廓前、发际缘、下颌缘等，尽量隐蔽切口。

（2）皮肤切口操作：取锐利的 15 号小圆刀或 11 号尖刀，刀刃与皮肤垂直成 90° 刺入真皮下或皮下脂肪浅层，然后刀柄与皮肤成 45°~60° 角度运行，至末端再竖起刀刃成 90° 角切入，提起。切口一气呵成，做到全长与深度工整，创缘垂直，不做来回切割拉锯动作。

另外，在毛发区内做切口时，刀刃走行角度略倾斜以平行于毛发生长方向，这样可以尽量避免损伤毛囊。

2. 剥离 在组织剥离的过程中，应锐性剥离与钝性剥离相结合。在浅筋膜和深筋膜之间，有一层疏松结缔组织，里面含血管少，在此层进行剥离时出血少、损伤小，是我们常用的外科平面。

（1）浅筋膜：位于真皮和深筋膜之间，由脂肪和结缔组织的纤维组成，是一层脂肪膜性结构。

（2）深筋膜：位于浅筋膜深面，又称"固有筋膜"，由致密结缔组织构成，包被于体壁和四肢肌肉表面。

3. 止血 止血是各种手术的基本要求，以防术后继发血肿、感染。

（1）局部麻醉药物中加入 1/200 000 肾上腺素可以达到减少创面出血的目的，但有些情况下术后会出现反跳，要加以注意。

（2）术中用微型电凝止血或双极电凝止血，做到精细止血，对组织损伤较小。

（3）较广泛的渗血创面，可以用温湿盐水纱布压迫止血。

（4）比较难以止血的地方还可以采用缝合结扎的止血方法。

（5）上下肢手术适当应用充气或橡皮止血带，可以减少术中失血；在松止血带后，创面可以加压包扎 5 分钟左右抑制毛细血管充血反应导致的广泛渗血，再辅以电凝或结扎，达到彻底止血的目的。

4. 清洗 手术结束、缝合伤口前宜冲洗，以清除组织碎片、预防感染，有利于组织修复。清洁创面用生理盐水冲洗即可；污染创面用稀释的络合碘、1.5% 过氧化氢溶液、生理盐水反复冲洗。

5. 引流 体表肿物过大、切除后创腔过大时，可能因为渗血、止血不完善造成术后血肿、积液或感染，此类手术往往需要考虑术后引流。引流可采用橡胶膜片、引流管、香烟卷引流及负压引流,可根据患者病情酌情使用。一般于术后48~72小时拔除引流管,特殊情况下负压引流可延至术后3~4日,甚至更长时间再拔除。

6. 缝合 理想的缝合应该是分层缝合,并做到精准对位、松紧适度,深部不留无效腔,浅部(皮肤层)无张力。避免在皮肤缝合时用大针粗线。

有一些操作能明显优化术后瘢痕的恢复。

(1)创缘外翻缝合:理想的伤口闭合不一定十分平整,而要膨出形成明显的"嵴"。皮肤对合非常整齐的伤口,瘢痕有时反而会有增宽的趋势;而在边缘外翻,甚至是过度外翻的伤口,这种趋势大为降低,考虑是减少了闭合张力所致。

(2)及早拆除皮肤缝线,防止遗留"铁路轨道"样缝线印迹。如果缝线能及早拆除的话,缝线的粗细不会明显影响瘢痕的外观。

(3)整形外科医师喜欢选择精细的缝线缝合皮肤,其实是需要皮下减张缝合的,或者辅以无菌拉力胶带将达到更好的效果。

另外,皮肤黏合剂已经越来越广泛地被应用于临床,它可以在伤口闭合方面发挥一定的作用,主要是无张力伤口的闭合,大多情况下是深部真皮已经缝合消除闭合张力。请注意:黏合剂本身不会使皮缘外翻,外翻必须通过深层缝合实现。

7. 包扎与固定 手术后伤口的包扎也是手术的重要步骤之一。例如:皮片游离移植术后,妥善加压包扎固定对于术后最终结果非常关键。

(八) 并发症及处理

1. 心、肺、脑血管意外 ①心脏意外,如心绞痛、心肌梗死、心律失常和心搏骤停。②肺部并发症,如低氧血症、呼吸困难。③脑血管意外等。尤其以老年人或原有心、肺、脑疾病的患者容易出现。

预防措施:术前应询问病史,年龄>60岁或原有心、肺、脑疾病的患者术前检查血压、完善心电图及肺功能,尽量请专职麻醉师监测患者生命体征,以保障患者的安全、尽量降低手术风险。一旦出现心、肺、脑血管意外,应立即中止治疗,就地组织抢救。

2. 麻醉意外 局部麻醉过程中可能出现变态反应、中毒反应,甚至出现心率增快、血压增加,乃至死亡。因此操作过程中必须随时观察患者的意识、呼吸、血氧饱和度等,避免出现严重并发症。

预防措施:注射局部麻醉药过程中注意回抽,以免误入血管;加用肾上腺素时,注意剂量,并充分混匀。术前应询问病史,了解既往病史及药物使用情况。

3. 感染 疼痛是感染最敏感的指标,其他临床表现包括伤口局部红斑、肿胀、皮温增高等炎症表现,甚至于硬结、波动感、伤口出现脓性分泌物。一般于术后3~5日出现。

预防措施:按无菌原则进行操作;关闭伤口前充分冲洗;必要情况下预防性使用抗生素。

4. 出血 术后发现伤口处张力增加、伤口处渗出较多量血液,有时伴疼痛或周围瘀斑,要警惕术后继发出血。

预防措施:术前检查出凝血时间、血小板计数及凝血酶原时间。熟练掌握解剖,尽量减少对组织不必要的损伤;术中彻底止血;术后加压24~48小时有助于持续止血。

5. 伤口裂开 伤口裂开通常发生在术后1周内,若患者合并伤口愈合不良相关的基础疾病,可能发生得更迟。常见的原因:高张力部位(关节伸侧)、萎缩性皮肤(高龄、以前受过辐射的皮肤)、使用抑制伤口愈合的药物(如全身性使用皮质类固醇、西罗莫司、依维莫司等)、血液循环差(如下肢末端)、发生血肿、感染等。

预防措施:妥善处理患者的基础情况,如控制血糖、加强营养、酌情停用抑制伤口愈合的药物;术中注意无菌、无创操作,尽量减少对组织的损伤,彻底止血、深层利用可吸收缝线充分缝合减张等。

6. 瘢痕　只要是切开皮肤做手术,瘢痕就在所难免。虽然大多数手术留下的瘢痕在美观和功能上还可以接受,但少数情况下出现的异常瘢痕可能会很严重,甚至导致功能受限。例如:增生性瘢痕和瘢痕疙瘩,两者都会引起瘙痒和疼痛,都是隆起且坚硬的瘢痕,但前者不会超过原手术伤口,后者会延伸到原伤口之外。

预防措施:术前、术中注意事项前文已经介绍,不再赘述。术后需要保持伤口清洁、干燥,预防感染。辅以脉冲染料激光、CO_2点阵激光、硅酮制剂积极预防瘢痕形成。

7. 复发　皮肤恶性肿瘤切除术后切口或切口周围皮肤表面可出现新发的小疙瘩或类似皮疹样小疙瘩,需警惕复发,建议及时前往医院就诊。有些良性病变术后同样可能复发,如色素痣、皮脂腺囊肿,表现为切口或切口附近新发病灶,与术前原发病类似。

预防措施:术前、术中注意事项前面已经介绍。术后根据肿块病理结果决定是否需要定期随访,以及是否需要后续放疗、化疗。

(九) 操作注意事项

1. 在进行皮肤浅表肿物切除操作前,需学习和掌握有关整形美容外科的基本知识,能够初步判断皮肤浅表肿物的性质。

(1)并不是所有的皮肤浅表肿物都需要切除,如脂溢性角化就不用切除。

(2)皮肤浅表肿物是良性病变(如色素痣)的话,旁开肿块边缘 1mm 切除即可。

(3)皮肤肿物是恶性病变(如基底细胞癌)的话,需要根据性质旁开肿块边缘 3~5mm,甚至更多。

(4)大多数怀疑恶性病变的皮肤浅表肿物可以先切取小块组织送病理检查以明确性质,再决定后续治疗方案。但并不是所有恶性病变都适合局部切除送病理检查明确性质,如黑色素瘤就不适合。

2. 所有完整切除肿块均需送病理检查,并根据病理检查结果决定是否需后续治疗。

3. 掌握外科手术操作的相关理论,包括围手术期处理、无菌技术、无瘤原则、整形外科操作原则。

4. 术后需及时向患者交代术后注意事项。

5. 术后处理　体表肿块切除大多数情况下是一个小手术,局部麻醉下操作、门诊即可完成,做完手术后患者一般无明显不适感,但还是建议患者在术后 24 小时内禁止驾车、高空作业等危险性操作,并且最好有专人陪同。建议局部按压数分钟,达到止血的效果。术后48~72 小时建议冷敷,有收缩血管、止血、镇痛、消肿的诸多功效。但要注意保持干燥,避免把敷料弄湿。

四、皮肤浅表肿物切除术规范检查表

皮肤浅表肿物切除术规范核查、评估见表 3-1-1-1、表 3-1-1-2。

表 3-1-1-1　皮肤浅表肿物切除术操作规范核查表

项目	内容	是	部分	否
操作前准备	核对患者信息：姓名、性别、年龄、主诉			
	询问患者既往有无高血压，以及心、肺、脑疾病等病史			
	询问有无服用抗血小板药物、抗凝药物（如阿司匹林、氯吡格雷等）的情况及有无出凝血异常疾病史			
	确认患者有无麻醉药物过敏史			
	查看患者血常规、凝血功能、心电图及既往检查结果			
	预判患者是否需要专职麻醉师监测生命体征			
	确定患者已签署手术知情同意书。并准备好病理检查单			
	物品（器械）准备：手术器械包、缝线、手套；监护设备、氧气及急救药品准备妥当			
	原发肿块的范围、拟扩切的范围是否标记			
操作过程	外科手消毒过程：清洁一遍，至肘上 10cm；消毒两遍，首次至肘上 6cm，第二次至腕上			
	患者皮肤消毒过程：由相对清洁区域向相对不清洁区域消毒；消毒两遍；消毒没有留白，没有回擦			
	铺单：离开切口 2cm，切口以外皮肤需要 4 层以上布单遮盖			
	局部浸润麻醉：注射时有回抽；旁开肿块注射			
	手术操作：做好切口设计；切皮垂直进刀、垂直出刀，没有拉锯式往复动作；剥离有层次；止血彻底；缝合前清洗；缝合分层次、有皮下减张的概念；皮缘外翻；外盖纱布、包扎			
术后处置	可能诊断			
	鉴别诊断			
	切除组织活检			
	向患者简要介绍术中操作情况			
	交代患者术后注意事项，如初次换药时间、保持伤口清洁干燥、饮食建议、拆线时间，以及其他注意事项			

表 3-1-1-2　皮肤浅表肿物切除规范操作评估表

项目	好(5分)	一般(3分)	差(1分)
操作过程流畅度			
操作检查熟练度			
人文关怀			

注：该表适用于各种整形外科专科技能规范操作评估。

评分标准：

好：有术前交流、谈话及签字；手术操作过程能整体完成，操作熟练流畅，手术设计合理，术后无并发症；人文关怀到位，有术后饮食及注意事项的交代。

一般：能有部分的术前交流、谈话及签字；手术操作过程能整体完成，操作较熟练，手术方法基本正确，术后有轻微的并发症；人文关怀不足，但能有术后饮食及注意事项的交代。

差：缺少重要的术前交流、谈话及签字；操作过程不熟练，操作粗暴，手术设计错误，出现严重并发症；无人文关怀。

五、相关知识

(一) 手术进行中的无菌原则

无菌技术是临床医学的一个基本操作规范,包括各种灭菌和消毒的方法,以及相关的操作规则和管理制度。

在手术开始以前,手术器械、物品均已灭菌消毒,手术人员也完成了手臂消毒、穿手术衣、戴手套,患者手术区也已消毒并铺盖无菌巾,这已初步为手术提供了一个无菌的操作环境。但在手术操作过程中,如果没有一定的规章制度来保持这种无菌状态,则很容易污染已经消毒的物品或手术区域,导致感染。医学生在进入手术室最初,建议先熟读、背诵无菌原则,在实践中提高,从业早期即养成精准的无菌操作习惯将会受益终身。

1. 无菌区域　手术人员穿无菌手术衣和戴无菌手套后,不能接触未经消毒的物品,否则视为污染。个人的无菌区域为肩以下、腰以上、腋中线以前的身前区域,以及双侧手臂。手术台及器械推车铺设无菌巾后,台面范围以上也是无菌区。除此以外的区域均为有菌区域,不能接触,否则视为污染,需要立即更换或重新消毒。手和前臂不可垂至腰部和手术台以下。

2. 传递物品　需要在手术人员前面传递手术器械或物品。坠落到手术台以下的器械物品均视为污染,不可拾回再用。

3. 术中手套破损立即更换手套。虽然手已消毒,但手套下皮肤深层的常驻菌可移至术者皮肤表面,并迅速繁殖生长。针眼大的破口在 20 分钟内就会有数以万计的细菌通过。手套接触到有菌地方,也应立即更换。

4. 前臂或肘部碰到有菌地方,应立即更换无菌手术衣或加套无菌袖套。

5. 无菌巾、布单一旦被浸湿,其无菌隔离效果不再完整,应加盖无菌布单。

6. 做皮肤切口之前,需用络合碘或 75% 乙醇溶液再涂擦消毒皮肤一次。手术完毕缝合切口前,需用生理盐水冲洗切口;切口两旁皮肤擦涂一遍络合碘或 75% 乙醇溶液。

7. 手术过程中,同侧手术人员如需调换位置,一人应先退一步,背对背地转身到达另一侧位置,以防接触对方背部有菌区。如需换至手术台的对侧时,换位人双手合于胸前,双肘紧贴侧胸,面对手术台,经患者足端(放置无菌器械台的一侧)转移。

8. 参观手术的人员不宜太多,应与手术人员和无菌器械台保持 30cm 以上的距离,尽量减少在手术室的走动。

9. 术中应避免强力呼气、咳嗽、喷嚏,不得已时需背向无菌区。禁止高声说话、嬉笑和讨论工作以外的内容。口罩潮湿后,需及时更换。

10. 因故手术需要暂时停止(如等待病理切片报告)时,切口应覆盖无菌巾。

11. 手术进行时不开窗通风,不用电风扇。室内空调机的风口不能对着吹向手术台。

12. 从无菌容器中取出的无菌物品,即使没被污染,也不能放回原来无菌容器。

13. 所有可疑被污染的物品,一概按污染处理。

(二) 整形外科的手术操作原则

传统概念里,皮肤浅表肿物的切除后伤口按预期愈合,肿瘤没有残留即算手术成功。随着生活水平的提高,除以上标准以外,患者有更高要求,希望远期功能、外观能达到最佳康复。这就要求医师还要遵循整形外科原则进行操作,包括无菌、无创、无无效腔残留、适度张力缝合、无创面遗留。

1. 无菌技术 虽然合理使用抗生素对预防和控制感染有一定的作用,但必须注意:任何抗生素都不能替代无菌技术。在手术即将结束、关闭伤口之前,以生理盐水冲洗伤口,去除血凝块、组织碎片,都对预防感染极为重要。

2. 无创技术 无创技术是指在手术过程中,尽量减少不必要的创伤。

(1)手术器械力求精密:刀片缝针必须锋利;缝合材料要精细,以求将组织反应控制到最小。

(2)尽量避免对组织造成不必要损伤:避免过度牵拉、挤压、钳夹、扭转、撕裂、摩擦,禁忌粗暴操作。

1)切口皮缘尽量用皮肤拉钩牵拉,而减少用镊子钳夹。没有皮肤拉钩只有镊子可用时,可用镊子牵拉切缘皮肤,或钳夹真皮层软组织(而不是表皮),尽量避免造成刮痕。

2)擦拭伤口、创面血渍时,尽量以垂直"蜻蜓点水"样擦拭,而不是水平暴力摩擦。

3)避免用过热的纱布湿敷,避免用干纱布擦拭创面。

(3)切口小并不等于无创:如果没有内镜的辅助,一味以小切口来体现无创技术是不可取的。当术区范围比较大时,如果没有内镜辅助,切口小反而会损伤更大,因为在盲视下操作,损伤的组织可能更多。

3. 无无效腔残留 因局部组织缺损,创面封闭后在皮下或深层出现的空隙即为无效腔,这是造成血肿、感染的潜在危险因素。

(1)缝合时记得创腔深部要闭合,必要时加压包扎辅助闭合。

(2)小的无效腔可以通过缝合封闭;大的无效腔需要转移组织瓣充填或放负压引流管。

(3)创面或创腔彻底止血,防止术后血肿形成。

4. 适度张力缝合 整形外科医师将伤口缝得漂亮、远期瘢痕不明显的诀窍之一是皮下减张缝合,从而不让皮肤承载过多张力。过度张力下强行缝合可能引起组织器官移位、缝合边缘皮肤切割伤(尤其是缝线选择偏细、而深部组织减张缝合不到位时),远期会出现蜈蚣虫样的瘢痕。张力过大还可能造成组织缺血坏死、伤口裂开,或者伤口直接全层裂开,需要再次手术;即使伤口没有全层裂开也容易出现远期瘢痕增宽,不利于美观。

5. 无创面遗留 在切除皮肤浅表肿物时,尽可能不遗留创面。否则易招致感染、形成肉芽、形成较为明显的瘢痕,影响美观。

(三)手术进行中的无瘤原则

部分皮肤浅表肿物可疑为恶性肿瘤时,在诊疗过程当中应遵循无瘤原则。

1. 术前检查 术前检查要轻柔,尽量减少检查频率。如头颈部恶性肿瘤患者穿刺次数过多、多次活检,均易造成瘤细胞脱落。

2. 减少局部浸润麻醉 癌性病灶治疗时要尽量减少局部浸润麻醉,否则容易使局部压力增高,增加肿瘤细胞播散的风险。

3. 缩短活检术与根治术间隔时间 肿瘤活检术与根治术间隔时间越短越好,提倡术中快速冰冻病理检查。如对高度怀疑恶性的体表肿瘤时,可尽量采用术中快速冰冻病理检查,少行常规病理检查。

4. 术中操作

(1)术中尽量使用超声刀或电刀,其可使小的淋巴管和血管封闭,减少癌细胞进入脉管的机会,同时具有杀灭癌细胞的功能。

(2)旁开肿块、沿手术间隙层面进行操作,而不要切割癌灶组织,以免引起癌细胞扩散。

(3)术中尽量进行锐性分离,少用钝性分离,因钝性分离挤压易引起癌细胞扩散。

(4)处理癌灶周围血管应先结扎静脉,再结扎动脉,这样可减少术中癌细胞进入血液循环的概率,减少肿瘤血行转移。

(5)淋巴结的清扫应当由远及近,并尽可能做到淋巴结整块切除,减少癌细胞的淋巴管转移。

(6)根据肿瘤生物学特征决定手术切除范围,可根据经验来预判进行:如基底细胞癌可以旁开肿块 3~6mm 切除,黑色素瘤根据病灶的厚度旁开 1~2cm 切除,隆突性纤维肉瘤旁开肿块 3~5cm 切除,然后根据快速病理检查结果决定是否需要继续扩大切除,切缘要达到无癌,并有一定的正常组织。

(7)病灶完整切除后,创腔以大量 42℃蒸馏水或化疗药物冲洗,以减少癌细胞残留的可能性。术者和器械护士应当更换手套和器械,重新铺单进行修复。

(四) Mohs 手术

20 世纪 30 年代,Frederic Mohs 医师创立了最初 Mohs 手术技术,主要就是利用水平冷冻切片,对切下的整个肿瘤的外周和深部切缘全面进行组织学评估,如果肿瘤有残余,再在确切位置切除一层组织,并保留未受累的组织。重复该过程,直至切缘阴性。这种术式能最大限度保留对美观和解剖学要求高的区域(眼、鼻、唇、耳廓周围)的正常组织;且在多数情况下,术后继发缺损可立即进行重建;对于高危肿瘤,该方法的复发率低于标准手术切除。主要缺点是非常耗费人力和时间,推广起来有一定的难度。

六、常见操作错误及分析

1. 违反无菌原则进行操作　从术者背后传递物品、双手放至手术台下、双手无意识接触有菌物品(如术中不自觉扶自己的眼镜)。

2. 违反整形外科操作原则　用镊子粗暴夹持皮肤、缝合时残留无效腔、缝合后皮缘没有外翻、皮下减张缝合不到位。

3. 违反无瘤原则对肿瘤进行操作　在高度疑似肿瘤的肿块内注射局部麻醉药物、操作时由肿瘤区域向外周推进、对高度疑似的小面积黑色素瘤进行术前活检等。

七、相关知识测试题

1. 患者,男,25 岁,因"近半年发现颜面部有一皮下肿块"就诊。检查:左侧面颊部有一直径约 1cm 的半球形肿块,表面皮肤光滑,中央部位有似针眼大小的黑色小点,肿块可以被推动。根据诊断可能性,应优先考虑

A. 脂肪瘤　　　　　　　　B. 血管瘤　　　　　　　　C. 纤维瘤

D. 皮脂腺囊肿　　　　　　E. 以上均不是

2. 以下关于局部麻醉药物中加入肾上腺素的说法中,**不正确**的是

A. 主要目的是收缩血管

B. 收缩血管起效比麻醉药起效晚

C. 可以减少局部麻醉药物的毒性作用

D. 可以延长局部麻醉药物的起效时间

E. 常用浓度为 1/20 000

3. 以下方法中,**不可以**减少推注局部麻醉药物时疼痛感的是

A. 将 4% 碳酸氢钠与 2% 利多卡因按 1:9 的比例混合

B. 使用小针进行注射,如 30G 的针头

C. 初次注射垂直于皮肤,或接近垂直于皮肤

D. 小注射器(1.0ml、2.5ml)

E. 将药液冷藏到 4℃ 左右

4. 关于术中止血,下面描述中**不正确**的是

A. 止血是各种手术的基本要求,以防术后继发血肿、感染

B. 局部麻醉药物中加入肾上腺素即可有效达到减少创面出血的目的

C. 术中用微型电凝止血或双极电凝止血,做到精细止血,对组织损伤较小

D. 较广泛的渗血创面,可以用温湿盐水纱布压迫止血

E. 比较难以止血的创面可以采用缝合结扎的止血方法

5. 患者,男,73 岁,1 年前发现左侧颜面部有一斑块,边界不规则,呈茶褐色,直径约为 2cm,表面有脂溢性鳞屑、毛囊角栓。考虑诊断为

A. 基底细胞癌 　　　　　B. 鳞状细胞癌 　　　　　C. 光线性角化

D. 脂溢性角化 　　　　　E. 以上都不是

答案:1. D 　2. E 　3. E 　4. B 　5. D

美容缝合技术
(视频)

第二节　美容缝合

一、概述

美容缝合(cosmetic suture)是以最大程度减少远期瘢痕形成为目的,遵循整形外科原则,一般采用精细器械及较细缝线缝合皮肤的一类缝合技术的总称。

美容缝合的特点:注重远期效果,而非缝合后的即时效果;注重无创,而非缝线的粗细;注重切口/伤口的无张力对合,而非切口/伤口缝合后不见缝线;注重根据不同的情况、不同的缝合部位采取不同的缝合方式,而非千篇一律的一种缝合方式。

二、美容缝合操作规范流程

(一)适应证

1. 患者有明确美容要求的各类手术切口。

2. 面部切口及 8~24 小时内无污染的伤口。

3. 位于身体暴露部位,且患者有明确美容要求的伤口。

4. 关节活动部位的伤口及切口。

(二)禁忌证

1. 绝对禁忌证

(1)危急重症患者,不适合美容缝合。

（2）被污染的伤口。

（3）拒绝美容缝合的患者。

2. 相对禁忌证

（1）缺损严重的伤口或切口。

（2）有精神疾病无法配合的患者。

（三）缝合前的准备

1. 患者的准备

（1）签署手术知情同意书。

（2）全身麻醉手术中要求美容缝合关闭切口，其缝合前准备随基础手术的术前准备同时进行。

（3）局部麻醉手术一般无须进行特殊准备。

2. 器械的准备　美容缝合需要较为精细的器械，如整形镊、整形持针器、可吸收及非吸收缝线（可吸收缝线根据情况可适当较粗，如 4-0 或 5-0，外用的非吸收缝线一般至多 5-0，一般多采用 6-0 或 7-0 缝线）。

3. 操作者的准备

（1）核对患者信息：姓名、性别、年龄、主诉。

（2）询问患者既往有无高血压，心、肺、脑疾病等病史，有无服用抗血小板药物、抗凝药物（如阿司匹林、氯吡格雷等）的情况及有无出凝血异常疾病史。

（3）必要时查看患者血常规、凝血功能、心电图及其他相关检验、检查结果。

（4）明确患者有无手术禁忌证。

（5）确定患者已签署手术知情同意书。

4. 操作步骤　美容缝合同其他缝合没有本质上的区别，但要求手术医师更有耐心，缝合更加精细，皮肤对合严密，强调术后远期的少瘢痕和微小瘢痕。

（1）皮下减张

1）传统的皮下减张：向伤口两侧皮下分离至少 1cm，采用 4-0/5-0 可吸收缝线，在距创缘至少 1cm 的皮下由深至浅进针，随后在伤口 / 切口对侧皮下由浅至深出针，打结。缝合中注意勾住真皮。

2）新方法皮下减张：采用 4-0/5-0 可吸收缝线，一般无须皮下分离，从伤口 / 切口进针，由浅至深，随后由深至浅从一侧皮肤出针，出针位置距皮缘至少 1cm，随后由出针处折返再次进入伤口 / 切口（注意：在折返时，针体先在真皮内走行 2~3mm，随后再向深处进入伤口 / 切口），然后在对侧重复上述操作，打结。

（2）缝合皮肤

1）皮内连续缝合：①第一结打在伤口里；②随后进针沿伤口推进，进深出浅，针距适中，走线形成"烧瓶底形"；③从伤口远侧端皮肤面出针，在伤口内弯折缝线，针体折返从出针孔返回伤口，与所留弯折缝线打结并埋于伤口内。

2）间断缝合：同普通间断缝合，但注意边距及针距要较常规缝合为小，二者建议长度比例为 1∶2 或 1∶3。

3）连续缝合：对于减张充分的伤口，连续缝合特别合适，但注意边距要小，不对皮肤形成过分绞扎。

(四) 并发症及处理

1. 感染　多因清创不彻底、皮下减张时残留无效腔引起。建议后续拆除缝线，彻底清创，不留无效腔。

2. 伤口愈合不良或裂开　全身营养不良，缝合时缝扎过紧引起局部皮肤血运不良，局部水肿严重等因素可引起伤口愈合不良，甚至裂开。需补充全身营养，减轻局部水肿；若伤口边缘皮肤坏死，要剪除坏死皮肤；皮下充分减张，然后采用上述方法再次缝合；对于感染、坏死严重者，尚需多次换药，延期缝合。

三、美容缝合规范检查表

美容缝合规范核查见表 3-1-2-1。

表 3-1-2-1　美容缝合操作规范核查表

项目	内容	是	部分	否
操作前准备	核对患者信息：姓名、性别、年龄			
	询问患者既往有无高血压，心、肺、脑疾病等病史			
	询问有无麻醉药物过敏史，尤其是局部麻醉药物(如利多卡因、罗哌卡因)过敏史			
	询问有无服用抗血小板药物、抗凝药物(如阿司匹林、氯吡格雷等)的情况及有无出凝血异常疾病史			
	查看患者血常规、凝血功能、心电图及其他相关检查结果			
	明确患者有无手术禁忌证			
	确定患者已签署手术知情同意书			
	物品(器械)准备：手术刀、整形镊、整形持针器、止血钳、可吸收及非吸收缝线			
操作过程	切除肿物/瘢痕(如外伤等可略过)			
	亚甲蓝标记切除范围			
	络合碘消毒			
	常规铺巾			
	局部浸润麻醉或阻滞麻醉			
	完整切除肿物/瘢痕			
	仔细止血			
	缝合切口			
	皮下减张			
	新式远位减张缝合技术			
	对合严密			
	边缘隆起			
	皮内连续缝合/间断缝合			

续表

项目	内容	是	部分	否
操作过程	切口缘平整			
	外用抗生素软膏涂抹切口			
	敷料覆盖切口并固定			
	肿物送病理检查			
操作后处置	向患者简要介绍手术情况			
	交代患者术后注意事项,如饮食建议,观察切口是否有红肿、边缘发黑等情况			

四、美容缝合训练

美容缝合训练和其他缝合训练没有明显区别,可采用手套缝合法多加训练,有条件者可在动物模型上进行在体训练。最重要的是要先掌握对缝合要求不高的普通缝合,随后逐渐熟悉掌握精细的美容缝合。

五、相关知识测试题

1. 缝合时造成创缘内卷的最主要原因可能是

A. 打结过紧

B. 进针过深

C. 打结过松

D. 两侧进出针间距大于皮下间距

E. 两侧进出针间距小于皮下间距

2. 缝合面颈部皮肤进针时,针尖与皮肤的关系是

A. 针尖与皮肤成 30° 角

B. 针尖与皮肤成 45° 角

C. 皮肤切口两侧进针间距大于皮下间距

D. 皮肤切口两侧进针间距等于或略小于皮下间距

E. 以上说法均不正确

3. 关于一般伤口缝合的叙述,**错误**的是

A. 缝线包括的切口两侧组织应等量、对称,避免留有无效腔

B. 缝合顺序应是先固定侧,后游离侧;先组织薄弱侧,后肥厚侧

C. 缝针应垂直进入组织,避免创缘过度外翻或内卷

D. 缝合应在无张力或最小张力下进行,缝合后打结的松紧要适度

E. 在口角、眼睑等功能部位应避免过长的直线缝合

4. 能选择美容缝合的情况是(多选题)

A. 对外观缝合要求较高的部位:如颜面部或暴露部位

B. 需要减小瘢痕,避免影响功能的部位

C. 患者自身对美观要求较高

D. 污染严重的伤口

E. 伤口组织缺损明显

答案: 1. D　2. D　3. B　4. ABC

第三节　瘢痕切除缝合术

一、概述

瘢痕切除缝合术(excision and suture of scar)是指采用手术方法将瘢痕切除并缝合的一种方法,原则上没有禁忌证,通过此术式可以达到改善外观和功能的目的。

瘢痕(scar)是人体创伤修复过程中的必然产物,可引起皮肤组织的外观形态和组织病理学改变并带来外貌异常及功能障碍等,部分瘢痕会给患者带来身体及精神上的双重痛苦。瘢痕又分为生理性瘢痕和病理性瘢痕,增生及挛缩是瘢痕形成后的主要病理表现,会带来功能障碍及外观畸形,部分瘢痕可以选择手术治疗。

手术同样是一种创伤,同样会产生瘢痕,伤口愈合的过程分为炎症期、增殖期和重塑期三个阶段,目前已有众多手段对这三个阶段进行干预,最终使瘢痕更细小。瘢痕切除术通常能保证在无菌下重新形成创伤愈合,可减少炎症感染对于瘢痕形成的不利影响,减张缝合可减少张力对瘢痕的作用,精细的美容缝合、严密的切口对合均有助于形成的瘢痕更细小,术后配合激光等其他非手术治疗,可以使瘢痕更加淡化。

二、瘢痕切除缝合术操作规范流程

(一) 适应证

瘢痕切除后,再次缝合的伤口又会长出瘢痕,只有新生瘢痕在功能或外观上优于原瘢痕,瘢痕切除手术才有意义。因此,是否实施手术切除需要了解原瘢痕形成的病史,判断该术式能否减少原瘢痕形成的不利条件以取得更好的结果,并最终达到改善外观和功能的目的。具体如下:

1. 明显影响外观的瘢痕,预计切除后能改变行走方向,按照皮纹方向缝合后能有更好外观者。

2. 萎缩性瘢痕。

3. 挛缩瘢痕,预期手术可消除或减轻挛缩程度者。

4. 局限性增生或凹陷性瘢痕。

(二) 禁忌证

1. 绝对禁忌证

(1)严重身心疾病,不能耐受手术者,如严重心律失常、心肌梗死活动期、重度心力衰竭等。

(2)麻醉药物过敏者。

(3)处于月经期,或有凝血功能障碍、严重出血倾向者。

(4)估计切除后张力较大,无法缝合或缝合后影响功能者。

2. 相对禁忌证

(1)手术预期和要求不切实际者。

(2)瘢痕尚未成熟,表现为深红色或者紫红色者。

(3)瘢痕长期破溃感染或怀疑癌变者,不能仅作瘢痕切除缝合,需做病理检查及扩大切除的准备。

(三) 操作前准备

1. 患者的准备

(1)术前进行血常规、出凝血时间及其他必要的检查。

(2)常规检查:40 岁以上患者应术前测血压,60 岁以上患者术前还需完善心电图检查;有高血压、冠心病和心律失常的患者,不论年龄,术前均应完善测血压及心电图检查。若发现禁忌证,应暂缓手术。

(3)若全身麻醉需按要求禁食、禁饮。

(4)清洁手术区域等相关部位。

(5)夏季需准备空调,保持适当温度环境。

2. 物品(器械)的准备　整形外科手术包、注射器、缝合线等。

3. 操作者的准备

(1)核对患者信息:姓名、性别、年龄、主诉。

(2)检查瘢痕的部位、数目、分类、畸形状态等。用指捏法判断瘢痕两侧正常皮肤组织量是否足够,一定要做好术前设计。

(3)询问患者既往有无高血压,心、肺、脑疾病等病史,有无服用抗血小板药物、抗凝药物(如阿司匹林、氯吡格雷等)的情况及有无出凝血异常疾病史。

(4)查看患者血常规、凝血功能等检查结果,明确患者有无手术禁忌证。

(5)全身麻醉患者需确认禁食、禁饮时间。

(6)询问患者有无麻醉药物过敏史。

(7)术前谈话,向患者及家属交代病情、手术目的、手术过程、术后可能达到的效果及可能出现的并发症等,并签署手术知情同意书。

(8)术区准备:术前清洁瘢痕内污垢,毛发区备皮。

(9)术前照相保存。

(四) 操作步骤

1. 瘢痕切除直接缝合术　采用手术方法将瘢痕切除并直接缝合,以达到改善外观或功能的目的。该术式适用于面积较小的瘢痕,通过指捏检查,预计在切除后可无张力缝合的,可以采用。手术步骤如下:

(1)麻醉:按选择的麻醉方式麻醉,如采用局部麻醉,可于麻醉药中加入 1∶200 000 的肾上腺素以减少创面出血,某些部位(如阴茎)不可添加肾上腺素。

(2)瘢痕切除:沿正常组织与瘢痕交界处设计手术切口。刀与皮肤成向外斜 45° 运行切除瘢痕,通常要求完整切除瘢痕,但若是凹陷性瘢痕,可仅切除表层瘢痕,基底可保留部分瘢痕组织作为充填。

(3)创面处理:视皮肤张力情况,对切口两侧皮下组织层进行不同程度的潜行剥离。通常每侧皮下分离的范围为切除瘢痕后缺损大小的一倍左右。以生理盐水冲洗创面,如有潜在感染创面,可用过氧化氢溶液冲洗。观察出血情况,若有明显出血点,可用电凝止血;有动脉端出血采用血管缝合结扎;生理盐水冲洗伤口后缝合伤口。

(4)缝合:切口缝合方向一般尽可能与 Langer 线或皮纹一致,或者与瘢痕纵轴方向一致。通常皮下组织及真皮采用 5-0/4-0 可吸收缝线间断缝合(图 3-1-3-1)。

2. 瘢痕切除减张缝合术　若有一定组织张力,可采用皮下减张缝合。以指捏法估计切口张力,根据张力大小调整皮下减张缝合进针点与切口缘的距离,张力越大,边距越大。采用 5-0/4-0 可吸收缝线自皮下距切口边缘 2~5mm 穿入脂肪层,带上少量真皮,自同侧切口边缘内皮下穿出,再从对侧边缘内皮下穿入,同样带上少量真皮组织,再对应对侧位置穿出打结(图 3-1-3-2)。缝合后切口轻微上凸,此时表面切口无张力,皮肤表面用 5-0至 6-0 无损伤缝线进行褥式缝合或间断缝合

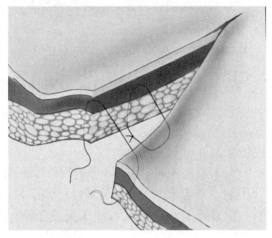

图 3-1-3-1　皮下间断缝合

(图 3-1-3-3)。在皮肤松弛部位不建议过度减张,以免术后皮肤表面凸起不消退。注意缝合的边距和针距,在切口缝合无张力时,可以适当减少边距、扩大针距;两侧创缘厚薄不等时,可采用"厚少薄多"的缝合原则,使缝合口平整。

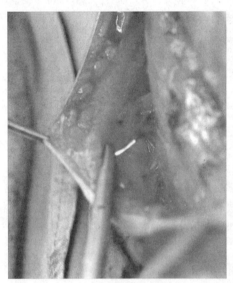
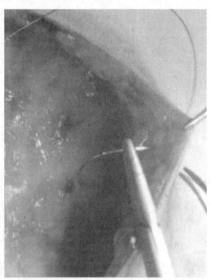

图 3-1-3-2　皮下减张缝合

若有腔隙存在,预计术后皮下可能会出现渗血、积液、感染等,应放置引流。创面缝合并络合碘擦洗后,涂抹抗生素油膏,以消毒纱布覆盖。根据部位不同采用胶布粘贴或者绷带绑缚等进行固定。注意包扎压力要适度,以达到压迫止血和不妨碍静脉回流的目的。

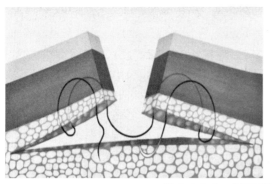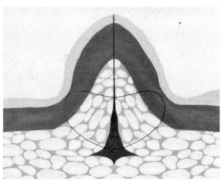

图 3-1-3-3　皮下减张缝合示意图

3. 瘢痕分次切除缝合术　该术式是采用两次或更多次手术将瘢痕全部切除的手术方法。适用于宽度>2cm,不能一次性将瘢痕全部切除,或者虽勉强切除,但切口缝合有明显张力的情况。其单次切除缝合术操作过程类似瘢痕切除直接缝合术。第一次手术只在瘢痕内进行梭形切除后直接拉拢缝合,不累及瘢痕周围正常皮肤。等切口愈合后 1~2 个月,开始进行局部皮肤提拉训练,每日数次,使周围皮肤松动。半年至一年后,在前次切口 0.5cm 左右处再设计切口,切除瘢痕,依次进行,至瘢痕完全切除为止。尤其注意的是,初次切除时尽可能将最终缝合线设计得与皮纹方向一致,在瘢痕内做切除后的创面仍需要按照整形美容的原则进行缝合,以避免愈合后瘢痕增宽,不利于下次瘢痕切除术的进行。

4. 瘢痕切除"W"成形术　是指在瘢痕两侧设计多个锯齿状切口,在瘢痕切除后,形成多个锯齿形小皮瓣,彼此依次交叉缝合。因缝合后的切口形似多个英文字母"W"而得名。该设计使直线状的缝合线成为锯齿状,改变了术后形成瘢痕的方向,使其挛缩不在一个方向上,同时使切口张力不在一个方向上,从而增加了术后局部皮肤的可移动性,减小了瘢痕张力而使术后瘢痕变得不明显。此办法适用于瘢痕面积较大的切除后创面以及挛缩性瘢痕的整复。对于针孔瘢痕显著呈"蜈蚣脚样畸形"者同样适合。

基本手术方式是在瘢痕两侧设计连续"W"形切口设计线,形成多个锯齿状三角形小皮瓣,皮瓣两边一般为 1cm 左右,夹角一般为 60° 左右。设计三角皮瓣时要注意角度相等、大小相等,便于对位缝合。手术过程类似于瘢痕切除直接缝合术(图 3-1-3-4)。

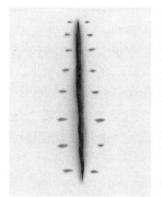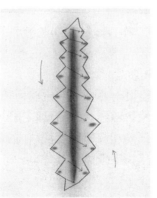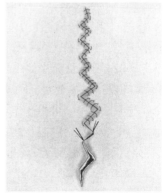

图 3-1-3-4　瘢痕切除"W"成形术示意图

5. 瘢痕切除"Z"成形术 又称"瘢痕切除对偶三角皮瓣成形术",适合于线状或蹼状瘢痕。当挛缩性瘢痕、瘢痕位于关节部位,或者瘢痕走行与面部褶皱线及轮廓线不一致时,以及瘢痕跨面部分区及器官分界线,如位于鼻翼缘、唇红缘、内外眦处时,需要采用该设计。基本方法是沿瘢痕与正常组织交界处标记梭形切口线,以该切口线为中轴,在两侧各设计一方向相反的切口,称为"臂",长度与中轴切口相等,两"臂"与中轴间形成的夹角最好相等,以60°为佳。手术按照设计线切开皮肤和皮下组织,切除瘢痕,在深筋膜表面潜行剥离,形成两个三角形皮瓣,并包含深筋膜。互换位置后可以解除挛缩。将皮瓣与周围皮肤间断缝合,皮下适当缝合数针以期减少皮肤张力。为了隐蔽术后切口,达到整形美容的目的,"Z"成形术的两"臂"可以根据皮纹及褶皱线方向设计成弧形或者流线型。若挛缩的瘢痕条索较长,且两侧弹性软组织不够宽广,可采用多个"Z"成形术矫正。手术操作过程类似于瘢痕直接切除缝合术(图 3-1-3-5)。

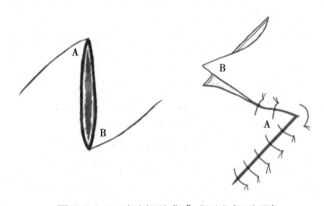

图 3-1-3-5 瘢痕切除"Z"成形术(示意图)

(五) 并发症及处理

1. 出血及血肿 主要是由于凝血障碍、术中止血不彻底、麻醉药中的肾上腺素作用消退后继发出血等原因引起。当覆盖切口的敷料出现血渗湿,或者切口处剧烈疼痛,打开敷料或拆除缝线有血渗出时可以确诊。应在术前与患者确定好其是否有凝血障碍;术中彻底止血,放置引流;术后使用止血药物预防术后出血。如出现出血,则需要拆除缝线,在无菌条件下消除血肿并手术止血。

2. 感染 多为切口感染,表现为伤口红肿热痛及触痛。主要是由于瘢痕组织及周围有潜在感染风险、术中的无菌操作不严格等原因引起。一旦出现,可拆除切口缝线,分泌物做细菌培养,同时局部及全身使用广谱抗生素。

3. 切口裂开 主要见于张力较大或者张力变化较大的部位(如关节部位),由反复伸屈活动牵拉导致;胸腹部可由于患者用力咳嗽或者活动牵拉导致。注意术中妥善缝合切口,必要时行减张缝合;术后可以加用关节制动装置或者切口减张措施。一旦发生,则需要在无菌条件下再次缝合并适当延长切口的拆线时间。

(六) 操作注意事项

1. 瘢痕常易隐藏细菌,术前清洁及术中消毒注意不留死角。

2. 操作轻柔,无创操作。

3. 局部麻醉术后嘱患者于医院内观察 1 小时,必要时可收入院 24~48 小时。其他麻醉手术按麻醉方式的不同进行相应处理。

4. 术后 24 小时换药,并根据引流情况拔除引流片,其后酌情换药或伤口包扎至拆线。

5. 拆线时间与切口部位、切口愈合情况及术中减张缝合等相关,头面部一般为术后 5~7 日,局部血供不佳或创面愈合不良等可适当延迟拆线。

（七）相关知识

1. 瘢痕分类　根据形态和组织学的区别,可将瘢痕分为以下几种类型:

(1)表浅性瘢痕:一般为损伤累及表皮或真皮浅层而形成。临床表现为表面粗糙,部分有色素改变,局部平坦、柔软,有时与周边正常皮肤界限不清。一般无功能障碍。

(2)增生性瘢痕:损伤累及真皮深层形成。临床表现为瘢痕明显高于周围正常皮肤,局部增厚变硬。在早期,因毛细血管充血,瘢痕表面呈红色、潮红或紫红。此期,痒和痛为主要症状,可因搔抓而破溃。在经过一段时期后,充血减轻,颜色变淡,瘢痕变软、平,痒痛减轻或消失。增生性瘢痕虽厚达 2cm 以上,但与深部组织粘连不紧,可以推动,与周围正常皮肤一般有较明显的界限,增生性瘢痕的收缩性较挛缩性瘢痕为小,一般较少引起严重的功能障碍。

(3)萎缩性瘢痕:损伤累及皮肤全层及皮下脂肪组织。临床表现为瘢痕坚硬、平坦或略高于皮肤表面,与深部组织(如肌肉、肌腱、神经等)紧密粘连,瘢痕局部血液循环极差,呈淡红色或白色,表皮极薄,不能耐受外力摩擦和负重,容易破溃而形成经久不愈的慢性溃疡。若长期处于时愈时溃的状态,晚期有发生恶变的可能,病理上多属鳞状细胞癌。萎缩性瘢痕具有很大的收缩性,可牵拉邻近的组织、器官,进而造成严重的功能障碍。

(4)瘢痕疙瘩:损伤常累及全层皮肤。临床表现为高出周围正常皮肤、超出原损伤部位、持续性生长的肿块,扪之较硬,弹性差,局部有痒或痛。病变范围大小不一,形态呈多样性,可以是较为平坦、有规则边缘的对称性突起,也可以是不平坦、具有不规则突起的高低不平的团块,有时像"蟹足样"向周围组织浸润生长(又称"蟹足肿")。瘢痕疙瘩的表面为萎缩的表皮,但耳垂内瘢痕疙瘩的表皮可以接近正常皮肤。大多数病例为单发,少数病例呈多发性。可以持续性生长,也可以在相当长一段时间内处于稳定状态。病变内可因残存的毛囊腺体而产生炎性坏死,或因中央部缺血而导致液化性坏死。瘢痕疙瘩一般不发生挛缩,除少数关节部位病变引起轻度活动受限外,一般不引起功能障碍。瘢痕疙瘩一般不能自行退化,偶有报道病变在绝经期后退化,其退化与病程、病因、部位或症状无关。瘢痕疙瘩的恶变曾有报道,但发生率很低。

在临床上,根据瘢痕的形态,又可分为线状瘢痕、蹼状瘢痕、凹陷性瘢痕、桥状瘢痕等数种。

2. 术后瘢痕防治

(1)功能部位的瘢痕手术拆线后应尽早进行功能恢复锻炼,一般先行被动功能训练,适应后转为主动功能锻炼,至少坚持半年。

(2)术后根据患者病情使用一种或联合多种药物进行综合性治疗,如外用弹力绷带、瘢痕凝胶、硅凝胶、瘢痕软化膏等,至少坚持 3 个月。

(3)术后伤口愈合后可行激光等治疗。

(4)瘢痕疙瘩等情况术后需注射或放射治疗。

(5)其他治疗,如肉毒毒素注射、脂肪注射等。

三、瘢痕切除缝合术规范检查表

瘢痕切除缝合术规范核查见表 3-1-3-1。

表 3-1-3-1 瘢痕切除缝合术操作规范核查表

项目	内容	是	部分	否
操作前准备	核对患者信息：姓名、性别、年龄			
	询问患者既往有无高血压，心、肺、脑疾病等病史			
	询问有无麻醉药物过敏史，尤其局部麻醉药物(如利多卡因、罗哌卡因)过敏史			
	询问有无服用抗血小板药物、抗凝药物(如阿司匹林、氯吡格雷等)的情况及有无出凝血异常疾病史			
	查看患者血常规、凝血功能、心电图及其他相关检查结果			
	明确患者有无手术禁忌证			
	确定患者已签署手术知情同意书			
	物品(器械)准备：手术刀、整形镊、整形持针器、止血钳、可吸收及非吸收缝线			
操作过程	切除瘢痕			
	亚甲蓝标记切除范围			
	络合碘消毒			
	常规铺巾			
	局部浸润麻醉或阻滞麻醉			
	完整切除瘢痕			
	仔细止血			
	缝合切口			
	皮下减张			
	对合严密			
	边缘隆起			
	皮内连续缝合/间断缝合			
	切口缘平整			
	外用抗生素软膏涂抹切口			
	敷料覆盖切口并固定			
操作后处置	向患者简要介绍手术情况			
	交代患者术后注意事项，如饮食建议，观察切口是否有红肿、边缘发黑等情况			

四、常见操作错误及分析

1. 设计错误 设计或缝合伤口不合理，未能与皮纹或皱纹平行，导致最终瘢痕形成外观不理想。

2. 遵守无菌、无创原则不到位,创口感染或损伤严重均会影响最终瘢痕的严重程度。

3. 缝合技术不过关,对合不佳,影响最终疗效。

五、相关知识测试题(多选题)

1. 下列因素中,会影响瘢痕形成的是

A. 年龄　　　　　　　　　　　B. 部位　　　　　　　　　　　C. 人种

D. 损伤深度　　　　　　　　　E. 饮食

2. 下列选项中,符合瘢痕组织学分类的是(多选题)

A. 表浅性瘢痕　　　　　　　　B. 凹陷性瘢痕　　　　　　　　C. 增生性瘢痕

D. 萎缩性瘢痕　　　　　　　　E. 瘢痕疙瘩

3. 一患者面颊部有直径 1cm 的圆形凹陷性瘢痕,下列处理中正确的是(多选题)

A. 按皮肤皱纹方向设计梭形切口,切除瘢痕

B. 沿瘢痕边缘切除瘢痕,按皮纹方向切口皮下减张缝合伤口,修除两侧"猫耳"

C. 沿瘢痕边缘切除瘢痕,如果皮下减张缝合,可以不用考虑伤口缝合方向

D. 切口皮下(或皮内)和皮肤两层缝合

E. 直接圆形切除瘢痕

答案:1. ABCD　2. ACDE　3. ABD

第四节　皮片移植术

一、概述

皮片移植术是通过不同厚度的皮肤移植来修复不同原因皮肤软组织缺失所导致创面的一种方法。该方法自 19 世纪开始应用于临床,随着皮片切取设备和技术的不断发展,其临床应用已成为简单有效、不可缺少的重要修复手段。

二、皮片移植术操作规范流程

(一) 适应证

皮片移植术简单易行,可用于人体任何部位皮肤缺损的修复,只要受区创面新鲜、血供丰富,即可采用皮片移植方式修复。

(二) 禁忌证

1. 严重心肺疾病,如严重心律失常、心肌梗死活动期、重度心力衰竭、哮喘、呼吸衰竭等危急重症,无法耐受操作者。

2. 中重度贫血、低蛋白血症、糖尿病、血管栓塞等影响创面愈合的情况存在者。

3. 长期使用抗凝药物等出血风险较大者。

4. 不适用皮片移植的创面　①无骨膜及软骨膜的创面;②无腱膜的肌腱;③无神经外膜的神经束;④放射性损伤的组织创面;⑤感染性创口,特别是溶血性链球菌感染的创口,细菌数 >10^5 个 /g;⑥异物存留暴露的创面,如钢板等。

（三）操作前准备

1. 患者的准备

(1)完善血常规、凝血功能、肝肾功能、心电图等相关术前检查。

(2)手术前应禁食≥8小时,禁饮≥6小时。

(3)签署知情同意书。

2. 操作者的准备

(1)核对患者信息:姓名、性别、年龄、主诉。

(2)确认禁食、禁饮时间。

(3)询问患者既往有无高血压,心、肺、脑疾病等病史,有无服用抗血小板药物、抗凝药物(如阿司匹林、氯吡格雷等)的情况及有无出凝血异常疾病史。

(4)询问有无麻醉药物过敏史。

(5)查看患者血常规、凝血功能、心电图及既往检查结果。

(6)确定患者已签署操作知情同意书。

3. 供皮区的准备　以清洗为主,每日1次;对女性及儿童,除头皮外,供区不必强调剃毛;头皮剃发应在操作之日进行,眉部操作不需剃眉。操作时供区忌用碘酊消毒,以75%乙醇或碘伏消毒为妥。

4. 受皮区的准备

(1)术前对无创面的受区应清洗3日,特别是瘢痕。

(2)对开放性创面的受区,皮片移植的黄金时间是6~8小时,头面部可延至12小时。

(3)肉芽创面抗生素溶液湿敷,控制感染,形成新鲜创面。对于陈旧性肉芽和板障组织应彻底刮除。

（四）操作步骤

1. 取皮方法

(1)徒手取皮:适用于刃厚或全厚皮片的切取。

1)刃厚皮片:一般采用滚轴刀,刀片与皮肤面成45°进刀,然后转换为20°~30°切削。徒手取刃厚皮,较难取得均匀的皮片,且边缘不整齐,操作中不易掌握,需要反复练习。

2)全厚皮片:切取皮肤全层,全切后去除脂肪组织或者修剪真皮,以形成全厚皮片或者厚中厚皮片,适应创面修复需要。

(2)器械取皮

1)电动或气动取皮刀取皮:适用于均匀且同一厚度的皮片切取,调整刻度即可,使用前在取皮区先行注射肾上腺素盐水,皮肤表面涂抹石蜡油,45°进刀切开皮肤后,调小角度推进,助手将切取皮片拉平,可根据创面大小获取长度合适的皮片。

2)鼓式取皮机取皮:适用于均匀且同一厚度的皮片切取。使用时将皮肤用双面胶粘贴固定于金属鼓面上,刀片在预先调节好厚度的水平上贴近鼓面,拉锯和旋转切取皮片;鼓式取皮机刀片与鼓面的距离(即所取皮片的厚度)是通过调节盘来调节的。鼓式取皮机取皮时手施加的压力要适度,所取皮片不超出皮鼓的边缘,切缘一般整齐。

2. 皮片成活的影响因素　创面止血、皮片固定、包扎制动是植皮术成功的三个步骤。

(1)创面止血:要彻底止血,包括电凝止血、结扎止血,或用温盐水纱布压迫创面,均有良好的止血效果。四肢受区先用止血带清创或者切除瘢痕、肿瘤等,止血带放松,待充血反应过后再进行一次彻底止血。

（2）皮片固定：最常用的方法是缝合，多采用间断缝合法，利于创面渗血、渗液的流出。亦可采用连续缝合，皮片打孔。

（3）包扎制动：打包包扎法是最可靠的制动方法，间断缝合，留长线供打包用，用细软纱布（如子宫垫纱布），逐层堆在移植的皮片上，达适当厚度后拉长线进行交叉打包。关节等活动部位宜用石膏固定制动。邮票植皮术后 2~3 日即可打开半暴露，中厚或全厚皮片术后 10~14 日打开打包敷料。

（五）并发症及处理

主要是观察有无影响皮片成活的并发症，如感染、血肿或血清肿的发生。

1. 感染　大多数皮片感染常表现为低热、局部异味、疼痛加剧等，最终皮片部分或者全部溶解性坏死。感染发生后局部处理很重要，应及时清除坏死组织、用有效抗生素纱布湿敷换药，以及加强引流等待感染控制后进行补皮或者继续换药处理。

2. 积血、积液　肉芽创面上行邮票植皮术，术后第二日可打开敷料，行半暴露处理，可有效预防积血积液的发生。全厚或中厚皮片一旦怀疑皮下积血、积液的存在，应用尖刀片切一小口排尽积血、积液后重新加压包扎，每日 1 次，直到痊愈。

三、皮片移植术规范检查表

皮片移植术规范核查见表 3-1-4-1。

表 3-1-4-1　皮片移植术操作规范核查表

项目	内容	是	部分	否
操作前准备	核对患者信息：姓名、性别、年龄、主诉			
	询问患者既往有无高血压，心、肺、脑疾病等病史			
	询问有无服用抗血小板药物、抗凝药物（如阿司匹林、氯吡格雷等）的情况及有无出凝血异常疾病史			
	确认患者有无麻醉药物过敏史			
	查看患者血常规、凝血功能、心电图及既往检查结果			
	预判患者是否需要专职麻醉师监测生命体征			
	确定患者已签署手术知情同意书，并准备好病理检查单			
	物品（器械）准备：手术器械包、缝线、手套；确认监护设备、氧气及急救药品准备妥当			
	选取皮片类型、拟选择皮片部位和标记			
	外科手消毒过程：清洁一遍，至肘上 10cm；消毒两遍，首次至肘上 6cm，第 2 次至腕上			
	患者供皮区及受皮区消毒过程：由相对清洁区域向相对不清洁区域消毒；消毒两遍；消毒没有留白，没有回擦			
	铺单：离开切口 2cm，切口以外皮肤需要 4 层以上布单遮盖			

续表

项目	内容	是	部分	否
手术操作	受区操作：是否做到肿瘤切除彻底、瘢痕松解切除彻底、创面清创彻底等；清洁创面、彻底止血、创面湿敷			
	供皮区操作：切口设计；切皮垂直进刀、垂直出刀，没有拉锯式往复动作；分离有层次；止血彻底；缝合前清洗；缝合分层次、有皮下减张的概念；皮缘外翻；皮肤外减张；外盖纱布、包扎			
	皮片移植操作：皮片充分舒展；缝合间距和针距合理；缝线选择合理；留线长度合适；打包敷料准备恰当；压力松紧合适；肢体制动			
术后处置	向患者简要介绍术中操作情况			
	交代患者术后注意事项，如换药时间、伤口清洁干燥、局部制动、饮食建议、拆线时间、拆线后护理			
其他	无菌原则，操作熟练，人文关怀			

四、相关知识

1. 皮片分类　自体皮片通常按皮片厚度可分为断层皮片（刃厚、薄中厚、一般中厚、厚中厚）、全厚皮片及含真皮下血管网皮片 3 种（表 3-1-4-2）。

（1）刃厚皮片：最薄，顾名思义，如刀刃般薄，厚度在 0.20~0.25mm，在各种创面上易成活是其优点，但后期收缩性、色泽改变（变深）最显著，主要用于肉芽创面、大面积烧伤及撕脱伤皮肤缺损的覆盖。

（2）中厚皮片：通常分为 0.3~0.4mm 的薄中厚皮片、0.5~0.6mm 的一般中厚皮片、0.70~0.78mm 的厚中厚皮片。由于身体各部位皮肤厚度不同，而且不同的人，皮肤厚度也不一样，因此上述厚度是相对值。中厚皮片存活较易，在收缩性、耐磨性、色泽改变等方面又近似全厚皮片，故应用广泛。

（3）全厚皮片及含真皮下血管网皮片：移植存活较难，但存活后在质地、收缩性、色泽等方面改变不明显，是理想的皮肤移植材料。主要用于修复面部及功能部位（如关节等）的皮肤缺损。

表 3-1-4-2　皮片分类及特点

种类	切取层次	皮片厚度 /mm	在创面上存活难易	存活后收缩性	弹性及耐磨性	色泽改变	质地改变	皮源量
刃厚皮片	表皮＋真皮乳头层	0.20~0.25	易	40%	差	明显	较硬	丰富
中厚皮片	表皮＋部分真皮	0.3~0.4（薄）	易	10%~20%	较差	明显	较软	丰富
		0.5~0.6（一般）	较易		较好	较明显	较软	
		0.70~0.78（厚）	尚易		好	不明显	软	

续表

种类	切取层次	皮片厚度/mm	在创面上存活难易	存活后收缩性	弹性及耐磨性	色泽改变	质地改变	皮源量
全厚皮片	表皮+真皮全层	不同部位厚度同,平均为1	尚易	几乎无	好	不明显	软	受限
含真皮下血管网皮片	表皮+真皮全层+真皮下血管网	不同部位厚度不同	不易	无	好	不明显	柔软	受限

2. 皮片存活机制　皮片的存活与生长,分为两个过程。

(1)血浆营养期:当皮片被移植到受区创面上时,开始吸收受区血浆样液体,最初48小时内,在毛细血管作用下,这些流体在移植皮片毛细血管内皮空间包含着一些红细胞。当这个过程继续下去时,一个纤维网在皮片与受区之间形成,使皮片产生内源性固定。

(2)血管再生与血循环的建立:在移植48小时后,血管芽在皮片与受区间活跃生长;术后4~5日内,受区的血管芽长入皮片,同时也有受区血管和皮片内血管直接吻合形成新的血管网,至此,皮片重新血管化并建立了循环。

皮片移植后存活的关键时期是在移植后24~48小时内,皮片如能在该期间顺利过渡到血管化,即可存活。

五、相关知识测试题

1. 下列有关游离皮片移植的描述中,正确的是

A. 皮片越薄,生长能力越差

B. 全厚皮片较刃厚皮片移植后易收缩

C. 全厚皮片耐磨且能负重

D. 有感染的肉芽创面,只能采用全厚皮片移植

E. 口腔内植皮时,多采用中厚皮片

2. 下列关于皮片移植的生理变化中,**错误**的是

A. 皮片移植后数分钟,创面毛细血管扩张,血浆渗出维持皮片存活

B. 移植18小时后,创面毛细血管与皮片毛细血管吻合建立血液循环

C. 移植48小时后,皮片血管化即可认为皮片已基本成活

D. 术后8日已有足够的血供

E. 术后2年神经末梢开始生长

3. 游离皮片移植后,收缩性**最小**的皮片是

A. 刃厚皮片　　　　　　B. 薄中厚皮片　　　　　　C. 厚中厚皮片

D. 全厚皮片　　　　　　E. 带脂肪的全厚皮片

4. 皮片移植的适应证是

A. 新鲜肉芽创面

B. 轻度溶血性链球菌感染的肉芽创面

C. 细菌总数$>10^3$/g 感染创面

D. 大块裸露的软骨表面

E. 含有窦道的创面

5. 特大面积烧伤时,刃厚皮片较理想的供皮区(可供反复多次取皮的供皮区)为

A. 大腿皮   B. 背部皮   C. 腹部皮

D. 小腿皮   E. 头皮

答案:1. C 2. B 3. E 4. A 5. E

第五节 皮瓣移植术

一、概述

皮瓣移植术是通过带蒂转移或者游离移植具有血液供应的皮肤及其附着的皮下组织,从而修复创面的一种外科方法。带蒂皮瓣根据血供来源分类为皮肤皮下蒂、肌肉血管蒂、血管蒂(含吻接的血管蒂)等。游离皮瓣带有轴型血管,其血液供应依赖于与受区血管吻合获得。

二、皮瓣移植操作规范流程

(一) 适应证

1. 有骨、关节、肌腱、大血管、神经干等组织裸露的创面,且无法利用周围皮肤直接缝合覆盖时。

2. 为了获得皮肤色泽、质地优良的外形效果,或者为了获得满意的功能效果。

3. 器官再造,包括鼻、唇、眼睑、耳、眉毛、阴茎、阴道、手指再造等。

4. 面颊、鼻、上腭等部位的洞穿性缺损。

5. 慢性溃疡,特别是放射性溃疡、压疮或其他局部营养贫乏很难愈合的伤口。

(二) 禁忌证

1. 严重心肺疾病,如严重心律失常、心肌梗死活动期、重度心力衰竭、哮喘、呼吸衰竭等危急重症,无法耐受操作者。

2. 中重度贫血、低蛋白血症、糖尿病、血管栓塞等情况者。

3. 长期使用抗凝药物等存在出血风险者。

4. 严重感染创面。

(三) 操作前准备

1. 患者的准备

(1)完善血常规、凝血功能、肝肾功能、心电图等相关术前检查。

(2)手术前应禁食≥8 小时,禁饮≥6 小时。

(3)签署知情同意书。

(4)根据所需皮瓣大小,预计出血量多时应备同型浓缩红细胞。

2. 术者的准备

(1)核对患者信息:姓名、性别、年龄、主诉。

(2)确认禁食、禁饮时间。

（3）询问患者既往有无高血压，心、肺、脑疾病等病史，有无服用抗血小板药物、抗凝药物（如阿司匹林、氯吡格雷等）的情况及有无出凝血异常疾病史。

（4）询问有无麻醉药物过敏史。

（5）查看患者血尿便常规、凝血功能、肝肾功能、心电图及既往检查结果等。

（6）确定患者已签署操作知情同意书。

（四）操作步骤

分别以不同的皮瓣类型为例，介绍操作步骤：

1. 邻近推进皮瓣 推进皮瓣，是利用缺损创面周围皮肤的弹性和可移动性，在缺损区的一侧或两侧设计皮瓣，经切开及剥离掀起后，向缺损区滑行延伸以封闭创面。

（1）矩形推进皮瓣的设计：在缺损的一侧沿缺损缘上下（或左右）做平行辅助切口，从皮下浅筋膜层剥离掀起，形成一个矩形的单蒂皮瓣，将皮瓣向缺损区滑行推进，覆盖创面。此时在皮瓣蒂部两侧常出现皮肤皱褶（"猫耳"畸形），切除一块三角形皮肤，既可消除猫耳，又能使皮瓣远端的张力减小或消失，使之在无张力下缝合及愈合（图 3-1-5-1）。

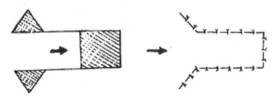

图 3-1-5-1 矩形推进皮瓣的设计

（2）三角形推进皮瓣的设计：系指临床常用的 V-Y 成形术或 Y-V 成形术。V-Y 成形术是指在错位组织的下方做"V"形切开，并稍加剥离松解，使错位组织充分复位后，再做"Y"形缝合；Y-V 成形术则相反（图 3-1-5-2）。

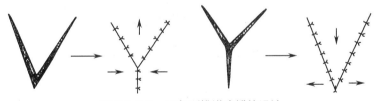

图 3-1-5-2 三角形推进皮瓣的设计
A. "V"形切开；B. "Y"形切开。

2. 旋转皮瓣 在缺损的一侧形成一个局部皮瓣，按顺时针或逆时针方向旋转一定角度后，转移至缺损区进行创面修复。皮瓣近端的基点即为旋转的轴点，其旋转的半径长度应超出缺损的外缘，适用于圆形或三角形的缺损。

（1）双叶皮瓣的设计：在缺损区的附近设计 2 个叶状皮瓣，第 1 个皮瓣靠近缺损区，大小与创面大致一致或稍大，第 2 个皮瓣仅为第 1 个皮瓣的 1/2 左右，两个皮瓣的轴线夹角在60°~70° 间选择，第 1 个皮瓣转移至缺损区后，第 2 个皮瓣转移至第 1 个皮瓣转移后的继发缺损区，第 2 个皮瓣转移产生的缺损区则设法直接拉拢缝合，多用于颊面部，可不植皮而有较好的外形效果（图 3-1-5-3）。

(2)菱形皮瓣的设计:在梭形或菱形缺损的一边设计一个菱形皮瓣,正好可转移至菱形缺损区修复创面(图3-1-5-4)。

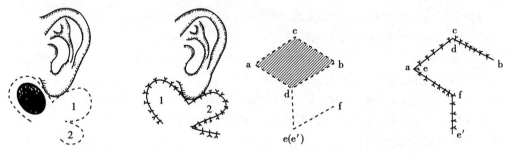

图 3-1-5-3　双叶皮瓣的设计　　　　　图 3-1-5-4　菱形皮瓣的设计

3. 交错皮瓣的设计　交错皮瓣即"Z"成形,是应用最多、最广的一种局部皮瓣,适用于蹼状瘢痕挛缩畸形的松解,条状、索状瘢痕及组织错位的修复等。设计时,以条状或索状瘢痕为轴线,两侧分别设计一定角度的三角瓣,通过三角瓣的位置交换,达到修复目的。皮瓣切线与轴线成角不同,延长略有区别,30° 角的皮瓣可延长约 25%,45° 角的皮瓣可延长约 50%,60° 角的皮瓣可延长约 75%(图 3-1-5-5)。

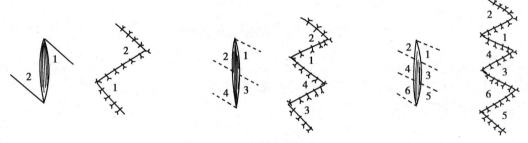

图 3-1-5-5　交错皮瓣的设计

操作需注意:①三角皮瓣分离层次应平整一致,不宜过浅,务必保护真皮下血管网;②皮瓣分离应充分,保证松弛转位;③所有皮瓣均应彻底止血。

4. 颞浅筋膜瓣和颞顶部皮瓣

(1)解剖基础:颞顶部皮瓣和颞浅筋膜瓣是以颞浅动静脉顶支为基础设计,适用于眉再造、局部瘢痕,以及肿瘤切除术后缺损创面修复等。

(2)皮瓣设计:根据缺损部位的大小和范围来设计皮瓣的形状与范围,根据颞浅动脉走行,一般蒂部宽度为 2~3cm(颞浅静脉常不与动脉伴行)。要具体计算皮瓣转移后血管蒂的长度是否够用,必要时可沿主干血管向近心端分离。颞浅静脉走行判断方法:嘱患者站立,深吸气后憋气弯腰,可见颞区静脉扩张,标记即可。

(3)操作步骤:①操作可在局部麻醉下或静脉复合麻醉下施行;②取仰卧位,消毒头部面颈部,铺无菌巾;③耳屏前扪及颞浅动脉搏动处向前方旁开 1cm 做纵行切口,切开皮肤、皮下组织,按预先画好的切口线从头皮瓣的一侧切开,直至颞浅筋膜下,在颞筋膜浅层分离,直至皮瓣的另一侧,保证血管完整保留在皮瓣内。做游离移植时需探查暴露颞浅血管束主干。

颞顶部皮瓣旋转修复预定创面,或者行游离皮瓣移植。

5. 胸三角皮瓣

(1)解剖基础:胸三角皮瓣由胸廓内动、静脉的肋间穿支所供养,第2肋间穿支常常比较粗大,是常用的供养血管。该皮瓣是面、颈部组织缺损修复的良好供区。

(2)皮瓣设计:胸三角皮瓣在胸骨旁线第2肋间或第3肋间设计点"a"。取胸廓内动、静脉第2肋间穿支为皮瓣的血供来源时,点"a"设计在第2肋间胸骨旁线处;以第3肋间穿支为皮瓣血供来源时,点"a"在第3肋间胸骨旁线处;通常取第2肋间穿支。点"b"设计在同侧肩峰。"ab"连线为皮瓣的纵轴,该轴相当于皮瓣血管的体表投影。皮瓣设计在纵轴两侧(图3-1-5-6)。

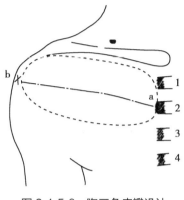

图 3-1-5-6 胸三角皮瓣设计

(3)操作步骤:①静脉麻醉;②根据设计线切开胸部皮肤、皮下组织,直达深筋膜下,在胸肌筋膜表面掀起皮瓣,自皮瓣远端向蒂部逐步分离,注意保护蒂部胸廓内动、静脉的肋间穿支。皮瓣掀起后作旋转移植,修复受区缺损。可以将蒂部血管束分离,作岛状皮瓣移植或游离皮瓣移植;③供瓣区游离植皮封闭创面。

6. 股前外侧皮瓣

(1)解剖基础:股部前外侧区的皮肤是由旋股外侧动脉降支及其发出的股外侧肌皮动脉穿支和肌间隙皮支供养。旋股外侧动脉降支在股直肌与股外侧肌之间下行,体表定位可在腹股沟韧带中点至髂前上棘与髌骨外上缘连线(髂髌线)中点的连线上,这一连线的下 2/3 段即为旋股外侧动脉降支的体表投影。

(2)皮瓣设计:患者取平卧位,自髂前上棘至髌骨外上缘做一连线,在连线中点用多普勒超声血流仪先测出第 1 肌皮动脉浅出点位置,多数在以髂髌连线中点为圆心、3cm 为半径的范围内,设计时把此点落于皮瓣的上 1/3 部中央附近。再根据缺损部位的需要,以髂髌连线为中轴线画出皮瓣,可设计成椭圆形、菱形或半月形,面积在 15cm × 25cm 左右。上界在阔筋膜张肌的远端,下界在髌骨上 7cm,内侧达股直肌内侧缘,外侧至股外侧肌间隔或更大些。若做逆行岛状皮瓣,最好把第 1 肌皮动脉穿支点设计在皮瓣中央;皮瓣尽可能向下设计,皮瓣的旋转点放在髌骨外上缘上方 5~6cm 处,就能使皮瓣逆行翻转至膝下达 10cm 处(图3-1-5-7)。

(3)操作步骤

1)按术前设计降支血管的标志线,在内侧做切口,并沿皮瓣内侧缘向下延长,切开皮肤、皮下组织及深筋膜。找到股直肌与股外侧肌的间隙,把股直肌与股外侧肌分开,即可找到旋股外侧动脉降支。

2)顺降支向上、向内分离至起始部,沿降支由上而下分离,向内拉开股直肌,细心寻找降支向外侧发出的分支。同时将皮瓣的周边切开,从阔筋膜下向外掀开皮瓣,越过股直肌表面后开始缓慢分离,在股外侧肌与阔筋膜之间保护穿支。沿穿支逆行追踪,剪开覆盖其上的股外侧肌,直至穿支全部暴露,并与降支有明确的连续为止。

3)将皮瓣带蒂转移或者游离移植。

4)供区可直接拉拢缝合,如果张力过大,切记不要强行拉拢缝合。

7. 小腿外侧皮瓣

(1)解剖基础：小腿外侧皮瓣的供应动脉为起自胫后动脉的腓动脉,它沿着腓骨的内后方下行,大部分被蹈长屈肌覆盖,沿途发出数支肌皮支。

(2)皮瓣设计：标记腓骨小头与外踝之间的肌间隔投影线,作为皮瓣的轴线,在轴线上设计皮瓣,以中轴前 5cm、后 10cm 为前、后界。小隐静脉可包括在皮瓣内,小腿后外侧皮下的腓肠神经,若进行带神经的皮瓣移植时,可一并切取。若需带腓骨,可将腓骨设计在皮瓣的中央或前、中 1/3 交界处(图 3-1-5-8)。

(3)操作步骤

1)沿皮瓣前缘全长切开皮肤至深筋膜,显露肌膜,在深筋膜深面由前向后掀开,分离至前肌间隔,即趾长伸肌与腓骨长、短肌间时,可见到肌间隔皮支,这是由腓浅血管发出的,要结扎并切断由此肌间隔穿出的皮动、静脉。

2)继续向后分离至比目鱼肌与腓骨肌之间,即外侧肌间隙附近,要注意寻找由间隙或由比目鱼肌表面穿出的皮支或肌皮支。

3)选择较粗的皮支或肌皮支作为皮瓣的轴型血管,确定皮瓣范围,形成皮瓣。

4)皮瓣带蒂转移或者游离移植。

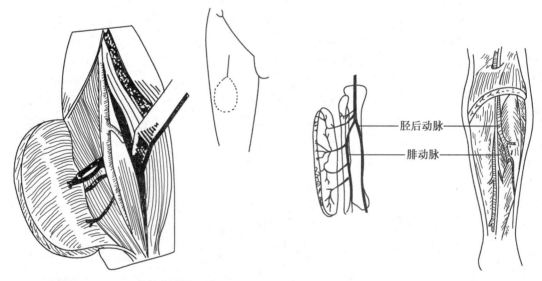

图 3-1-5-7　股前外侧皮瓣设计　　　　　图 3-1-5-8　小腿外侧皮瓣设计

8. 足背皮瓣

(1)解剖基础：血供来源于足背动脉和大小隐静脉。

(2)皮瓣设计：皮瓣的远端可接近于趾蹼,两侧可到第 1 和第 5 跖骨内、外缘,近心端可达伸肌支持带(图 3-1-5-9)。

(3)操作步骤：①先在趾蹼上方作横切口,直达腱膜表面,注意应保持蹈长伸肌腱、趾长伸肌腱周围膜的完整性。切断跖背静脉,分别予以结扎,切断跖背神经支。②沿皮瓣的内、外侧作切口,切开至深筋膜和趾伸肌腱的腱周围膜表面,注意保护大、小隐静脉和足背浅静脉。③从远端将皮瓣掀起,在蹈短长伸肌腱的汇合处将蹈短伸肌腱切断,在第 1 跖间隙中进行解剖分离,解剂层次在骨间肌肌膜表面和蹈短伸肌腱的深面进行。④在两侧牵引趾长伸肌腱和蹈长伸肌腱,以暴露第1跖背动脉;再在第1跖间隙的基底部结扎并切断足背动脉的足底深支及其伴行静脉。⑤在足背动脉深面和蹈关节表面分离足背动脉及其上方的皮瓣,分离足够长度的足背动脉和大、小隐静脉。⑥皮瓣带蒂或者游离移植。

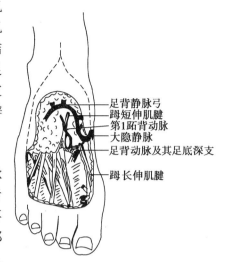

足背静脉弓
蹈短伸肌腱
第1跖背动脉
大隐静脉
足背动脉及其足底深支
蹈长伸肌腱

图 3-1-5-9　足背皮瓣设计

(五) 并发症及处理

1. 皮瓣坏死　动脉缺血常表现为皮瓣发白,静脉回流障碍表现为皮瓣暗红等,一旦没有及时处理,最后会导致皮瓣发黑、变硬等坏死表现。如果皮瓣发白,要判断是否存在血管蒂扭曲或者皮瓣缝合张力过大,都需尽早解决。如果皮瓣有淤血表现,可通过针刺放血、皮下注射低分子量肝素等方法,3 日左右即可稳定。

2. 感染　早期表现为局部分泌物增加,感染加重可导致皮瓣出现部分或者全部坏死。感染发生后局部处理很重要,应及时清除坏死组织、用有效抗生素治疗、加强换药引流,以促进感染控制。

3. 皮瓣积血、积液　积极引流。

4. 皮瓣臃肿　常由于组织过厚引起,多见于轴型皮瓣移植,可通过后期皮瓣修薄术改善。

5. 皮瓣撕脱　多见于跨区转移皮瓣,常因固定不牢固或者缝合不紧引起,一旦出现,只能再次操作缝合处理。

三、皮瓣移植术规范检查表

皮瓣移植术规范核查见表 3-1-5-1。

表 3-1-5-1　皮瓣移植术操作规范核查表

项目	内容	是	部分	否
操作前准备	核对患者信息:姓名、性别、年龄、主诉			
	询问患者既往有无高血压,心、肺、脑疾病等病史			
	询问有无服用抗血小板药物、抗凝药物(如阿司匹林、氯吡格雷等)的情况及有无出凝血异常疾病史			
	确认患者有无麻醉药物过敏史			
	查看患者血常规、凝血功能、心电图及既往结果			
	预判患者是否需要专职麻醉师监测生命体征			
	确定患者已签署手术知情同意书,并准备好病理检查单			
	物品(器械)准备:手术器械包、缝线、手套。监护设备、氧气及急救药品准备妥当			

续表

项目	内容	是	部分	否
操作前准备	选取皮瓣类型、拟选择皮瓣部位和标记			
	外科手消毒过程：清洁一遍，至肘上 10cm；消毒两遍，首次至肘上 6cm，第 2 次至腕上			
	患者消毒过程：由相对清洁区域向相对不清洁区域消毒；消毒两遍；消毒没有留白，没有回擦			
	铺单：离开切口 2cm，切口以外皮肤需要 4 层以上布单遮盖			
手术操作	受区操作：是否肿瘤切除彻底、瘢痕松解切除彻底、创面清创彻底等，清洁创面、彻底止血、创面湿敷			
	带蒂皮瓣操作：长宽比设计合理；切口选择合适；切皮垂直进刀、垂直出刀，没有拉锯式往复动作；分离有层次；止血彻底；蒂部保护；皮瓣湿纱布包裹；皮瓣旋转角度恰当；供瓣区皮缘外翻缝合；皮下减张；敷料准备恰当；压力松紧合适；敷料留窗观察；肢体制动			
术后处置	向患者简要介绍术中操作情况			
	交代患者术后注意事项，如换药拆线时间、伤口清洁干燥、局部制动、饮食建议、皮瓣血运观察、拆线后护理			
其他	无菌原则，操作熟练，人文关怀			

四、相关知识

1. 皮瓣分类和选择

(1)判断缺损：皮瓣的设计需明确缺损情况，包括部位、形状、大小、有无严重挛缩情况、创基条件、组织缺损复杂程度、周围的皮肤条件及血液供应情况。在条件允许时尽量争取一期修复，即应用复合皮瓣（如肌皮瓣、骨肌皮瓣、带肌腱或神经的皮瓣等）修复。

(2)皮瓣分类与皮瓣选择：带蒂皮瓣依赖于血管蒂的供养；在头面颈部血管丰富的区域，长宽比例可达(3.0~3.5)∶1，躯干或四肢部为 2∶1，小腿下段血供较差的部位不超过 1∶1。轴型皮瓣的成活长度不受任意皮瓣长宽比例的限制，和轴型血管供应范围相关。皮瓣分类如下：

1)血液供应方式：皮瓣血供来自节段性动脉、穿支动脉和皮动脉。肌皮动脉供应的是随意型皮瓣和肌皮瓣。

2)转移方式：分为局部转移和远位转移。局部皮瓣可分为推进、旋转和插入皮瓣；远位皮瓣也可分为直接皮瓣、直接携带皮瓣、皮管及吻合血管游离皮瓣。

3)皮瓣的构成：真皮下血管网皮瓣、筋膜皮瓣、肌皮瓣、复合组织皮瓣等。

(3)皮瓣选择原则

1)选择皮肤质地、颜色近似的部位为供皮瓣区。

2)以局部、邻近皮瓣就近取材、简便安全的方案为首选。

3)应尽可能避免不必要的延迟及间接转移。

4）皮瓣的大小，在设计时宜比创面大 20% 左右。

5）应尽量选用血供丰富的轴型皮瓣或岛状皮瓣转移，并尽可能与血供方向一致。

6）应尽量选用躯干部较隐蔽的供区，减少供皮瓣区的畸形与功能障碍。

2. 扩张皮瓣　采用皮肤软组织扩张技术，将局部皮瓣或者轴型皮瓣进行扩张而形成。目前已经衍生出超量扩张皮瓣、预构扩张皮瓣、预扩张穿支皮瓣等技术，扩张皮瓣面积更大、更薄，临床应用亦更加广泛。

预扩张穿支皮瓣技术：穿支皮瓣（perforator flap）是指仅依赖管径细小的皮肤穿支血管（穿出深筋膜后管径＞0.5mm）供血，仅包含皮肤和皮下脂肪的轴型皮瓣。预扩张的穿支皮瓣使得皮瓣长宽比可达（2~3）：1，皮瓣只含皮肤和皮下脂肪，不需要携带肌肉，也可减少供区损伤。临床常用的预扩张穿支皮瓣如下：

（1）预扩张脐旁穿支皮瓣：以肋间动脉穿支和腹壁下动脉穿支为轴型血管供血，其斜形设计可增加长度、旋转幅度，该皮瓣菲薄，适用于手、腕部以及前臂的修复。

（2）预扩张胸背动脉穿支皮瓣：以胸背动脉为轴型血管，适合用于修复全身各部位皮肤缺损，特别是腋窝瘢痕挛缩修复。

（3）预扩张滑车上穿支皮瓣：以滑车上动脉为轴型血管供血，额部双侧具有固定的血管分布，适用于面部，特别是鼻部、上唇等的重建。

五、相关知识测试题

1. 鼻尖鼻小柱的缺损修复中，**不宜**采用的方法为

A. 皮片移植　　　　　　　　　B. 鼻小柱基部伸展皮瓣移植

C. 鼻旁皮瓣移植　　　　　　　D. 耳垂缘复合组织移植

E. 上臂皮管移植

2. 皮片移植和皮瓣移植的主要区别为

A. 所含组织结构不同，移植过程中是否带有血供

B. 供区部位不同

C. 受区是否有骨、关节、肌腱外露

D. 所修复的部位不同

E. 皮肤的厚度不同

3. 作为肌皮瓣的背阔肌的血供模式为

A. 单一血管蒂　　　　　　　　B. 主要血管加次要血管蒂

C. 双主要血管蒂　　　　　　　D. 节段性血管蒂

E. 主要血管加节段性血管蒂

4. 颈部瘢痕挛缩畸形松解术后，最重要的处理措施是

A. 加强抗感染

B. 卧床休息

C. 局部应用抗瘢痕药物

D. 戴颈托外固定保持伸直位

E. 口服激素

答案: 1. A　2. A　3. E　4. D

第六节 毛发移植术

一、概述

毛发移植术是一种修复局部毛发缺失的手术方式。自 1800 年,德国医师 Dieffenbach 首次成功移植毛发以来,毛发移植术经历了早期将带有毛发的移植体成功移植到脱发区域,到目前广泛运用于临床的真正的毛囊单位移植术(follicular unit transplantation,FUT)和毛囊单位提取术(follicular unit extraction,FUE);也经历了由人工提取毛囊单位逐渐演变为机器切取的发展历程。

随着毛发移植技术的不断发展,各种精巧仪器的应用,以及与计算机及图文处理系统的有机结合,其临床应用也由简单的手术修复局部毛发缺失发展成为现代医疗美容中不可缺少的治疗手段。

二、毛发移植术操作规范流程

(一) 适应证

1. 雄激素性秃发。

2. 非活动期瘢痕性脱发 包括外伤、感染、炎症等导致的各种类型的瘢痕性脱发。

3. 发区稳定期白癜风、经久难愈的斑秃,若经多种措施治疗 1 年以上仍长不出正常头发时,可考虑毛发移植手术。

4. 局部修饰 眉毛、睫毛、鬓角、胡须、腋毛、阴毛、胸毛等,先天稀少或后天缺失。

5. 其他 调整发际线形态。

(二) 禁忌证

1. 供区或受区存在恶性肿瘤、感染者。

2. 各种免疫相关性脱发,处于疾病活动期者。

3. 孕期、哺乳期,严重心脑血管疾病、肝肾疾病、糖尿病等不能耐受手术者。

4. 严重精神异常、心理障碍,不能配合手术或者对外观抱有不切实际幻想者。

5. 长期使用抗凝药物、大剂量糖皮质激素、免疫抑制剂等药物。

6. 瘢痕体质

(三) 操作前准备

1. 环境准备 植发手术需要在符合无菌手术要求的手术室进行,手术室要求标准洁净级别为 10 000 级。除常规的一般手术室配置(无影灯、空气消毒设备、抢救设备、器械车等)外,还需添置如下特殊装置:

(1)毛发移植专业手术床:该床可升降,可以调节身体各部位位置高度。床宽约 60cm,头端有直径约 20cm 的圆形孔洞,可以容纳患者的脸部,避免患者俯卧位时影响呼吸。还需配备大小合适的柔软枕垫、靠垫、薄被等。

(2)4℃恒温冰箱,冰碗 4~6 个,无菌培养皿 4~6 套等。

(3)舒缓的音乐或视频:用于分散患者注意力、放松心情。

(4)化妆镜、眉笔、记号笔等物品,方便术前沟通。

（5）电动剃须刀：用于术前剃发。

（6）毛发移植手术相关特殊器械，包括毛囊提取机、拔发镊、植发镊、分离镊、分离板、显微镜、宝石刀等。

2. 患者准备

（1）为避免交叉感染，术前常规完善乙型肝炎表面抗原（HBsAg）、丙型肝炎病毒（HCV）抗体（抗HCV）、人类免疫缺陷病毒（HIV）抗体（抗HIV）、梅毒螺旋体血凝试验（TPHA）等相关检查。

（2）常规完善血常规、凝血功能检查，40岁以上者应术前测血压、心率，必要时术前完善心电图检查。

（3）毛发检测系统，包括脱发程度、毛干直径、毛发密度，以及头皮状况检测等，有助于指导手术的取发面积和受区的毛发分布密度。

（4）签署毛发移植手术知情同意书。

（5）术前应与患者做好沟通工作，充分了解患者诉求，向患者展示植发术前术后效果，并在电脑上展示大致的动态移植过程，使患者对毛发移植手术有比较全面的了解，对术后效果有一个正确的认识。

（6）镇静镇痛药：一般患者不必服用。对精神过度紧张的患者，可在术前15分钟口服地西泮、非甾体抗炎药，服药后需注意观察患者血压、脉搏及胃肠道反应等。

（四）操作步骤

1. 设计

（1）受区设计：包括发际线重建和密度分布。其中前额发际线决定面部轮廓，直接影响手术的整体效果，需于术前与患者做好充分沟通，包括发际线高度、形态、移植密度等的美学设计。发际线设计基本要素包括：

1）发际线高度的设计应遵循宁高勿低的原则，男性发际线高度一般在7~9cm，女性发际线高度一般在6.0~6.5cm。

2）男性的额颞角比较锐利，女性的额颞角比较圆钝。

3）发际线形态的设计应根据额头及面部轮廓，与患者充分沟通。例如：对饱满宽大的额头可设计"S"形发际线；对窄小额头可设计比较大的额角，"美人尖"不能太大，否则会显得不自然。

4）毛发方向和角度的设计，原则上应参考邻近未脱落部位的毛发方向，不同部位种植角度不同，过渡需自然，前额发际线处遇到发旋的情况下，种植角度应介于原生发与正常角度之间，经过长时间梳理，移植头发会与原生发融为一体。

5）发际线部位毛发细软，而优势供区的发干粗壮，所以种植前额发际线的密度不宜过高，尽量采用单根毛囊单位，避免过密而显得不自然。

此外，如毛发缺失部位为萎缩性瘢痕，可以先行脂肪移植，或者首次低密度移植带有足够皮肤组织的毛囊单位；扩张器术后，早期的瘢痕会再增宽，可以等待瘢痕稳定后再移植毛发。

（2）供区界定：FUT头皮条取自后枕部头皮松软弹性大部位，遵循"长而窄"的切取原则，头皮条宽度应尽量控制在2cm以内。一般情况下，FUT技术可获得2 000~3 000个毛囊单位。

FUE 技术可获得的毛囊单位量与患者的安全供区范围和供区毛发质量有关。多数学者认为,耳后和枕外隆凸上下的"U"形毛发区为安全供区。也有学者提出,可以根据发旋的位置确定安全供区,认为顶部发旋 6cm 内的毛发向枕部方向脱发发展的可能性较大,可用于预测脱发的进展范围。

2021 年中国整形美容协会标准化工作委员会、中国整形美容协会毛发医学分会发布的《毛发移植规范》团体标准认为,安全供区范围:对雄激素性秃发患者来说,中间部分上界位于枕骨隆凸上方 6~8cm,下界为枕骨隆凸下方 2~4cm,两侧上界位于颅耳间沟上 5~6cm,下界为枕颞部发际线上方 1cm,前缘不超过经耳屏垂直线。

2. 麻醉方法 毛发移植术麻醉以局部麻醉为主,常用的麻醉方法包括:外周神经阻滞麻醉、局部浸润麻醉、肿胀麻醉。后枕部供发区的麻醉通常联合采用以上三种麻醉方法。

(1)外周神经阻滞麻醉

1)眶上神经是三叉神经的分支(额神经的较大感觉分支),左右眶上神经支配着前额部双外眦之间由发际线到"人字纹"区域的感觉。

2)枕大神经第Ⅱ颈神经(C₂)背侧支是颈神经背侧支中最大的一支,枕大神经与耳大神经、枕小神经、耳后神经、眶上神经和第Ⅲ枕神经都存在共同的头皮感觉交叉支配区。

(2)局部浸润麻醉:环状阻滞麻醉是毛发移植手术中常用的局部浸润麻醉技术。沿发际线,使用含 1∶200 000 肾上腺素的 2% 利多卡因溶液,行多皮丘、连续皮丘、缓慢注射。

(3)局部肿胀麻醉:使用含 1∶500 000 肾上腺素的 0.2% 利多卡因溶液,在整个受区头皮区域浅层均匀注射。

3. 取发 FUE 获取毛囊单位的方法是采用一个中空的金属钻或打孔器进行钻取,从供区头皮获得一个独立的毛囊单位(follicular unit,FU)的方法。获取的毛囊单位其周围组织比较少,易于分离,便于种植。FUE 术后瘢痕形成概率小,且较不明显。

毛囊单位移植术(follicular unit transplantation,FUT),即从后枕部优势供区切取头皮条,将头皮条在显微镜下分离为单个毛囊单位,再移植到受区的技术。相比之下,FUT 术后头皮的紧绷感及不适感较明显,后枕部的线状瘢痕也比 FUE 技术的点状瘢痕更明显。对医师而言,传统的 FUT 技术对毛发移植团队的要求更高,特别是在毛囊单位制备的过程中,如果没有一个配合熟练、操作娴熟的 3 人以上的团队,操作很难进行。且 FUT 技术不仅耗时更长,毛囊单位的离断率也会比较高。

尽管越来越多的医师偏向选择 FUE 技术,但是 FUT 技术仍有不可替代的优势。例如:弥漫性的女性型脱发患者、年轻的 V 级以上的雄激素性秃发患者,单纯选择 FUE 技术存在进一步降低后枕部毛发密度、移植的毛囊单位可能脱落的风险。因此,联合运用 FUT 技术与 FUE 技术,可一次性获得超大数量的毛囊移植体,减少患者再次手术的痛苦,缩短手术时间。特别适用于脱发面积较大,毛囊单位数量需求量较大(3 000 个毛囊单位以上),以及后枕部供区毛发稀疏或有瘢痕者。

4. 毛囊分离与保存 FUT 将头皮条从供区切取后,分离至最后的毛囊单位,需要先将条状头皮条分成薄片,再分割成单个的毛囊单位移植体。

FUE 获得的毛囊单位相对 FUT 更加纤细,远端毛球外层包裹的脂肪组织相对较少。这样的移植体相对脆弱,容易脱水干燥,因此从离开头皮的一刻开始,就要避免过度夹持,常规采用冰碗保持低温状态,建议维持在 2~8℃低温水中保存。

（1）分离所需设备

1）体式显微镜不仅可以提供适当的放大率和良好的光源，使经验丰富的技术人员能够更精确地分离移植体；还可以帮助分离人员保持舒适的体位，缓解头颈部长期工作的不适和疲劳。

2）分离毛囊单位时，可用分离镊轻轻夹住毛干，用无菌剃刀或 15 号小圆刀片进行切割。分离板是分离毛囊的平台，普通无菌压舌板、有刻痕的聚氯乙烯塑料板等都是常用的工具，可根据个人习惯选择。全程需注意保持毛囊湿润状态。

（2）移植体的分离标准：皮下脂肪通常是去除距毛乳头 1~2mm 以外的部分，FUE 技术获得的毛囊毛乳头周围的脂肪组织相对较少。理想的移植体应该具有以下特点：毛乳头外形为梨形或泪滴形；毛乳头周围有足够数量的保护性真皮和皮下脂肪；有完整的皮脂腺；很少或没有多余的表皮组织。推荐使用显微镜对毛囊单位移植体进行评估。

（3）移植体的保存：低温保湿必须贯穿整个手术过程。无论在分离过程中还是在存放过程中，移植体都必须处于湿润状态；分离板也需要经常添加生理盐水，以防毛囊干枯。房间环境温度应该在 21℃以下，移植体保存在冰碗的生理盐水湿纱布上，并随时更换即将融化的冰块，使移植体一直处于比较坚挺的状态。

5. 植入　高效有序地植入，能减少移植体在体外缺血、缺氧时间，增加毛囊单位的成活率，缩短患者手术时间。

（1）受区打孔的宽度、深度、角度、密度，以及它们之间的关系等，将直接影响最终的外观和患者满意度。

1）打孔宽度：一般使用 0.8mm 宝石刀与 1 根毛发的移植体相匹配，1.0mm 宝石刀与 1~2 根毛发的移植体相匹配，使用 1.2mm 宝石刀与 2~3 根毛发的移植体相匹配，1.5mm 宝石刀与 3 根以上毛发的移植体相匹配。

2）打孔密度须按照与发际线的距离，梯度逐渐递减（离发际线越远密度越低），最大限度还原术前设计时的分配密度。发际线的前 2cm 区域，建议密度为 35~50 个毛囊单位 /cm^2，前额区及头皮中间区可选择 25~40 个毛囊单位 /cm^2。

3）其他：打孔深度一般为 4~6mm。打孔方向和角度原则上应与原生发的生长方向和角度一致。

（2）种植时建议佩戴放大眼镜，保持注意力高度集中。一支种植镊的尖端顺应角度滑入孔隙内打开通道，另一支镊子夹持毛球部周围的脂肪组织或者毛干进入孔隙。毛球部的物理损伤将不可避免地造成毛囊成活率低下，故应避免夹持毛球部。

常用的植入方法有先打孔后植入、边打孔边植入。无论哪种植入方法，种植时务必有序植入毛囊单位，避免漏种、重复种植、花时间寻找未植入空隙等情况。

6. 术后护理　术后护理包括保持创面清洁、去除血痂、预防感染，同时创造一个湿润的创面环境来促进伤口愈合。

（1）术后即刻处理：用生理盐水冲洗术区血痂，尤其对长发或者不剃发的患者，更加应该即刻清洗干净，并用电吹风低温吹干头发（不是头皮）。供区切口涂抹适量抗生素软膏，用凡士林敷料及纱布敷料覆盖供区，弹力绷带轻压包扎。种植受区保持创面清洁无血痂，不涂抗生素软膏，不包扎。

（2）术后 24 小时内的处理：睡觉时高枕仰卧位，清淡饮食、忌酒、忌高温流汗，保持心态平和。常规服用抗炎药物，如泼尼松 30mg/d，连续 3 日，缓解水肿和疼痛。必要时口服镇痛药

（3）换药与清洗：术后 24 小时回院换药主要是针对取发区，换药时逐层揭下敷料，喷洒1% 聚维酮碘溶液，可能会有少量渗血，用无菌纱布按压止血即可，然后涂抹油膏，比如红霉素眼膏、无菌凡士林等，无须包扎。此过程可拍摄视频供患者自行换药时参考，此后每日换药 2 次，一般需 3~5 日。FUT 手术的患者枕后会有较长的手术瘢痕，因此在未拆除缝线时不建议自行清洗后枕部头皮，如伤口无渗出，可不包扎，但仍需外涂消炎药水，如聚维酮碘溶液等。一般情况下，术后 7~12 日拆线。

理论上术后 24 小时即可使用温和中性的洗发水对术区进行清洁，促进头皮的新陈代谢和新生毛囊的生长。但取发区伤口往往未愈合，此时应避免刺激该区域，减少疼痛。建议换药后隔日再清洗取发区，而植入区可于术后 24 小时进行清洗。清洗头皮的注意事项：动作轻柔，用指腹轻拍轻压，不搔抓血痂和头皮，缓流清水冲洗，用温凉的微风吹干头发，忌毛巾擦干，建议患者用同样的方法每日清洗头发。1 个月以后可恢复正常洗发。

做好受区的头皮清洁很重要，因为过度的痂皮堆积会影响毛发生长。可用适量婴儿润肤油浸泡，待 30 分钟后痂皮软化，再做彻底清洁头皮。

（五）并发症及处理

1. 麻醉副反应　是一种局部麻醉药物的系统性反应，术中常见的并发症是使用肾上腺素而导致的一过性心动过速，血压升高。对于一般患者而言，短暂的心动过速不会引发严重的后果，但是对于有心脏基础疾病的患者而言十分危险。

预防措施：对于 40 岁以上的患者而言，术前应完善心电图及麻醉评估，在术中麻醉管理中，应对有相关危险因素的患者进行血压和心率的监测。

2. 低血糖反应　因患者长时间禁食、禁饮，容易出现心悸、出汗、面色苍白、恶心呕吐等低血糖反应，较严重的如意识模糊、精神失常、大小便失禁等。

预防措施：术前仔细询问病史；餐后 30 分钟手术；低血糖反应出现时应立即给予进食进饮，必要时进行高糖治疗。

3. 疼痛　通常是由于广泛性损伤、切口张力过高，以及手术麻醉不充分所致。

预防措施：术前及术后给予非甾体抗炎药及其他类型的镇痛剂可缓解疼痛。

4. 出血　存在个体差异，但术前长期使用活血药物，或者术区肿胀麻醉操作不当容易加重出血。

预防措施：术前至少 1 周停用口服活血化瘀药物、抗凝药物或相关保健品，停用一切外用生发产品（如米诺地尔等）；术前完善凝血常规检测；术中注意肿胀麻醉的组织层次。

5. 感染　较为常见，但严重的感染发生率较低。供区切口张力过大或供区面积过大均易导致供区感染。移植部位的感染则通常表现为局部的丘疹、脓疱，当切口部位出现波动性的包块疼痛，则提示局部脓肿形成。

预防措施：术前筛查抗 HIV、询问糖尿病史；预防性地使用抗生素；术中严格遵守无菌操作；术后加强伤口护理等。

6. 瘢痕形成　FUT 供区切口张力过大可导致切口感染及瘢痕变宽。

预防措施：术前仔细询问患者是否有瘢痕体质，术后加强抗感染治疗亦可降低瘢痕形成概率；FUE 应避免过度取发。

7. 受区肿胀、淤血　多发生于前额头顶植发、眉毛移植、睫毛移植等。表现为前额、眼周肿胀或伴瘀血，是注射的麻醉药或肿胀液压迫了淋巴系统致回流障碍所致；或注射时刺破了小血管止血不彻底所致；与患者术后长时间平仰卧位也有一定关系。

预防措施：术前嘱患者停用阿司匹林等抗凝药物；术中避免损伤小血管，彻底止血；术后嘱患者高枕半卧位，预防性口服泼尼松，3 次 /d，10mg/ 次，持续 3 日。

8. 供区麻木或疼痛　多见于年轻患者，或后枕部头皮弹性差者；FUT 切口张力较大，或操作粗暴损伤了枕大神经感觉支；或 FUE 创面较大；或术后瘢痕形成等。

处理措施：利多卡因软膏与抗瘢软膏交替外用；口服镇痛药；局部理疗等。若检查有皮下结节且有压痛，要考虑神经瘤或异物结节，需切除。

预防措施：遵守无张力缝合原则，FUE 取发时勿过深过密，取发量大时可用 FUE+FUT 联合术式。

9. 囊肿形成　术中提取毛囊时未将提取组织全部取出，遗留组织在真皮层刺激形成皮下囊肿。

预防措施：术中使用锋利的毛囊提取器，尽可能将毛囊完整提取。

10. 其他　少部分患者术后会出现持续 2~3 日的呃逆或咳嗽，具体原因尚不明确。

（六）操作注意事项

1. 在进行手术前，需学习毛发移植术的相关理论知识，包括毛发移植术的适应证、禁忌证；熟悉头颅及邻近器官的解剖结构，掌握手术流程、操作方法，以及术中术后常见的不良反应及处理原则。

2. 操作过程中，全程轻柔操作、爱惜毛囊，注意低温湿润环境保存毛囊，正确夹持毛囊。

3. 全程保持与患者的良好沟通、及时处置不良反应。

4. 术后处理　术后加压包扎取发区，24 小时后拆包换药；可于术后 24 小时清洗植发区，忌摩擦搔抓等暴力操作。

（七）相关知识

临床常用的麻醉方法操作如下：

1. 枕大神经和枕小神经阻滞麻醉　枕大神经支配后内侧头皮，向前可达头顶部；枕小神经支配后外侧头皮及耳廓。阻滞枕大神经时，触摸到患者枕后隆凸表面，并将示指、中指、环指竖直放置在正中颈线处，在手指外侧缘枕后隆凸表面，水平穿刺至骨膜表面，注射含 1 : 200 000 肾上腺素的 2% 利多卡因 0.5~1.0ml。向外侧和下方调整，可阻滞枕小神经和部分枕大神经浅支。

2. 环形封闭麻醉　根据头皮的解剖，头皮部位的感觉神经支配主要是由眶上神经、滑车上神经、耳颞神经、颧颞神经、枕大神经和枕小神经、耳大神经、第Ⅲ枕神经等组成。这些神经主干由发际线以下部位发出，环绕整个头皮，故沿发际线皮下局部注射一排含 1 : 200 000 肾上腺素的 2% 利多卡因，可以将整个头皮达到很好的麻醉效果。

3. 局部肿胀麻醉　由于头皮神经密集，血运丰富，植发手术耗时又长。为了减少术中出血及加强麻醉效果，同时减少损伤头皮的主要神经和血管，通常选用肿胀麻醉的药物配比为：2% 利多卡因 0.5ml+ 生理盐水 95ml+1g/L 肾上腺素 0.4ml，根据术区面积调整肿胀液的总剂量或浓度。

4. 后枕部供发区的麻醉　通常是上述三种麻醉方法的有效结合：先行枕大神经和枕小神经阻滞麻醉，再沿后发际线区行环形封闭麻醉，最后根据供区面积大小行局部浸润肿胀麻醉，操作方法如上。

三、毛发移植术规范检查表

毛发移植术规范核查见表 3-1-6-1。

表 3-1-6-1　毛发移植术规范核查表

项目	内容	是	部分	否
操作前准备	核对患者信息：姓名、性别、年龄等			
	询问饮食情况			
	询问患者既往有无高血压、心、肺、脑疾病等病史			
	询问有无服用抗血小板药物、抗凝药物（如阿司匹林、氯吡格雷等）的情况及有无出凝血异常疾病史			
	询问患者有无麻醉药物过敏史，是否有瘢痕体质等			
	查看患者血常规、凝血功能、输血四项结果，必要时核查心电图等结果			
	明确患者有无毛发移植手术禁忌证			
	确定患者已签署毛发移植手术知情同意书			
	检查环境准备及物品（器械）准备，确定植发手术相关设备正常，监护设备、氧气及急救药品准备妥当			
操作过程	设计过程			
	供区和受区设计是否合理			
	与患者沟通是否到位			
	麻醉过程			
	麻醉方法选择是否合理			
	麻醉操作熟练程度			
	针对麻醉过程中出现的不良反应，处理及时恰当			
	手术过程			
	取发方法正确、离断率低（低于 10%）			
	夹持毛囊部位正确			
	掌握了移植体的分离标准			
	掌握了受区打孔的宽度、深度、角度、方向及密度			
	毛发植入方法正确			
	全程严格注意了低温湿润环境保存毛囊			
	全程操作轻柔，爱惜毛囊			
术后处置	掌握术区包扎方法			
	交代患者术后注意事项，如卧位，受区供区术后护理，洗发方法等			
	术后不良反应的处理及时恰当，如局部肿胀、毛囊炎等			

四、常见操作错误及分析

1. FUT 取发区切口裂开、坏死　常见原因如下：

(1)术中切取头皮条过宽,缝合张力过大;头皮较薄,浅层过度游离,强行皮瓣对合后缝合。

(2)术中伤及主要血管,或者过度使用电凝,造成局部血供差影响愈合。

(3)感染。

2. 植入的移植体脱出　一般发生在术后 1~2 日,多于清理血痂时直接带出;直接暴力,如碰撞、摩擦等,也会导致移植体脱出。

3. 受区坏死　常见原因:植发密度过大、打孔过深,以及局部麻醉时肾上腺素浓度过高、剂量过大,严重破坏了头皮血供。

4. 毛囊成活率低　大多与患者自身条件有关,例如毛发卷曲、发色浅,在制备移植体时,容易造成毛囊单位的损伤;有过多次头皮手术、有受区瘢痕等,受区血供减少者,可导致移植体的存活率降低。此外,术中操作粗暴、不熟练、器械不精密、制备移植体时剔除组织过于干净而损伤毛囊,以及术中毛囊保存不当等,均可导致毛囊成活率降低。术后护理不当,1 周内直接暴力或剧烈活动导致毛囊部分脱出或者全部脱出,术后过早搔抓或摩擦术区而将毛囊带出,或者使用刺激性洗发水等,均会降低毛囊成活率。

5. 毛囊全部坏死　最可能的原因是保存毛囊的溶液与器皿中加入了强酸或强碱物质,甚至是乙醇。此外,多台手术同时开展时,一定要避免移植体交叉更换宿主进行移植。

五、目前常用训练方法简介

1. 取发训练　黑色幼猪的带毛带皮肉是非常合适的组织模型,可用于训练毛囊提取机的操作、精准提取优质毛囊单位。

2. 分离训练　利用上述提取到的幼猪毛囊单位,在显微镜下训练分离技术,实现快速、准确地分离出达到标准的合格毛囊单位。

3. 植入训练　推荐使用完整的新鲜柚子模拟人头,因为柚子表面具有形象的纹理,而且球体的角度变化更能帮助学员训练如何把握打孔的方向。

六、相关知识测试题

1. 发际线高度的设计原则应遵循

A. 宁高勿低　　　　　　　　B. 宁低勿高　　　　　　　　C. 听患者的

D. 跟其他人一样　　　　　　E. 按标准发际线设计

2. 关于移植体的分离,下列说法中正确的是(多选题)

A. 尽量分离干净　　　　　　B. 剔出脂肪组织　　　　　　C. 保留皮脂腺

D. 保留表皮　　　　　　　　E. 低温湿润条件下操作

3. 关于术后护理,下列选项中错误的是(多选题)

A. 高枕卧位　　　　　　　　B. 清淡饮食

C. 避免摩擦搔抓术区　　　　D. 不洗发

E. 不清理痂屑

4. 下列选项中,属于毛发移植术适应证的是(多选题)

A. 雄激素性脱发　　　　　　B. 瘢痕性脱发

C. 活动期发区白癜风　　　　D. 活动期斑秃

E. 稳定期斑秃

5. 下列因素中,与移植体的存活率低相关的是(多选题)

A. 无菌操作不严格

B. 低温湿润条件保存

C. 分离毛发时剔出周围组织不够干净

D. 受区感染

E. 患者营养状况不好

答案:1. A　2. CE　3. DE　4. ABE　5. ADE

第七节　脂肪移植术

030102

脂肪移植术
(视频)

一、概述

脂肪移植术通常泛指自体颗粒脂肪移植术,即采用肿胀技术,用注射器或其他负压抽吸设备将患者脂肪较丰厚部位的脂肪抽出,经纯化后,注入需要改变的有缺陷的受区内,从而使受区达到丰满塑形效果的一种手术方法。通常包括术前准备、肿胀麻醉术、脂肪抽吸术、脂肪纯化、颗粒脂肪移植术等步骤,是一个系统工程。

影响脂肪注射移植存活率的因素很多,包括:①供区因素,臀部脂肪组织移植后脂肪细胞的存活率较其他部位高;②受区因素,在脂肪组织缺乏的部位,如头皮、鼻、阴茎、耳等部位,脂肪颗粒移植后不易存活,肌腱、骨骼等处脂肪颗粒不能存活,移植于肌肉间或筋膜下的脂肪颗粒存活率高于移植于真皮下的脂肪颗粒;③获取方式,注射器法采用肿胀技术所获取的脂肪,是目前较好的获取方式,而电动式负压脂肪抽吸,脂肪细胞大多死亡,不能用于自体移植,无菌及无创抽吸技术能够减少移植后的吸收。

二、脂肪移植术操作规范流程

(一) 适应证

1. 适应证

(1)面部生理性凹陷:额颞部欠饱满、泪沟、法令纹等。

(2)面部皱纹填充:额部皱纹、眼角鱼尾纹等。

(3)小乳畸形:此法仅适用于平坦型或轻度下垂的小乳畸形,而对于干瘪、萎缩、皮肤松弛的小乳症和乳房松垂者不适应。

(4)半侧颜面萎缩。

(5)臀部凹陷及平臀、小臀。

(6)瘢痕凹陷、耳垂、手部软组织等需要丰满感的部位。

(7)吸脂后凹陷修复:脂肪抽吸时若在同一部位重复抽吸或过度抽吸,会造成皮肤表面凹凸不平。如在术中发现存在凹凸不平,可将抽吸的脂肪颗粒注射到凹陷处,原位脂肪颗粒移植的存活率较高,可较好地矫正过度抽吸所造成的畸形。若在抽吸术后发现皮肤表面凹凸不平,可采用常规脂肪颗粒注射技术,但其移植后的存活率较低。

2. 脂肪抽吸术的适应证

(1)脂肪抽吸术主要适用于体重相对正常,但局部肥胖的患者。

(2)体重不超过标准体重的 20%~30% 是较为理想的适应证。若伴有皮肤中、重度松弛者,吸脂的同时可行皮肤整形术。

(3)过度肥胖或伴有轻度糖尿病者为相对适应证。

(二) 禁忌证

1. 心、肺、肝、肾等主要脏器功能减退,不能耐受手术者。

2. 有心理障碍、期望值过高,以及对自己形体要求过于苛刻者。

3. 病态肥胖者,应首先检查治疗原发疾病。

4. 患有不稳定的或难以控制的疾病,如重症糖尿病、高血压等;对于 50 岁以上的患者,应特别注意有无高血压、高血脂、高血糖等。

5. 局部有感染性病灶。

6. 有下肢静脉曲张、静脉炎者,禁止行下肢脂肪抽吸术。

7. 青春期前的患者一般不宜行吸脂术,男性乳腺肥大影响心理发育的疾病除外。

8. 长期服用抗凝、血管扩张及激素类药物的患者,术前 1~2 周要停止用药。

(三) 操作前准备

1. 术前准备

(1)询问病史,检查是否适合手术。

(2)与患者交谈脂肪移植术,了解其目的及心理状态,签署手术知情同意书。

(3)全面了解患者体形及需要移植部位的情况,安排手术计划。

(4)术前体格检查:血压、心电图、血常规、血糖、血脂、肝肾功能等。

2. 麻醉及肿胀技术

(1)肿胀技术:改变了传统局部麻醉的观念,利多卡因的用量大大超过了药典所规定的极限,使脂肪抽吸术更为安全简便,是脂肪抽吸术发展史上的一个重大飞跃,对脂肪抽吸术在世界范围内的推广起到了重要的促进作用。肿胀技术目前被广泛应用到其他的整形美容手术中,如面部除皱、扩张器植入、腋臭切除等。

(2)配方:目前临床上尚无统一的配方,注射量也根据术者的经验而定,一般的配方如下:利多卡因 300~600mg、肾上腺素 1mg、5% 碳酸氢钠 10ml~20ml 及生理盐水 1 000ml。利多卡因最大的安全极限为 35mg/kg,注射后 4~14 小时达血浆浓度高峰,药效最长可达 23 小时,而在 48 小时左右完全清除;肾上腺素安全剂量为 0.07mg/kg 以下;碳酸氢钠在 1 000ml 肿胀液中用量应 ≤20ml,否则可产生沉淀,影响利多卡因的效应;液体总量<70ml/kg,以避免增加循环负荷。根据抽吸部位的范围大小及患者的具体情况,可采用局部麻醉加镇静、全身麻醉及局部神经阻滞麻醉技术。肿胀液可根据情况变更利多卡因的浓度。

(四) 操作步骤

1. 术前设计　需站立位画出吸脂区域,测量术区周径或脂肪厚度,术前拍照留存;标记需要填充的区域,并设计进针点。

2. 常规手术消毒,铺无菌巾单。

3. 肿胀麻醉　肿胀液注射的层次应该与吸脂区相同;在需抽吸脂肪量较大的情况下,

可以采用自动吸脂仪器,吸取过程要注意均匀抽吸,每个隧道≤2次抽吸。如果只需抽吸少量脂肪组织,使用注射器即可。

4. 注射技术　多点、多隧道、多平面地回抽并退针注射,钝头单孔(直径2mm以内),1ml脂肪注射点位在面部不能<5次,在胸部臀部等其他部位要>2次。

5. 填充时,特别是面部,要熟悉解剖,重点注意避开血管和神经。

6. 对于凹陷填充,可以过度矫正30%以内,以抵消脂肪移植后的吸收。

7. 对于注射较为困难的部位,可预先用粗针头穿刺形成多处小隧道,再用16号针头均匀地将脂肪注射到受区隧道内,边注射边用手轻轻挤匀。

8. 如果术中出现患者不适、出血、疼痛剧烈等情况,需要立即停止手术并对症处理。

(五) 并发症及处理

1. 脂肪抽吸术的并发症

(1)局部并发症:常见的有凹凸不平、两侧不对称、皮肤坏死、感染、血清肿或血肿、周围组织损伤、术后疼痛及跛行、顽固性水肿等。

(2)全身并发症

1)脂肪栓塞(fat embolism):是脂肪抽吸术后所发生的最严重、最危险的一种并发症,严重时会致人死亡。以进行性低氧血症、皮下及内脏出血、意识障碍等为特征,是血液中出现非乳化的脂肪滴阻塞微小动脉和毛细血管,以及由此而引起的继发损害。一般出现在术后10日以内,如患者术后出现突然晕厥、神经精神症状(表情淡漠、兴奋、躁动、四肢张力增高抽搐、昏迷等)、呼吸困难,脉搏过速、高热等症状,应怀疑为脂肪栓塞的早期表现,目前对脂肪栓塞没有特效的药物来直接溶解和消除脂肪,应以预防为主。

2)体液失衡、循环负荷过重及肺水肿。

3)急性肾衰竭:①血循环量减少、失血量多、渗出多;②利多卡因用量大引起呕吐等致使体液丢失;③肾上腺素用量大,血液中肾上腺素含量升高,引起全身血管收缩;④脂肪栓塞。上述情况均可致急性肾衰竭。

4)坏死性筋膜炎、腹壁及内脏穿孔等:坏死性筋膜炎早期不易被发现,若患者临床上出现难以忍受的疼痛,可通过穿刺诊断。

(3)预防

1)术中操作仔细、轻柔,减少对血管的损伤。

2)一次抽吸的范围不应过大。

3)术后加压包扎,减少渗出。

2. 脂肪移植术后并发症　常见的有供区及受区血肿、感染及继发感染、供区皮肤不平整、色素沉着、感觉迟钝及脂肪液化等。色素沉着、感觉迟钝等并发症常为暂时性,一般半年内可以逐渐恢复。脂肪液化的发生率与脂肪颗粒的注射量成正比,而且常继发感染。若脂肪液化后出现红肿热痛等症状,可给予抗生素,必要时可用注射器抽出液化的脂肪,一般无须切开引流。

(六) 术后注意事项

1. 渗液及引流不通畅　由于残留部分肿胀液及少量出血,术后24小时内抽吸之处可能有较多的渗出液体,如果渗透外敷料,应于次日更换敷料并继续加压包扎,5~7日后去除,改穿弹性衣物3个月。

2. 术后 3~5 日内不能淋浴,以免污染伤口。

3. 术后早期可进行日常活动,不鼓励完全卧床休息,但禁止剧烈活动,脑力劳动者或轻体力劳动者可正常工作。

4. 术后皮肤的感觉可能出现异常,如不易察觉到皮肤的热损伤,所以应慎用产生热量的物理治疗,并预防生活中的烫伤。

5. 术中应记录抽吸量及出血量,以决定术后是否输液及留院观察。

6. 男性患者有吸烟、嗜酒史者居多,故利多卡因用量应 ≤ 30mg/kg。另外男性的皮下脂肪分布与女性不同,抽吸时阻力大,易出血。

7. 对于老年患者,一般会有重要脏器功能减退,对手术的耐受性较差,因此手术应在麻醉师的监护下进行。

8. 应整体地、系统地进行体型"雕塑",在整体上把握人体形态,不要片面追求局部脂肪的去除,应有计划、分步骤地进行抽脂。

9. 注射脂肪 24 小时后,可进行按摩塑形。24 小时内不宜进行按摩,以免破坏移植物与受区之间的血运。

10. 重复注射宜在 3 个月之后进行。

(七)相关知识要点

脂肪抽吸术是利用负压吸引和/或超声波、高频电场等物理化学手段,通过一个较小的皮肤切口或穿刺孔,将人体局部蓄积的皮下脂肪去除,并结合脂肪颗粒移植等技术,以改善形体的一种外科手段。

1. 脂肪组织的生理特点 皮下脂肪组织对人的形体的美观与否影响较大,因此充分理解皮下脂肪的生理解剖是安全有效地实施脂肪抽吸术的关键所在。

(1)脂肪组织是一种以脂肪细胞为主要成分的结缔组织。出生后 9 个月内脂肪细胞持续增长,此后增长速率为零,6~8 岁又开始增长,青春期后男女有别,20 岁后男性躯体脂肪停止增长,女性躯体脂肪则稳定增长,老年后随着皮下脂肪逐步萎缩,男女体形再次接近。

(2)脂肪组织中 50% 的细胞成分为脂肪细胞,体积约占 96%。传统观念认为脂肪组织的血运匮乏,但近期越来越多的学者认为脂肪组织含有丰富的血运,以实现其储存和供应能量、吸收或释放脂质的主要功能。

(3)脂肪细胞有很大的变形能力,自身体积可扩展 10~1 000 倍,不能分裂增殖,成熟的脂肪细胞在缺血和营养不足的情况下,可释放出细胞内的脂质,逆分化成前脂肪细胞,这是一种不成熟脂肪细胞,对外界机械损伤抵抗能力强,具有分化发展为脂肪细胞的能力。

(4)同时脂肪组织是一类具有高度活性的内分泌组织,在能量代谢调节中起重要作用。

2. 脂肪组织的解剖特点 皮下脂肪层分为蜂窝层(浅层)脂肪和板状层(深层)脂肪。

(1)浅层脂肪:位于真皮下层,广泛分布于全身,由小的脂肪球组成,紧密地嵌在表浅筋膜纤维隔内,肥胖时增厚,对皮肤的弹性和收缩性至关重要。为代谢性脂肪组织,随体重变化而改变,容易合成、储存和分解。

(2)深层脂肪:位于深层,在浅筋膜层和肌肉筋膜之间,由大的脂肪球松散地嵌在广泛的筋膜间隔内,存在于身体某些部位,与遗传有关,为静止性脂肪,容易合成,但不易分解。受性别、形态和人种的影响。女性常位于骨盆周围,如下腹部、腰部、臀部、大转子处,男性多见于上腹部。当能量摄入减少或能量释放增加时,浅层脂肪减少,而深层脂肪很少受影响;当能量摄入增加时,深层脂肪较浅层脂肪易于增加,其吸收能量的能力约是其他部位的 2 倍,当脂肪细胞体积超过临界体积,就会激活脂肪细胞的增生机制,使脂肪细胞增多、肥胖加重。因此,节食、锻炼、减肥药物等非手术减肥方法,只能使脂肪细胞体积变小,不能减少其数目,不仅达不到减肥的目的,反而可能形成越减越肥的恶性循环。脂肪抽吸术等外科手段能有效地去除皮下脂肪尤其是深层脂肪,减少脂肪细胞数目,是目前唯一稳定持久的去脂方法。

3. 脂肪颗粒的纯化 抽吸的脂肪离心静置后分为三层,上层为红色的脂肪液体,中层为淡黄色的脂肪颗粒,下层为粉红色的肿胀液和血液的混合液。将下层血性混合液推出,用纱布盖住注射器头端,缓推针芯,直到将上层的液化脂肪完全吸除再吸入生理盐水轻轻摆动数次,将带有血色的液体推出,然后再吸入生理盐水反复冲洗,即可获得纯净的脂肪颗粒。

三、脂肪移植术规范检查表

脂肪移植术规范核查见表 3-1-7-1。

表 3-1-7-1 脂肪移植术规范核查表

项目	内容	是	部分	否
操作前准备	核对患者信息:姓名、性别、年龄、主诉			
	询问患者既往有无高血压,心、肺、脑疾病等病史			
	询问有无服用抗血小板药物、抗凝药物(如阿司匹林、氯吡格雷等)的情况及有无出凝血异常疾病史			
	明确患者有无禁忌证			
	确定患者已签署治疗知情同意书			
	物品(器械)准备:确定相关设备正常,急救药品准备妥当			
操作过程	肿胀麻醉液配制及注射方法是否正确			
	注射后是否静置 10 分钟以上			
	吸脂区域选择及进针点设计是否合理			
	抽吸过程是否合理			
	是否有过度抽吸情况			
	脂肪处理过程是否有污染的可能			
	脂肪移植注射时层次是否均匀			
	患者疼痛感是否明显,是否有淤青			
	有无过敏			
	有无硬结、包块			
操作后处置	向患者简要介绍治疗情况			
	交代患者术后注意事项、饮食建议			

四、相关知识测试题

1. 患者,女,56岁,因"面部多处凹陷下垂"就诊,既往有糖尿病史,具体用药不详,患者要求行脂肪移植术。下列说法中正确的是

A. 告知风险,患者签字后完善检查,确认无手术禁忌并能接受脂肪成活率低的情况下,可以手术

B. 不管患者如何要求,均不建议手术

C. 可以按常规手术,没有特殊需要准备

D. 脂肪移植成活率与年龄没有关系

E. 术前检测血糖12.5mmol/L,手术可以正常进行

2. 关于肿胀麻醉,下列说法中**错误**的是

A. 肿胀麻醉可以减少出血

B. 肿胀麻醉可以延长麻醉时间

C. 利多卡因的剂量单次不能超过800mg

D. 肿胀麻醉注射后一般让其起效一定时间后再开始手术

E. 目前认为利多卡因最大的安全极限为35mg/kg

3. 患者,女,行大腿脂肪抽吸术后3日出现大腿肿胀并疼痛,伤口渗液增加,并有坏死组织流出。下列诊断治疗中正确的是

A. 继续观察,如果伤口继续恶化才考虑进一步治疗

B. 术后正常反应,不用特殊处理

C. 脂肪栓塞

D. 术后伤口感染,应立即进行引流、抗感染等对症治疗

E. 给予抗过敏治疗

4. 下列属于脂肪移植术适应证的是

A. 面部生理性凹陷

B. 小乳畸形

C. 半侧颜面萎缩

D. 脂肪抽吸术后凹陷修复

E. 以上均可

5. 下列关于脂肪移植术技术要点的说法中,**错误**的是

A. 抽取的脂肪一次注射未用完者,可放入普通冰箱的冷冻仓内储藏,冷冻后的脂肪可留待3~6个月后再注射,到时只需在常温下解冻2~3小时即可

B. 注射脂肪24小时后,可进行按摩塑形

C. 注射较为困难的部位,可预先用粗针头穿刺形成多处小隧道,再用合适型号的针头均匀地将脂肪注射到受区隧道内,边注射边用手轻轻挤匀

D. 抽吸孔处5日内避免沾水,以防感染

E. 重复注射宜在3个月之后进行

答案:1. A　2. C　3. D　4. E　5. B

第八节　皮肤软组织扩张术

一、概述

皮肤软组织扩张术是将扩张器植入到正常皮肤软组织下,通过注射壶向扩张囊内注射液体增加扩张器容量,对皮肤软组织产生压力,通过上皮细胞的分裂增殖和弹性扩张增加皮肤面积,从而对皮肤软组织缺损进行修复和再造的一种方法。

二、皮肤软组织扩张术操作规范流程

(一) 适应证

1. 瘢痕性秃发。
2. 颜面及颈部瘢痕的修复。
3. 器官再造。
4. 躯干部创面的修复。
5. 四肢软组织缺损修复。
6. 供皮区的扩张与皮瓣的预制。

(二) 禁忌证

1. 绝对禁忌证

(1) 急性感染、免疫功能低下者。

(2) 较严重的慢性疾病。

(3) 剥脱性皮炎、过敏性疾病,以及瘢痕疙瘩体质者。

(4) 有精神病或精神不太正常者,不同意手术者。

(5) 恶性肿瘤且有全身转移可能者。

(6) 秃发残留的毛发总面积不足 1/3 者。

(7) 年老体弱或婴儿。

(8) 手掌、足底皮肤结构致密坚韧不能扩张者。

2. 相对禁忌证

(1) 若手术者对此项治疗方法缺乏了解,不宜单独开展此项手术。

(2) 若患者有瘢痕增生倾向或处于瘢痕增生的高峰期,应暂缓此项手术。

(三) 操作前准备

1. 一般准备　包括询问既往病史、确认有无手术禁忌证、术前常规准备等。

2. 扩张器的选择与准备　扩张器形状和扩张器的容量一般取决于需要修复的创面形态、面积大小和可供扩张的正常皮肤的大小。

3. 扩张区域的选择。

4. 切口的选择,兼顾美容与皮瓣血运。

5. 手术区域备皮。

(四) 操作步骤

1. 扩张器植入术(一期手术)

（1）扩张区域的选择，一般选择在头面部、颈部、躯干与四肢。

（2）切口的选择：切口一般与扩张器的边缘平行，兼顾美容与皮瓣血运。

（3）埋植的深度：头皮扩张时扩张器要埋植于帽状腱膜深面、骨膜表面；额部埋植于额肌深面；面部宜在皮下组织深面、浅表肌肉腱膜系统层浅面；耳后埋植于耳后筋膜浅面；颈部埋植于颈阔肌的浅面或深面；躯干和四肢扩张器一般埋植于深筋膜的浅面。

（4）扩张器埋植腔隙的剥离：埋植腔隙剥离的范围应比扩张囊周边大 0.5~1.0cm，放置注射壶的组织腔隙剥离要足够大，但可略浅一点，以利术后注射。也有将注射壶置于外界的外置法。

（5）扩张器的植入和切口的关闭：放置扩张器前应检查扩张器是否有渗漏，植入的扩张器应展平，完成后，可穿刺注射壶进行回抽或再注入 5~10ml 生理盐水，切口关闭时距离皮肤缝合线内侧 1cm 处缝合皮下，注意不要损伤扩张器。

（6）术后处理：术后早期扩张器埋植区可适当加压包扎，负压引流应持续保持。

2. 注液扩张

（1）注射液的选择：最常选用的注射液是注射用等渗生理盐水，多数情况下可于术后 5~7 日注液，目前多数采用间隔 3~4 日注射 1 次的常规扩张方法。

（2）目前常用的扩张方法与速度有以下几种：即时扩张、快速扩张、亚速扩张、常速扩张、慢速扩张。

（3）每次注射量为以扩张囊对表面皮肤产生一定的压力而又不阻断表面皮肤的血流为度，压力一般为 5.3kPa，不宜高过 8.2kPa。

（4）注射方法

1）内置性阀门注水：选用 4.5 号或 5 号注射针头，垂直刺入，达到有金属片抵触感为止，缓缓推入注射液。注射完拔出针头后局部再用乙醇溶液消毒 1 次。

2）外置性阀门注水，壶腹消毒后选用 4.5 号或 5 号注射针头，垂直刺入，达到有金属片抵触感为止，缓缓推入注射液。

3. 扩张器取出和扩张后皮瓣转移术（二期手术）

（1）扩张后皮瓣的设计：设计时应遵循以下原则。

1）最大可能地应用扩张获得的组织。

2）尽可能减少辅助切口，或将辅助切口置于相对隐蔽的位置。

3）顺血供方向设计皮瓣。

4）皮瓣远端携带的未扩张皮瓣不宜超过 1∶1 的比例，最好不要超过扩张区的边缘。

（2）手术方法与步骤

1）取出扩张器：切开皮肤、皮下组织达纤维包膜的表面，电刀切开纤维包膜取出扩张器。

2）扩张囊基底部周边形成的纤维环对皮瓣的舒展有影响，应将其切除。关于囊壁上的纤维包膜是否去除，要视具体情况而定。

3）二期手术时须先取出扩张器，检查扩张后皮瓣大小，根据皮瓣大小决定病变组织切除的面积，术后早期扩张皮瓣会变硬，并有回缩的趋势，一般术后 6 个月左右能够软化并恢复自然弹性。

（五）并发症及处理

1. 血肿

（1）发生血肿的主要原因：①出血倾向；②止血不彻底；③引流不通畅；④埋植腔隙时层

次不清；⑤应用肾上腺素术后反弹出血。

（2）预防及处理措施：①术后持续负压引流，引流液清亮后拔除负压引流管；②充分暴露和显示剥离形成的腔隙；③仔细检查创面，止血彻底后方可植入扩张器；④局部制动，适当加压包扎，全身或局部应用止血药。

2. 扩张器外露

（1）扩张器外露的原因：①切口选择不当；②剥离层次过浅或损伤表面主要血管引起皮肤坏死；③扩张器未展平，折叠成角；④注水过程中一次注水量过多；⑤包扎过紧及腔隙分离过小，压迫表面皮肤使之坏死；⑥感染和血肿影响切口愈合或继发表面皮肤坏死。

（2）预防及处理措施：①切口应距扩张器边缘最少1cm；②剥离层次要清楚；③关闭切口时应分层缝合，并在距切口1cm左右处将皮瓣与深部组织缝合固定几针；④分离的腔隙周边要比扩张器大1cm，扩张器要展平。

3. 感染

（1）造成感染的原因：①切口附近有感染灶；②无菌操作不严格；③扩张器外露；④血肿；⑤扩张器表面或周围感染灶向扩张囊扩散；⑥向扩张囊内注液时无菌操作不严格或注射阀门有渗漏；⑦全身抵抗力降低所致的血源性感染。

（2）预防及处理措施：①严格无菌操作；②术区及附近感染灶应暂缓埋植扩张器手术；③全身感染灶的处理；④向扩张器内注射的液体中加入防止感染的药物；⑤积极处理血肿、扩张器外露等并发症。

4. 扩张器渗漏或不扩张

（1）扩张器不扩张的原因：①扩张器破损；②术中误伤扩张器而未发现；③注液过程中压力增加或扩张器连接部质量不佳而裂开；④导管折叠成锐角；⑤注射壶移位到扩张囊下或翻转。

（2）预防及处理措施：预防的关键是术前选购优质扩张器，并于消毒前及埋植手术前仔细检查，特别是埋植前要向扩张器内注入10~20ml生理盐水，检查有无渗漏及破裂。操作过程中避免锐器与扩张器接触，注射壶埋植距扩张囊应有一定距离，注水扩张时严防刺破扩张器。

5. 皮瓣坏死

（1）皮瓣坏死的原因：主要是由于皮瓣血循环障碍引起。

（2）预防及处理措施：皮瓣近端和远端尽可能不要超过扩张区，剥离纤维囊壁时要十分仔细，扩张囊要充分展开并保持一定的张力防止皮肤过度扩张致血管闭塞。如果皮瓣远端出现青紫等回流不畅的表现，可在皮瓣远端轻微加压包扎以利回流。

6. 其他并发症

（1）疼痛：与注射液体的量与速度及感染有关，注意不要注射太快太多，及时控制感染。

（2）神经麻痹：术中术后注意不要损伤及压迫神经。

（3）骨质吸收：长期压迫所致，及时取出扩张器行二期手术，一般可自行恢复。

（4）肢体水肿：扩张器压迫静脉及淋巴所致，可抬高患肢或及时取出扩张器。

（5）头发脱落：毛囊长期受压迫缺血所致，可及时取出扩张器。

（6）颈部压迫症状：注意及时观察，扩张器或血肿压迫所致，及时清理血肿或取出扩张器。

（六）操作注意事项

1. 所需要扩张皮肤面积通常是缺损或切除病灶面积的 2 倍。

2. 对所选扩张器容量的估计，据临床经验的总结，约 1cm^2 秃发区的头皮扩张容量为3.5ml，面部扩张时修复 1cm^2 的缺损需要 4.0~5.0ml 的容量，躯干和四肢位于上述两者之间。

3. 术前检查扩张器是否有破损并进行严格消毒。

4. 对供区的选择，修复后皮肤的颜色、质地和毛发应与受区相匹配。

5. 对切口的选择，扩张器植入的切口，将来应利于皮瓣的转移，尤其不要设计在皮瓣的蒂部。

6. 扩张器植入前创面彻底止血并放置负压引流，切口分层缝合，注水壶置于易触及部位。

7. 扩张器植入的深度因供区和受区不同而不同，一般在皮下，但必要时可在深筋膜下、帽状筋膜下或肌层下。

8. 注水过程中防止扩张皮肤坏死等并发症。

9. 根据扩张皮肤血管和皮纹方向设计扩张皮瓣。

10. 皮瓣转移时适当剪除纤维囊可以增加转移距离，但不能影响皮瓣血运。

（七）相关知识

常用的皮肤扩张器由医用硅胶制成，分为两类。

1. 可控扩张器 是用灭菌盐水定期注入扩张器内进行扩张，由三部分组成：①扩张囊；②注射壶；③导管。

2. 自行膨胀的扩张器 为一个半透膜硅胶囊，内含有一定量的饱和盐溶液，细胞外液经囊壁渗入囊内，扩张囊逐渐扩大。

三、皮肤软组织扩张规范检查表

软组织扩张操作核查见表 3-1-8-1。

表 3-1-8-1 软组织扩张术操作规范核查表

项目	内容	是	部分	否
操作前准备	核对患者信息：姓名、性别、年龄、主诉			
	术前交流、谈话及人文关怀，询问禁食、禁饮情况			
	询问患者既往有无高血压，心、肺、脑疾病等病史			
	询问有无服用抗血小板药物、抗凝药物（如阿司匹林、氯吡格雷等）的情况及有无出凝血异常疾病史			
	若需麻醉，应询问患者有无麻醉药物过敏史			
	查看患者血常规、凝血功能、心电图及既往检查结果			
	明确患者有无软组织扩张术禁忌证			
	确定患者已签署软组织扩张术知情同意书			
	物品准备：扩张器的选择与准备，包括形状、容量、是否有破损并进行严格消毒；切口设计			

项目	内容	是	部分	否
操作过程	扩张器植入术(一期手术)			
	术区常规消毒铺巾,标记扩张器埋植区域			
	切开切口的皮肤皮下组织			
	扩张器埋植腔隙的剥离、止血			
	扩张器的检查、植入和切口的关闭,放置负压引流			
	无菌敷料适当加压包扎			
	注液扩张			
	于术后 5~7 日注液,用等渗的生理盐水注射			
	每次注射量为扩张皮瓣表面紧张但不妨碍血运为准			
	选用 4.5 号或 5 号注射针头,垂直刺入,达到有金属片抵触感为止			
	注射完拔出针头后局部再用乙醇溶液消毒 1 次,缓缓推入注射液			
	扩张器取出和扩张后皮瓣转移术(二期手术)			
	扩张后皮瓣的设计			
	术区常规消毒铺巾			
	切开皮肤、皮下组织直达纤维包膜的表面,用电刀切开纤维包膜取出扩张器,止血			
	形成扩张后皮瓣,根据皮瓣大小决定病变组织切除的面积			
	用扩张后皮瓣修复缺损区域			
	缝合皮下及皮肤组织			
	无菌敷料适当加压包扎			
	必要时切除标本送活检			
操作后处置	向患者或患者家属简要介绍手术情况。			
	交代患者术后注意事项,如饮食建议;观察是否有并发症等情况			

四、常见操作错误及分析

1. 止血不彻底,如血管断端结扎不牢靠或电凝不彻底,术后活动发生再出血。
2. 引流管放置不够深、脱出或堵塞。
3. 埋植腔隙剥离时层次不清。
4. 切口选择不当,如位于不稳定瘢痕表面,扩张器离切口太近或扩张器移位到切口下。
5. 剥离层次过浅或损伤表面主要血管引起皮肤坏死。
6. 扩张器未展平,折叠成角。
7. 注水过程中一次注水量过多,阻断皮肤表面血循环,是导致扩张器外露的常见原因。
8. 术中无菌操作不严格。

9. 术中误伤扩张器,特别是缝合关闭切口时误伤扩张器,而未发现。

10. 注液过程中压力增加或扩张器连接部质量不佳而裂开。

11. 皮瓣设计长宽比例过大等。

五、目前常用训练方法简介

1. 动物模型训练　可在猪等实验动物皮下进行扩张器植入术训练。

2. 临床训练　可参加临床上诸如乳房再造、耳再造、瘢痕性秃发修复、瘢痕修复、鼻再造等需植入扩张器的手术训练。

六、相关知识测试题

1. 下列关于皮肤软组织扩张术的描述中,正确的是

A. 扩张皮肤表面积的增加,主要是通过机械性皮肤扩展

B. 皮肤软组织扩张之后,新生毛细血管与神经末梢均有明显增加

C. 修复 $100cm^2$ 的瘢痕性秃发区头皮扩张器注水量约 200ml

D. 埋置扩张器的皮下腔隙剥离范围应与扩张器大小形状一致

E. 扩张器植入的切口应与放置扩张器的腔隙边缘平行,紧邻腔隙

2. 根据临床经验总结,面部扩张时修复 $1cm^2$ 的缺损需要扩张容量为

A. 1~2ml　　　　　　　　B. 2~3ml　　　　　　　　C. 4~5ml

D. 6~8ml　　　　　　　　E. 10ml

3. 下列属于皮肤软组织扩张术后并发症的是

A. 血肿和血清肿　　　　　　B. 扩张器外露　　　　　　C. 神经麻痹

D. 疼痛　　　　　　　　　　E. 以上均是

4. 目前常用的扩张方法可分为(多选题)

A. 即时扩张法　　　　　　　B. 快速扩张法　　　　　　C. 亚急性扩张法

D. 常规扩张法　　　　　　　E. 慢性扩张法

5. 左侧颌面颈部烧伤瘢痕,若采用皮肤软组织扩张术治疗,以下设计中正确的是

A. 宜选用圆形扩张器

B. 面部扩张器应埋置于浅筋膜深层,有利于皮肤扩张

C. 颈部扩张器埋置于颈阔肌浅层更有利于皮肤扩张

D. 分离皮下腔隙时应使腔隙与扩张器一样大小

E. 扩张皮瓣主要通过推进方式推进

答案:1. B　2. D　3. E　4. ABCDE　5. E

第九节　显微血管吻合技术

一、概述

显微血管吻合技术是在手术显微镜下,借助于精细的显微器械以及显微解剖学等理论的指导来进行血管吻合的一种外科技术,要熟练掌握镜下操作,往往需要一定时间的训练和

适应过程。

二、显微血管吻合操作规范流程

(一) 适应证

1. 躯体任何部位致命血管断裂、危及生命、影响肢/指体远端血液循环者。

2. 皮肤、皮下组织缺损，采用皮片移植不能达到功能和外形恢复的目的者。局部没有良好的皮瓣可供转移，或虽可转移，但估计功能、外形效果不佳者。重要的感觉区或功能区需要皮瓣修复时，可选用吻合血管神经的游离皮瓣移植。

3. 应用于预构皮瓣鼻成形术、预构皮瓣耳成形术、预构皮瓣眼睑成形术、预构皮瓣阴茎成形术等需要修复器官缺损，达到更好恢复其功能形态者。

(二) 禁忌证

有下列情况的属于限制性显微外科手术的范畴，如患有严重心、肝、肾、血液病，以及周围血管病的患者，或者手术前仍大量吸烟或服用导致血管痉挛的药物者，或者局部供区或受区有严重的急性或慢性感染，局部血管多次穿刺，有静脉炎、硬化等。

1. 能用简单手术收到同样效果者，就不采用复杂的显微外科手术。

2. 应用不吻合血管的邻近组织转移修复，能收到同样效果者，不宜选用吻合血管的游离组织移植。

3. 既要考虑受区的功能与外观形态的良好恢复，还应减少供区功能与外观形态的损失，切忌因此造成供区继发性畸形或功能障碍。

(三) 操作前准备

吻合血管前的准备工作是在供、受区血管解剖完成后进行的，包括一般准备工作和吻合血管准备。

1. 一般准备工作　调节手术显微镜，配置好冲洗溶液：肝素 100mg、塞罗卡因 400mg，加入林格液 200ml。

2. 吻合血管的肢体或头部需良好制动　手术野两侧各放置一块湿润的纱布巾或白色纺绸布，以便吻合血管时，缝针在纱布巾上清晰可见。吻合血管的下方衬以天蓝色、明黄色或湖绿色的塑料片作为背景。

3. 操作步骤

(1) 放置血管夹与背衬。

(2) 外膜的修剪：血管吻合前，常规剥除吻合口周围血管外膜约长 2~3mm。清除外膜的方法有 2 种：①用镊子提起吻合口周围的外膜，如"脱袖子"一样，将外膜拉出吻合口外，予以剪除，剪除后外膜自然回缩到距吻合口缘 2~3mm 处；②用镊子提起吻合口周围的外膜，修剪去除 2~3mm。

(3) 断口的冲洗与扩张：用稀释的肝素生理盐水冲洗管腔，可以用显微镊子轻柔扩张血管壁。

(4) 进针的方法：一般采用垂直进针，注意不要暴力操作损伤血管内膜。

(5) 缝合的顺序：根据习惯可采用先缝合上方一半血管后，再将血管翻转缝合另外一半。

(6) 缝线打结：根据情况，可采用一般打结方法或外科打结方法。

（7）渗漏的处理：需及时补充缝合。

（8）血管通畅试验：用两把显微镊子夹住吻合口远端同一处，再向相反方向移动，将血管腔内的血液排空后再分别松开一把镊子，观察血液流动方向及血管壁充盈情况。

（四）并发症及处理

1. 术后全身并发症 断肢再植术后的毒血症和肾衰竭；肠段移植食管再造后的肠坏死；急性呼吸窘迫综合征；大网膜移植后肠扭转或肠梗阻；大量抗凝药物应用后引起消化道出血，以及硬脊膜外血肿；造成危及生命的高位截瘫；输血污染引起弥散性血管内凝血等。

2. 手术区并发症 主要分为血管吻合组织移植并发症和组织移植供区并发症，需要根据具体情况进行相应的预防和处理。血管危象是指术后发生吻合血管的痉挛、栓塞，危及移植组织存活。血管痉挛是血管外科中比较常见的现象，痉挛后血流通畅性会受影响，并能继发血栓形成，使血管腔完全阻塞。动脉痉挛的临床表现为移植皮瓣或再植体苍白，或呈浅灰色，皮温下降，张力低，无毛细血管充盈现象，切开或针刺不出血。

（1）动脉痉挛的处理措施：最根本的应是立即寻找可能造成动脉痉挛的原因并加以消除。

1）适时给予镇痛剂，伤肢石膏托制动，体位舒适，减少患者躁动。

2）纠正血容量不足，予以输液或输血，维持血压，增加血流速度。

3）予以保温，室温在25℃左右为宜。

4）应用解痉药物：交感神经拮抗剂，如罂粟碱、普鲁卡因；平滑肌松弛剂，如妥拉唑林等。

5）对顽固性血管痉挛（有时与血管栓塞不易鉴别），应及时进行手术探查。

（2）静脉危象的原因以吻合质量差、静脉损伤处清创不彻底、缝合皮肤过紧引起压迫为常见。静脉栓塞的临床表现：皮肤颜色由红润变为紫红或暗红，皮肤温度下降，毛细血管充盈试验由于过速而消失，组织张力明显增高，肿胀有水疱，创缘出血呈暗红色，指端侧方切开或针刺移植组织先流出暗紫色血液，之后流出鲜红色血液。静脉栓塞发生后应根据所施手术及具体伤情，采用不同的处理方法。

1）首先应打开敷料，观察有无敷料包扎过紧，皮下有无引流不畅、积血压迫血管等，组织肿胀造成皮肤张力过大者可拆除部分缝线并抬高患肢。

2）若经前述处理仍无效，且静脉栓塞发生在术后3日内，局部无明显感染存在，应行手术探查。

（五）操作注意事项

1. 吻合前血管应显露清楚，置于较好的血管床上，才便于镜下操作。为此，应沿血管走行适当地解剖1~2cm，用缝合在肌膜或皮肤的牵引线，向两侧牵引扩大创口。彻底止血，活跃的出血点应予结扎或用双极电凝止血。

2. 在创面彻底清创之后，缝合血管之前，还必须对血管再进一步进行清创。血管吻合前，常规剥除吻合口周围血管外4~5mm的外膜组织。

3. 待缝合的血管需口径相似、张力相当、对位良好、无扭曲。

4. 缝合时要稳、准、轻巧并保持创面湿润。

5. 缝合时内膜密切对合，缝合口轻度外翻。

6. 针距及边距均匀,针数适宜。

7. 要有效地解除血管痉挛,持续的热生理盐水纱布湿敷 20~60 分钟;高浓度的普鲁卡因(4%~10%)解除血管痉挛也很有效;机械扩张及液压扩张,采用显微镊子轻柔扩张血管腔或者显微剪刀去除部分血管外膜,采用稀释肝素生理盐水冲洗血管腔。

8. 及时配合术中用药。

9. 密切关注患者的全身状况。

10. 手术室温度保持在 22℃ 以上。

11. 术后良好的制动。

(六) 相关知识

1. 显微血管缝合原则　①缝接的血管必须是正常的血管;②血流是正常的;③缝合血管的口径最好是相似的。

2. 口径不一致的解决办法　①轻度不一致,如直径相差在 1/5~1/4 或以下,将较小的断端轻度扩张后缝合;②若直径在 1/4~1/3 或以下,将较小的血管断端以 45° 斜切后再行缝合;③不一致超过其直径的 1/2,采用端侧缝合;④缝合的血管应有适当张力;⑤注意使用无损伤血管缝合技术;⑥针距与边距:1mm 直径的小动脉通常缝 8 针,针距 0.3mm,边距 0.2mm,1mm 直径的小静脉通常缝 6 针,针距可稍大,边距可稍大,一般边距为管壁厚度的 2 倍。

三、显微血管吻合操作规范核查表

显微血管吻合操作规范核查见表 3-1-9-1。

表 3-1-9-1　显微血管吻合操作规范核查表

项目	内容	是	部分	否
操作前准备	了解患者或实验动物血管情况:血管直径、部位等			
	询问患者禁食、禁饮情况			
	询问患者既往有无高血压,心、肺、脑疾病等病史			
	询问有无服用抗血小板药物、抗凝药物(如阿司匹林、氯吡格雷等)的情况及有无出凝血异常疾病史			
	若需麻醉,应询问患者有无麻醉药物过敏史			
	查看患者血常规、凝血功能、心电图及既往检查结果			
	明确患者有无显微外科手术禁忌证			
	确定患者已签署手术知情同意书			
	显微外科手术器械、血管缝合线、冲洗血管药物肝素盐水准备完成;确定手术显微镜相关设备正常			
操作过程	**显微血管吻合过程**			
	术区常规消毒铺巾			
	切开皮肤皮下,解剖出待吻合血管,显露清楚,置于较好的血管床上			
	调节好显微镜,镜下血管清创,修剪外膜			

续表

项目	内容	是	部分	否
操作过程	**放置血管夹与背衬**			
	断口的冲洗与扩张			
	调整好供、受区血管位置及长度,避免血管扭曲或张力过大			
	端端缝合第一针,对应 180° 缝合第二针,保证血管内膜外翻			
	针距边距均匀一致,一针完成进针,缝线打结			
	均匀缝合血管的一半,冲洗血管,翻转血管缝合另一半			
	松血管夹,血管通畅试验,检查有无漏血			
	渗漏的处理,保护吻合好的血管,皮肤缝合			
	放置引流及术后妥善包扎、制动,防止血肿或敷料压迫吻合口			
	观察并能准确处理血管危象			
	熟悉动脉痉挛的临床表现			
	持续的热生理盐水纱布湿敷 20 分钟 ~1 小时;高浓度的普鲁卡因(4%~10%)解除血管痉挛;机械扩张及液压扩张			
	熟悉静脉栓塞的临床表现,静脉栓塞发生后应根据所施手术及具体伤情,采用不同的处理方法			
操作后处置	向患者简要介绍手术情况			
	交代患者术后注意事项,如严禁吸烟,观察是否有血管危象等情况			

四、常见操作错误及分析

1. 动、静脉血管吻合错误　在某些情况下,如创伤、炎症、手术等造成受区血管改变,静脉管壁增粗,动脉管壁弹力下降,血流压力动、静脉差别不大等,均易造成动、静脉识别错误。因此在吻合血管过程中,应仔细辨别,一旦动、静脉辨别困难,应向血管近端追踪其主干血管,进一步证实该血管为动脉或静脉。

2. 血管吻合方向扭曲　吻合前,应先切除过长的血管,调整好血管放置的位置和方向,防止血管吻合后扭转。

3. 血管吻合张力过大　小血管吻合应该是低张力吻合,一般吻合的两血管之间的距离在无张力下可达 1cm,如果张力过大,不宜勉强吻合,应进行血管周围组织松解。

4. 血管吻合口内翻　这是造成术后吻合血管栓塞的最常见原因、在吻合中要保持吻合口轻度外翻。

5. 血管外膜在吻合口内悬浮　易造成吻合血管血栓形成。在吻合血管前,应将血管外膜剥除 2~3mm,防止血管外膜组织在吻合口漂浮。

6. 吻合血管的内膜损伤　要注意操作轻柔,防止用力钳夹血管。

7. 血管移植错误　移植血管外径悬殊太大,吻合不良,手术后血管栓塞,导致手术失败。

8. 移植静脉方向错误　由于血管瓣膜存在,导致血流阻塞、造成手术失败。

9. **血管口撕裂** 术中操作不当,可导致血管吻合口撕裂,造成缝线拉脱;术后血管吻合口撕裂多是由于术后关节制动不良导致。

五、目前常用训练方法简介

1. **模型训练** 一次性头皮针管径细,且柔软,较正常血管硬,是练习定点缝合、控制边距和针距的理想材料。制作模板时,将针头剪除,用热开水从一端垂直冲洗 3~5 秒,可使皮管变直并更柔软,这是制作中较重要的一步,否则切断后的断端皮管易卷起分离,且不易翻转,不利于缝合。因塑料管较血管韧,管壁厚度大,在穿针时阻力稍大,有助于训练手指力度、灵活度和垂直进针,不存在管壁合闭和皱缩,一个人即可进行准确的定点缝合操作训练,熟练后也可进行连续缝合法训练。也可以应用贝朗套管针进行训练,去除内芯的软管非常柔软,更适合模拟血管进行吻合训练。

2. **大白鼠尾动脉吻合试验** 选用体重 300~500g 的大白鼠。戊巴比妥钠腹腔内麻醉后,大白鼠仰卧于手术木板上,四肢分开固定于木板边上的钉子上。尾拉直,用大头针钉于木板上。用 0.1% 苯扎溴铵溶液(新洁尔灭)消毒鼠尾,不必剃毛。于尾腹面正中做皮肤直切口,长约 2cm;或在尾腹面做横 "U" 形切口,将皮瓣翻开,显露尾腹侧正中沟,此切口可避免误伤尾动脉。在尾腹面正中沟内剪开尾动脉鞘,游离一段尾动脉,勿剥离外膜。在游离的尾动脉上安放显微合拢器,剪断尾动脉,在断端后垫以绿色塑料薄膜,以增加对比度。用显微尺测量尾动脉外径,一般为 0.4~0.5mm。用冲洗器以生理盐水冲洗动脉断端。用显微镊尖插入动脉断端的管腔,将动脉稍扩大至管腔为 0.5mm 左右。用 11-0 无创伤缝合针线间断缝合 4 针以完成吻合操作,一般先缝两侧,再缝前壁正中,然后翻转合拢器,缝合后壁正中。去除显微合拢器,检查吻合口通畅情况,用盐水纱布湿敷止血。用中号丝线缝合创口皮肤。一条尾动脉自下至上可做 20~40 处吻合,在不同平面重复上述吻合操作训练,1 只大白鼠足够供全天 8 小时锻炼之用。

六、相关知识测试题

1. 上臂外侧皮瓣的供血动脉是

A. 旋肱后动脉   B. 肱深动脉皮支

C. 胸背动脉分支   D. 尺侧上副动脉

E. 尺侧下副动脉

2. 股外侧皮瓣的支配神经是

A. 旋股外侧皮神经   B. 股外侧皮神经

C. 髂腹股沟神经   D. 股神经

E. 髂腹下神经

3. 显微血管吻合法包括(多选题)

A. 缝合吻合法   B. 机械吻合法

C. 套管吻合法   D. 黏合吻合法

E. 激光吻合法

4. 小血管吻合时的注意事项包括(多选题)

A. 准确进针   B. 张力适度,无扭曲

C. 无创操作

D. 外翻对合

E. 减少刺激,解除痉挛

5. 背阔肌皮瓣的静脉回流主要为

A. 腋静脉

B. 肩胛下静脉

C. 旋肩胛静脉

D. 胸背静脉

E. 贵要静脉

答案:1. A　2. B　3. ABCDE　4. ABCDE　5. D

第十节　内镜技术

一、概述

医学内镜技术(endoscopic technique)相对于传统医学技术是一项新的手术方法。内镜包括一个精细的导管,附有微型摄像机和光导纤维,能传输图像并显示在屏幕上。该技术至今已有 100 多年历史,随着科学技术的进步及光导纤维材料的发展而迅速发展,已被广泛应用于普通外科、骨科、妇产科、泌尿外科、胸外科等,几乎涵盖所有医学学科,但直到 20 世纪 90 年代初,内镜技术才被引入整形美容外科。这项技术对减少手术创伤、降低并发症、提高手术质量及安全性起到了非常重要的作用。目前在整形美容外科领域,已经应用内镜施行颜面部除皱、隆乳术、挛缩包膜松解、腹直肌松垂的腹壁整形术和辅助切取肌瓣等,且应用范围仍在不断扩大。

二、内镜技术操作规范流程

(一) 适应证

1. 面部年轻化手术,如额部除皱术、中面部及全颜面部除皱术、眉上提术等。

2. 乳房手术,如隆乳术及假体相关检查、假体挛缩包膜松解术。

3. 腹直肌松垂的腹壁整形术。

4. 内镜下皮肤软组织扩张器植入术。

5. 组织切取术,如通过小切口进行辅助肌(皮)瓣切取术、动脉/静脉移植物切取术等。

6. 内镜减重整形术。

(二) 禁忌证

1. 心脏病、高血压、糖尿病、血液性疾病等全身性疾病患者。

2. 人格障碍、神经症或有其他心理障碍及重症精神病的患者。

3. 瘢痕疙瘩体质者。

4. 动机不纯的求美者,或对手术期望值过高者。

(三) 操作前准备

1. 患者的准备

(1)心理准备,向患者说明该手术方法具有创伤小、痛苦小、恢复快、安全可靠等特点,取得患者及家属的信任和同意,并签署手术知情同意书。

(2)一般准备,询问患者有无禁忌证,进一步明确诊断。

（3）常规术前准备

1）术前摄像，保存相关图片资料。

2）术前血、尿常规、肝肾功能、凝血功能及输血相关检查等，胸部 X 线片、心电图检查，疑有心肺功能不全者应行心肺功能测定。

3）术前常规禁食、备皮。

4）围手术期抗生素使用。

2. 器械的准备

（1）内镜：一般选用直径 4mm 的内镜施行面部整形美容手术，镜头镜面向下倾斜 30°角。应用于躯干、乳房的内镜一般直径为 10mm。

（2）内镜配套装置：内镜配套装置包括光电转换系统、录像显像系统、冲洗吸引系统、电凝电切系统、光导纤维、冷光源等。

（3）内镜手术器械：内镜专用器械包括各种不同规格弯度的剥离器、持针器、拉钩、电刀电凝头等。

（4）内镜的清洗

1）使用后立即用流动水彻底冲洗，除去血液、黏液等残留物质并擦干。

2）将擦干后的内镜置于多酶洗液中浸泡，时间参考使用说明。

3）彻底清洗内镜各部件，管腔应使用高压水枪彻底冲洗，可拆卸部分必须拆开清洗，并用超声清洗剂清洗 5~10 分钟。

4）器械的轴节部、弯曲部、管腔内用软毛刷彻底刷洗，注意勿划伤镜面。

（5）内镜的消毒

1）环氧乙烷灭菌方法适用于各种内镜及附件的灭菌。

2）适于压力蒸汽灭菌的内镜及附件，均采用压力蒸汽灭菌。

3）不能采用压力蒸汽灭菌的内镜及附件，可以使用 2% 碱性戊二醛溶液浸泡 10 小时灭菌。

4）消毒液进行消毒灭菌时，有轴节的器械应充分打开轴节，带管腔的器械腔内应充分注入消毒液。

（四）操作步骤

1. 麻醉　视手术情况选择局部麻醉、镇静麻醉或全身麻醉。

2. 内镜设备及器械的准备　一般由手术器械护士和助手完成。摆放调整好内镜车，检查各线路连接是否正确；打开电源开关，检查光源、显示器和电凝设备等；将所需内镜置于套管内合适位置并固定，湿敷纱布擦拭物镜镜头至画面清晰；调试内镜设备图像至最佳清晰度。

3. 手术区消毒、铺单　按外科手术无菌原则进行。

4. 切口的选择　多选择在较隐蔽部位，如发际内、口内、腋窝皱襞、脐部等；大多为单一切口，如内镜隆胸、隆鼻等，少数为多切口，如内镜除皱等。

5. 术者持镜及操作　采用单一切口时，术者一手持镜，另一手操作，单手做分离、切割等操作；采用多切口时，可在助手配合下进行缝合、吻合等操作。

6. 形成视腔　在大多数内镜整形手术中，一般没有生理腔隙可利用，需要通过手术过程中的操作来形成，如通过拉钩打开和维持手术视腔，因此整形外科的内镜多通过套管固定于拉钩上。首先通过切口在开放方式下进行一定范围的分离,形成一个足够放置内镜、拉钩、手术器械的腔隙,然后在内镜辅助下进行进一步的分离和手术操作。

7. 置入内镜　视腔形成后,插入拉钩提拉肌肉及软组织,小心置入内镜套管拉钩及内镜,注意避免污染镜头。

8. 调整视野　置入内镜后需调整至合适视野,可通过内镜的前后移动及左右旋转完成。

9. 分离　分离技术是内镜手术中最基本操作之一,有电凝分离、锐性分离、钝性分离、超声刀分离和高压水分离等。整形外科内镜术中,可在直视下剥离腔隙或盲视下剥离腔隙后检查,可使用超声刀、电钩或电铲来进行。电凝分离时会产生电热效应,需注意不要损伤周边组织。

10. 止血　包括电凝止血、钳夹止血和结扎止血,常使用电钩电凝或组织钳进行;也有止血纱或止血粉喷洒的方法。一般出血用以上方法多能止住,若血管大、出血猛而无法止血时,应当切开进行止血。

11. 结扎和缝合　内镜下打结是一种有难度的技术,也是需要熟练掌握的手术技巧,需要加强训练和实践,分为腔外打结和腔内打结。缝合操作最好是术者以双手,使用特殊的内镜针来进行。由于内镜整形外科常采用单一切口,故一般较少做结扎、缝合及吻合。

12. 排烟和冲洗　一般使用拉钩底面的冲洗和抽吸管进行烟雾的排出及创腔及镜头的冲洗和抽吸,以保持创腔和视野的清晰。

13. 放置引流和伤口处理　根据术中情况放置引流管。手术结束拔出套管时检查伤口有无出血,检查皮缘有无损伤,修剪损伤皮缘,缝合皮下,对合皮肤切口。

14. 包扎和固定　整形外科手术结束后的敷料包扎与固定是手术的重要组成部分,包扎固定适当与否,可直接影响手术的成败。伤口用油纱布覆盖后,覆以平整纱布,以疏松纱布压紧或填平凹陷,外用绷带适当进行压力包扎;必要时予弹性绷带包扎塑形。

（五）并发症及处理

1. 麻醉意外　气管插管全身麻醉时,可出现变态反应、误吸、呼吸困难、苏醒延迟,甚至出现意识障碍,乃至死亡等意外情况。因此应做好术前准备,了解患者既往病史及药物过敏史。

2. 心、肺、脑血管意外　包括心脏意外,如心绞痛、心肌梗死、心律失常和心搏骤停、肺血管栓塞等,尤其是老年人或原有心、肺、脑疾病的患者容易出现。术前应询问患者病史,完善各项术前检查。

3. 血肿、血清肿　术后血肿、血清肿是较常见的并发症,如果处理不及时,可以导致切口感染、皮瓣皮肤坏死和延迟愈合等严重后果。发生的原因主要有术中止血不彻底、术后负压引流不畅、加压包扎固定不牢靠,以及全身有出血倾向等,因此术中要仔细检查腔隙,彻底止血;负压引流要放置到腔隙的最深部,术后保持引流通畅;术后应局部制动,适当加压包扎,合理应用止血药。一旦出现血肿,需拆除部分缝线,尽早清除血肿,重新加压包扎。

4. 感染　感染多见于血肿、皮瓣坏死、切口裂开等并发症后。可由于切口附近有感染灶、术中无菌操作不严格及全身抵抗力低等原因引起。为了预防感染,术前要清洁皮肤,术中要严格无菌操作,术后要定期观察切口。如发现切口感染,应及时换药,通畅引流,全身应用抗生素治疗。

5. 皮瓣坏死　皮瓣坏死主要是由于血肿、感染或局部包扎压力过大等原因引起皮瓣血循环障碍所致。一旦发现皮瓣血循环障碍,需及时处理,如清除血肿、积极抗感染及适度包扎。

6. 瘢痕增生　瘢痕增生见于切口部位,部分切口位于发际内者可见瘢痕性秃发。术中应尽量保护切口,避免内镜套管反复摩擦切口皮肤;缝合时可稍修剪切口皮肤至切口皮缘整齐;伤口愈合后抗瘢痕治疗 3~6 个月。

(六) 操作注意事项

1. 在内镜技术应用于患者前,手术医师必须进行专门训练,包括熟悉内镜相关理论知识、熟悉较细微的解剖层次知识等,以适应内镜下操作的要求,并进行模拟训练适应在二维空间视角下进行操作。

2. 严格选择手术适应证,并确保医患沟通良好。

3. 手术中严格遵守无菌操作原则,术中保持视野清晰、操作细致、止血彻底,并避免热灼伤或误伤其他重要组织。

4. 术后若留置引流管,需保持引流通畅,观察引流液量、颜色等,并及时拔除引流管。

5. 术后包扎塑形,部分手术(如乳房、腹壁整形等)需穿戴塑身衣 3 个月以上。

三、内镜技术规范检查表

内镜技术操作规范核查见表 3-1-10-1。

表 3-1-10-1　内镜技术操作规范核查表

项目	内容	是	部分	否
操作前准备	核对患者信息:姓名、性别、年龄、主诉			
	询问患者既往有无高血压,心、肺、脑疾病等病史			
	询问有无服用抗血小板药物、抗凝药物(如阿司匹林、氯吡格雷等)的情况及有无出凝血异常疾病史			
	若需麻醉,应询问患者有无麻醉药物过敏史			
	查看患者血常规、凝血功能等检查结果			
	明确患者有无手术禁忌证			
	确定患者已签署手术知情同意书			
	物品(器械)准备:确定手术相关设备正常,包括内镜手术包、电刀、术中使用药物,以及术中监护设备等			
操作过程	**手术步骤**			
	手术体位			
	术前切口设计			
	术前麻醉、监护			
	常规消毒铺巾单			
	切开皮肤、皮下			

续表

项目	内容	是	部分	否
操作过程	拉开皮肤、软组织,置入内镜			
	内镜直视下剥离,止血,形成腔隙			
	置入乳房假体(隆乳术)或分层悬吊(除皱术)等			
	冲洗、检查并彻底止血			
	放置引流管			
	取出内镜,缝合切口			
	包扎固定			
操作后处置	术后保持引流通畅,观察引流液量、颜色等			
	围手术期使用抗生素			
	观察伤口及术区情况,注意局部肿胀、红肿、渗出等			

四、目前常用训练方法简介

(一) 模拟训练

1. 内镜手术模拟训练系统 专门用来进行内镜手术培训的教学设备,采用人体解剖视觉重现和力反馈技术,操作视野清晰、脏器逼真、器械真实,操作手感与临床手术几乎相同。可以扩展学员的解剖、生理、病理等医学知识,提高学员的手术技巧和手术中对病情的判断、决策能力,使学员完全达到临床手术要求。常包括以下训练模块:

(1)基本技能训练模块:0°镜及30°镜操控、手眼协调训练、剪切、电切、钳夹及夹持等。

(2)必要训练模块:钳夹、剪切、套扎等。

(3)基本缝合模块:持针、打结、连续缝合等。

2. 内镜模拟训练器 模拟人体腹腔,通过必要的腔镜器械,在监视器图像下进行腔镜手术训练。可进行以下训练:

(1)缝合打结训练:分离、结扎、缝合、止血四大手术基本技术。

(2)手眼协调训练:在训练箱内放入米粒、小纸团等物体,用抓钳将物品钳夹到另一个指定位置,尽量做到稳、准、轻、快。

(3)定向适应训练:在训练箱泡沫板上按入针或钉子,用抓钳将丝线有目的性地在各针头上进行缠绕。

(4)组织分离训练:在训练箱内放入香蕉、葡萄、橘子等,用抓钳、剪刀、分离钳等进行钝性、锐性分离训练。

(二) 动物实验

可采用动物标本、模拟活体、活体动物,置于训练箱内操作即可。

五、相关知识测试题

1. 内镜技术最早应用于整形美容的是

A. 内镜吸脂术 B. 内镜下皮肤软组织扩张术

C. 内镜下隆乳术   D. 内镜下额部除皱术

E. 内镜下隆鼻术

2. 内镜下额部除皱的剥离层次通常为

A. 骨膜下   B. 帽状腱膜下   C. 额肌浅层

D. 皮下   E. 额肌深层

3. 内镜下隆乳术最常用的切口选择是

A. 乳晕切口   B. 乳房皱襞下切口   C. 腋部入路切口

D. 脐下切口   E. 腋前线切口

4. 内镜腹壁整形术的适应证**不包括**

A. 妊娠后腹壁轻、中度畸形   B. 轻度皮下脂肪堆积

C. 轻、中度腹直肌松弛   D. 脐周轻度下垂

E. 腹壁皮肤重度下垂

5. 内镜技术在乳房整形方面包括

A. 隆乳术   B. 乳房下垂矫正术

C. 隆乳术后假体检查,包膜挛缩松解术   D. 乳房肿物切除术

E. 以上均正确

答案:1. D   2. A   3. C   4. E   5. E

第十一节   Mohs 显微描记术

一、概述

Mohs 手术,全称 Mohs 显微描记术,是皮肤外科常用的术种之一。Mohs 显微描记术是以纪念发明这项技术的美国外科医师 Frederick Mohs 而命名的,始于 20 世纪 30 年代。Mohs 显微描记术具有治愈率高、能最大程度保留正常组织的优势,现已成为治疗高危非黑色素瘤性皮肤癌的标准治疗方法,目前在黑色素瘤中的应用也在不断增加。Mohs 显微描记术的高治愈率是通过精确评估 100% 的组织边缘来实现的;因此,行 Mohs 显微描记术外科医师的皮肤病理学知识和冷冻切片技术团队,是保证这项技术成功开展的关键。

二、Mohs 显微描记术操作规范流程

(一) 适应证

一般认为,Mohs 显微描记术用于治疗单一灶性并连续生长的恶性肿瘤:基底细胞癌、鳞状细胞癌、隆突性皮肤纤维肉瘤、疣状癌、鲍恩病、角化棘皮瘤、恶性组织纤维细胞肉瘤、非典型性纤维黄色瘤、梅克尔细胞癌、皮肤脂腺癌等。Mohs 的适当使用标准(Mohs-AUC)可帮助临床医师确定特定肿瘤是否可以通过 Mohs 显微描记术进行适当的治疗,主要内容包括:

1. Mohs 显微描记术特别适用于 "H" 区的身体部位

(1)眼睑 / 眼角、眉毛、鼻部、嘴唇、下颌、耳部和耳周等区域。

(2)生殖器。

(3)手、足、足踝和指甲。

(4)乳头 / 乳晕。

2. 肿瘤特征

(1)身体上任何部位的大面积病变(直径>2cm)。

(2)侵袭性组织学亚型。

(3)神经侵袭。

(4)临床边界不清。

(5)未完全切除或复发性病变。

3. 患者因素

(1)免疫功能低下患者:服用免疫抑制剂的患者、放疗后的患者、器官移植受者、血液系统恶性肿瘤患者或 HIV 感染患者。

(2)遗传综合征:基底细胞痣综合征、着色性干皮病。

(3)环境暴露(砷)。

4. 适合 Mohs 显微描记术的基底细胞癌的特征

(1)侵袭性组织学亚型:硬化型、硬皮病样型、腺样型、小结节型。

(2)肿瘤直径>2cm。

(3)位于"H"区。

(4)神经周受累。

(5)复发性基底细胞癌。

(6)不完全切除的基底细胞癌。

(7)边界不清。

5. 适合 Mohs 显微描记术的鳞状细胞癌的特征

(1)低或未分化:以高度的核多态性、高有丝分裂率或低程度角化为特征。

(2)神经周围 / 血管周围浸润。

(3)复发性鳞状细胞癌。

(4)Breslow 深度为 2mm 或更大。

(5)Clark Ⅳ级或更高。

(6)位于耳部或者上唇或发生于陈旧性瘢痕或者慢性溃疡部位的鳞状细胞癌。

此外,2019 年 2 月,加拿大安大略癌症治疗中心联合黑色素瘤疾病小组共同制定了《2019 临床实践指南:Mohs 显微外科手术的适应证》,并提出了三点建议:

建议 1:由于缺乏高质量的对比证据,手术(术后或术中边缘评估)或放疗(对于不符合手术条件的患者)应继续作为皮肤癌患者的治疗标准。

建议 2:对于组织学证实为复发性面部基底细胞癌的患者,建议采用 Mohs 显微描记术;对于面积>1cm², 组织学具有侵袭性或位于面部"H"区的原发性基底细胞癌,建议采用 Mohs 显微描记术。

建议 3:Mohs 显微描记术应由已完成医学专业型学位或同等学历的医师进行,并应接受过 Mohs 显微描记术的高级培训。

(二)禁忌证

绝对禁忌证如下:

(1)严重心肺疾病,如严重心律失常、心肌梗死活动期、重度心力衰竭、哮喘、呼吸衰竭不能平卧,无法耐受疼痛者。

(2)严重高血压、精神异常,以及有明显意识障碍,不能配合手术者。

由于 Mohs 显微描记术需要反复薄切组织送病理组织学检查以明确肿瘤是否完全切除,等待时间会较长,经济成本比一般手术高,应该根据患者的实际情况选择合适的治疗方法。

(三) 操作前准备

1. 患者的准备

(1)患者或其法定代理人签署拍摄知情同意书,同意拍摄。

(2)签署手术知情同意书。

(3)脱去衣物及装饰物,充分暴露所有皮损。

2. 物品(器械)的准备　Mohs 显微描记术需要手术准备间、手术间、标本处理间和患者休息室。

(1)手术准备间:主要用于与患者谈话、签署知情同意书。

(2)手术间:包括手术床、无影灯等基础手术设施,还应包括心电监护、双极电凝器、心脑血管疾病应急抢救设备;手术设备相对简单,包括手术刀、细镊子、剪刀、纱布和用于凝血的电外科设备等。

(3)标本处理间:主要进行标本的处理、冷冻切片和染色、显微镜检测切片,完成制片后由皮肤外科医师镜下阅片,以确定肿瘤是否有残留。许多 Mohs 实验室也有特殊的染色剂和试剂,可以对组织进行免疫组织化学染色。

(4)患者休息室:主要是让患者等待冷冻切片结果时休息,环境应温馨安静,以利于缓解患者紧张心情,也可使用住院病床供患者休息。

3. 操作者的准备

(1)术前应向患者详细交代手术方案,控制好患者的血压、血糖等,必要时给予患者镇静剂。

(2)详细询问患者病史以及疾病发展过程,特别要注意询问患者心脑血管情况、有无服用抗凝药物、月经状况等。

(3)完成手术评估后,还要详细向患者说明手术风险(如出血感染、复发、影响美观等);同时要强调术后随访的重要性,将患者各方面的预期值调整到合理水平。

(4)术前评估时,手术医师必须事先阅读手术患者的肿瘤病理切片。HE 染色的病理切片能够帮助医师掌握患者肿瘤特性,便于控制手术的深浅和宽度,对术中阅读冷冻切片很有参考意义。

(四) 操作步骤

1. Mohs 显微描记术第一阶段

(1)术前照相,并在 Mohs-map 上标记肿瘤的位置与形状。常规消毒手术野 3 遍并以灭菌布单覆盖,推荐皮肤镜描记肿瘤的边界,在肿瘤边界外 1~2mm 范围标记手术切除的边界。

(2)以 1%~2% 利多卡因进行局部浸润麻醉。

(3)刮除肿瘤中央浅表部位,可用刮勺、手术刀完成。刮除之前用手术刀(通常在 3 点、6 点、9 点和 12 点方向)在组织层和相应的原发灶周围皮肤做浅表刀痕,以便于进行准确定位;也可以借助智能平板、手机等拍照并作图定位等。

（4）在进行去除肉眼可见的肿瘤组织操作后，会形成 Mohs 环，Mohs 环是一个倾斜 45°的环状切除面；继续以水平方向扩大 1~2mm 进行切削，可获得碗形组织标本。组织标本会被切割成许多更小的标本块，并将每一标本的边缘染色进行编号。

（5）将患者的手术切口彻底止血，测量大小后包扎，送患者到休息室等待。

（6）标本送标本冷冻间进行冷冻切片。将所有的组织块倒放于恒冷切片机夹头上，将组织块下压固定形状，压片可使外周组织边缘和标本基底处于同一水平面，再行最适切削温度（optimal cutting temperature，OCT）包埋和切片。

（7）甲苯胺蓝或者苏木精和伊红染色，染色后手术医师阅片，若发现残余肿瘤，在 Mohs-map 上标记位置。

2. Mohs 显微描记术第二阶段　如果在显微镜下发现残留的肿瘤组织，则在模式图上标记肿瘤延伸的方向。患者再次进入手术室，在残余肿瘤的位置再次切除一层组织，宽度范围约 2mm，将标本重新分割成若干块，并染色编码，做冷冻切片。重复这个过程，直到肿瘤组织学为阴性，从而确保肿瘤完全切除。

3. Mohs 显微描记术第三阶段　完整切除肿瘤后，根据手术原发缺损位置、形状、大小进行创面成形修复。修复包括单纯闭合、皮瓣成形和植皮等。

（五）并发症及处理

1. 并发症　如术后感染、愈合不良等。

2. 术后处理

（1）加压包扎：成形修复术后需要加压包扎，打开时间因不同手术部位及术种而异。

（2）拆线：拆线时间应根据切口部位、局部血液供应情况、患者年龄，以及有无感染等来确定。

（3）抗生素预防感染：对手术时间长、手术切口大、手术部位靠近腔口的易感染部位，可以使用抗生素预防感染。

（4）术后换药：可以使用 75% 乙醇、3% 过氧化氢、抗生素软膏等。

（5）术后随访：建议至少每年 1 次。可借助互联网平台管理随访患者。

（六）操作注意事项

1. 术前和术中拍照时，应注意拍摄角度的选择，原则上要求相机镜头与被拍摄部位保持同一水平面。

2. 保存好 Mohs 显微描记术冷冻切片，今后可作为重要的法律文件和学术资料。

3. 如果手术涉及面神经分支较为浅表的区域，或是肿瘤累及较深，一定要向患者交代损伤神经的可能及后果。

4. 在制片过程中必须保证组织，尤其是表皮的连续与完整性，否则就失去了实施 Mohs 外科切除的意义。

（七）相关知识

1. Mohs 显微描记术的基本原理　Mohs 显微描记术的最大优势是在保证肿瘤切除干净的前提下，最大程度保留正常组织、减少原发灶的缺损。可以通过术中冷冻切片，实时检测肿瘤组织是否被切净，特点是过程相对快捷，可准确判断有无残余肿瘤，而且能定向标记、定向切除残余肿瘤，做到"保证原发手术病灶最小化"。

手术切除肿瘤组织后，传统病理检测方法是将肿瘤组织标本像切面包一样纵切成若干块,再截取纵切面的薄片组织,或者采用十字取样法;最后制片染色在显微镜下检测。但是由于肿瘤多是不规则地向外延展侵袭,尤其是在某些方向可能形成"伪足"样生长模式,故传统的病理检测方法往往会遗漏残余肿瘤,这也是一般手术切除肿瘤后复发率较高的原因。

Mohs 显微描记术是通过切除皮肤肿瘤周围和基底的薄组织边缘来完成的。标本通常以 45° 的斜面切削,以便于进一步的压片处理。然后快速冷冻并在冷冻切片机中切片,进行快速组织处理(15~30 分钟)。在水平方向上对组织进行切片,可以在显微镜下检查几乎100% 的组织边缘(周边和基底在同一个水平面)。如有异常,再定向标记、定向切除、定向制片染色;重复整个过程直到肿瘤的组织学边缘呈阴性。

由于组织的弹性,可将肿瘤标本下压至底面所在的平面,使得横切时侧壁与底面处于同一个水平面,所以阅读冷冻切片时,发现的残余肿瘤靠近表皮侧,说明切除的宽度不够;如若肿瘤接近皮下处,说明切除的深度不够。另外,如若发现切片中有致密聚集的炎症细胞浸润,要作为残余肿瘤处理。

综上所述,Mohs 显微描记术与传统的广泛性局部切除相比,主要优势在于:①组织病理学检测采用快速冰冻水平切片技术;②通过 45° 的水平切削,压片让肿物边界和基底在同一水平面,保证能看到完整的切缘;③多次的组织切除可以切净肿瘤组织,且最大程度保留未受影响的组织。

2. Mohs 显微描记术在皮肤肿瘤中的应用

(1)皮肤恶性非黑色瘤:非黑色素瘤皮肤癌是常见的皮肤癌,其发病率逐年上升,包括基底细胞癌、鳞状细胞癌和其他罕见的皮肤恶性肿瘤。肿瘤的解剖部位、大小和组织学亚型等因素,以及患者的情况(如是否有免疫系统受到抑制),是选择合适治疗方式的重要考虑因素。低危恶性肿瘤经电干燥刮除及广泛局部切除术治疗,通常治愈率高、美容效果令患者满意;然而,高危病变恶性肿瘤需要对整个组织边缘进行详细评估,以确保肿瘤清除。与其他高危病变治疗方法相比,Mohs 显微描记术具有更高的治愈率。

1)基底细胞癌:基底细胞癌是最常见的皮肤恶性肿瘤,发病率逐年上升。一般来说,基底细胞生长缓慢,会造成局部组织破坏,但肿瘤转移非常罕见。对于低风险病例或不适合行外科手术的患者,可采用局部化疗药物、光动力疗法、电干燥和刮除术或冷冻疗法治疗。对于不能切除的大病灶,可考虑放疗和化疗。

研究表明,原发性基底细胞癌的复发率为 3.2%,相对较高,而 Mohs 显微描记术适用于复发风险较高的病变。Mohs 显微描记术在原发性基底细胞癌中的 5 年治愈率为 99%,在复发性基底细胞癌的 5 年治愈率为 94.4%,而传统标准治疗的 5 年治愈率仅为 90% 以下。

2)鳞状细胞癌:皮肤鳞状细胞癌较基底细胞癌少见,但其复发、淋巴结和器官转移的可能性更大。据报道,与广泛的局部切除相比,Mohs 显微描记术的治愈率更高。

Mohs 显微描记术是治疗唇、耳、指甲和阴茎等高危病变的首选方法,也适用于瘢痕或慢性病变伤口,同时也是保存重要功能结构的理想治疗方法。在免疫抑制患者中,鳞状细胞癌的发病率特别高,而且这些癌症也往往表现得更具侵袭性。对于这些患者,Mohs 显微描记术提供了优秀的边缘控制效果,从而减少了复发的机会,同时也避免损伤病变未触及的皮肤,从而获得了更好的美容和功能效果。鳞状细胞癌局部转移通常发生在先前治疗不成功后。由于肿瘤必须是相邻的才能被 Mohs 显微描记术治愈,局部和远处转移会降低肿瘤完全根除的可能性;在一系列应用 Mohs 显微描记术治疗的鳞状细胞癌中,有转移患者的 5 年治愈率为 16%,而无转移患者的 5 年治愈率为 98%。

3)罕见皮肤恶性肿瘤:Mohs 显微描记术也被用于其他多种皮肤恶性肿瘤,如非典型纤维黄瘤、隆突性皮肤纤维肉瘤、微囊附件癌、皮脂腺癌、小汗孔癌、平滑肌肉瘤、乳房外佩吉特病,以及侵袭性指乳头状腺癌。这些罕见的恶性肿瘤大多具有侵袭性,可能具有临床上无法预测的亚临床扩展,在这些情况下,Mohs 显微描记术可实现 100% 的控制。关于使用 Mohs 显微描记术治疗手部暗色丝孢霉病的病例报告也已发表。

(2)皮肤恶性黑色素瘤:目前治疗侵袭性黑色素瘤的建议是进行广泛的局部切除,其切除边缘宽度在 0.5~2.0cm 之间。几项研究表明,成功切除侵袭性黑色素瘤通常需要比预期更大的边缘(尤其是在面部等日光暴露部位),因此探索用 Mohs 显微描记术切除黑色素瘤也有临床应用的意义。Bene 的一项研究表明,在 167 例接受 Mohs 显微描记术的侵袭性黑色素瘤患者的前瞻性队列中,Mhos 准确率为 95.1%,在 Mohs 显微描记术过程中使用冷冻切片的快速免疫染色也增强了侵袭性黑色素瘤的识别,远优于常规的广泛切除手术。此外,李航等人对 Mohs 显微描记术进行了改良,建立了一个快速检测平台,将更有益于 Mohs 在黑色素瘤诊疗中的推广应用。

三、Mohs 显微描记术规范检查表

Mohs 显微描记术规范核查见表 3-1-11-1。

表 3-1-11-1　Mohs 显微描记术规范核查表

项目	内容	是	部分	否
操作前准备	核对患者信息:姓名、性别、年龄、主诉			
	术前评估,详细询问患者既往史、个人史、月经史等			
	充分沟通,获得患者或其法定代理人签名的知情同意书			
	明确患者有无手术禁忌证			
	物品(器械)准备:确定 Mohs 显微描记术相关设备正常,包括手术设备、应急抢救设备;确认标本处理设备正常			
操作过程	**Mohs 显微描记术第一阶段**			
	术前照相,在 Mohs-map 上标记肿瘤的位置与形状			
	常规消毒铺单			
	标记切除边界、麻醉			
	刮除肿瘤中央浅表肿物			
	形成 Mohs 环后水平方向进行切除			
	切割组织标本,边缘染色			
	手术切口止血包扎			
	组织压片、冰冻			
	切片、染色、阅片			

续表

项目	内容	是	部分	否
操作过程	**Mohs 显微描记术第二阶段**			
	显微镜下发现残留的肿瘤组织,在 Mohs-map 上标记			
	反转观察组织底部			
	扩大 2mm 范围切除对应部位的组织(第二个 Mohs 环)			
	组织标本切割为更小的组织块并染色			
	重复过程直到肿瘤组织学阴性			
	Mohs 显微描记术第三阶段			
	根据手术原发缺损位置、形状、大小进行成形修复			
术后处理	加压包扎			
	向患者简要介绍手术情况			
	抗生素预防感染			
	拆线			
	术后换药			
	术后随访			

四、常见操作错误及分析

1. 准备不充分 术前未核对患者信息及既往病史、用药史等,未查看患者基本检查检验结果,以进一步明确是否存在手术禁忌证。常由于操作者核查时疏忽所致。

2. 切除范围过大或过小 原发灶的边界标记非常重要,若操作者对于肿物的边界标记有出入,将会导致切除范围过大或过小,可借助皮肤镜等进行原发灶的边界标记;未按 Mohs 环水平方向进行切除也会导致切除范围错误。

3. 残留肿瘤组织 由于操作者未反转观察底部、未继续标记或切除导致。

4. 术后伤口感染 可能与肿块浸润较深、伪足多,导致需要的切除制片循环次数增加,从而使操作时间过长,创面暴露时间增加有关。根据情况,可以在第一个循环,制片阅片的时候给予抗生素治疗等处理。

五、目前常用训练方法简介

1. 模型训练 可以找相关浅表肿物切除手术的模型来训练。

2. 虚拟训练 使用浅表肿物模型进行模拟训练,模拟表皮肿物切除或训练切削深度的把握。该方法可还原出 Mohs 显微描记术从范围标记、到显微描记再到术后处理的全过程,提高学员的实际操作能力。

3. 其他 也可以用白萝卜等蔬菜进行切削的训练等。

六、相关知识测试题

1. 患者,女,65 岁,因"发现面部黑色斑块 2 年余"就诊,诊断考虑"皮肤基底细胞癌",

拟行 Mohs 显微描记术治疗。下列处理中必要的是(多选题)

　　A. 告知手术风险,获得患者或其家属签字后完善检查

　　B. 心电图、心肺功能检查

　　C. 测量血压

　　D. 血常规检查

　　E. 凝血常规检查

2. Mohs 显微描记术适用的部位包括(多选题)

　　A. 眼睑 / 眼角、眉毛、鼻子、嘴唇　　　　　B. 生殖器

　　C. 足踝和指甲　　　　　　　　　　　　　D. 乳头 / 乳晕

　　E. 耳部和耳周区域

3. 适合行 Mohs 显微描记术的肿瘤的特征包括(多选题)

　　A. 身体上任何部位的大面积病变(>2cm)

　　B. 侵袭性组织学亚型

　　C. 神经侵袭

　　D. 界限不清

　　E. 未完全切除或复发性的病变

4. Mohs 环的倾斜角度是

　　A. 45°　　　　　　　　　B. 75°　　　　　　　　　C. 90°

　　D. 15°　　　　　　　　　E. 25°

5. 常用 Mohs 显微描记术进行切除的疾病包括(多选题)

　　A. 基底细胞癌　　　　　　B. 鳞状细胞癌　　　　　　C. 鼻部鲍恩病

　　D. 隆突性皮肤纤维肉瘤　　E. 恶性组织纤维细胞肉瘤

参考答案:1. ABCDE　2. ABCDE　3. ABCDE　4. A　5. ABCDE

第十二节　甲外科手术

一、甲的解剖结构

　　甲为皮肤的附属器官,其解剖结构包括甲板、甲床、甲母质和甲皱襞(甲廓)。甲的外露部分称为甲板;甲最近端的月牙形白色区域,称为是甲半月;甲板周围皮肤称为甲皱襞,埋入近端皮肤的甲板部分称为甲根,甲母质位于甲根的下方,是甲板的生发结构,负责新的甲生长;甲床位于甲板的下方。甲周皮肤包含 1 个近端甲皱襞、2 个侧甲廓(皱襞)和附近的指甲床。

　　与两个侧甲廓相比,近端指甲的甲皱襞是独特的。甲板本身起于近端甲皱处的轻微凹陷。指甲将近端甲皱分为两部分,即背顶和腹底,这两个部分均包含生发基质。甲下皮(也称为表皮)是近端甲皱襞的产物,在指甲板和皮肤之间形成防水屏障,从而保护下面的皮肤免受病原体和刺激物的侵害。

二、机械排脓操作规范流程

(一) 适应证

1. 脓肿形成,触之有波动感,如急性甲沟炎等。

2. 脓肿初步形成,在使用其他局部疗法相结合的浸泡方法 2~3 日后发现症状没有改善或更加严重。

(二) 禁忌证

1. 绝对禁忌证 严重心肺疾病,如严重心律失常、心肌梗死活动期、重度心力衰竭、哮喘、呼吸衰竭不能平卧,无法耐受疼痛者;严重高血压、精神异常及意识明显障碍,不能配合机械排脓者。

2. 相对禁忌证 急性或慢性病急性发作,经治疗可恢复者;心肺功能不全者;严重高血压、血压偏高、血压波动较大或偏低者;有严重出血倾向,血红蛋白<50g/L 或凝血酶原时间延长 1.5 秒以上者。

(三) 操作前准备

1. 患者的准备

(1)为避免交叉感染,应制订合理的消毒措施,在消毒前完善 HBsAg、抗 HCV、抗 HIV 等相关检查。

(2)操作前应进食,避免低血糖。

(3)常规检查:40 岁以上者应术前测血压,60 岁以上者术前完善心电图检查。

(4)有高血压、冠心病和心律失常者,术前测血压及进行心电图检查;若发现禁忌证,应暂缓检查。

(5)非甾体抗炎药:一般患者不必使用,对疼痛阈值较低的患者可在操作前 2 小时服用适量布洛芬。

(6)充分暴露患指 / 趾,放松心情。

2. 物品(器械)的准备 22 号针头、手术刀、纱布、络合碘、过氧化氢溶液、生理盐水、胶布等。

3. 操作者的准备

(1)核对患者信息:姓名、性别、年龄、主诉。

(2)确认进食时间。

(3)询问患者既往有无高血压,心、肺、脑疾病等病史,有无服用抗血小板药物、抗凝药物(如阿司匹林、氯吡格雷等)及有无出凝血异常疾病史。

(4)查看患者血常规、凝血功能、心电图及既往检查结果。

(5)明确患者有无机械排脓的禁忌证。

(四) 操作步骤

1. 针头穿刺、切开排脓方法

(1)常规消毒后,将诸如皮下注射针头之类的工具插入受累的甲皱襞和甲板的交界处(图 3-1-12-1A)。

(2)一旦脓肿被打开,应发生自发引流。如果没有,可以按摩手指或跖趾以从开口中挤出液体。

（3）如果按摩不成功，可使用手术刀在相同的甲皱襞 - 甲板交界处形成较大的开口（图 3-1-12-1B）。

（4）如果仍然没有自发引流，可以将手术刀的尖侧朝下旋转，以免割伤皮肤；继续进行自发排脓，但如果没有，应按摩该区域以利于排脓。

（5）如果抬高甲皱，而且指甲处的脓液未自行排出，则可以用针或手术刀打开脓肿上方的皮肤。如果不确定是否存在脓肿，或者脓肿引流困难，可以进行超声检查。

（6）排完脓液后，用过氧化氢溶液进行冲洗，再用生理盐水冲洗，并用络合碘消毒，最后纱布包扎，胶布固定，以便减少创面接触污染。

2. 拍照留图

（1）消毒前拍照：应拍双侧足部的整体图（以便对比患趾侧与对侧正常跗趾）和局部患趾的图片。

（2）排脓操作结束，包扎前进行拍照，拍患趾即可。

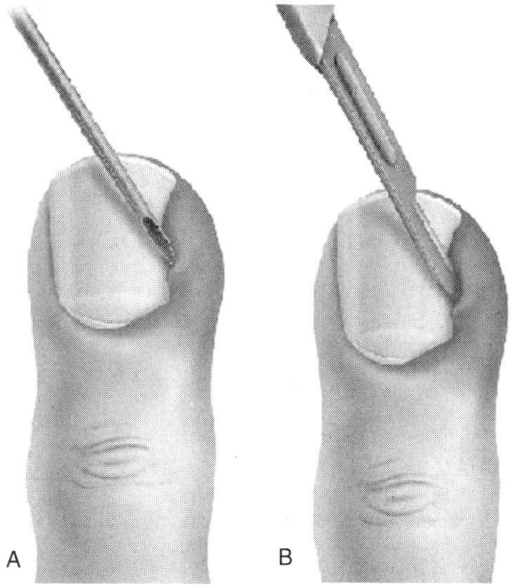

图 3-1-12-1　针头穿刺、切开排脓方法
A. 使用 22 号针头；B. 手术刀对急性甲沟炎进行机械排脓。

（五）并发症及处理

1. 心、肺、脑血管意外　包括心脏意外，如心绞痛、心肌梗死、心律失常和心搏骤停；肺部并发症，如低氧血症、呼吸困难及脑血管意外等，尤其是老年人或原有心、肺、脑疾病的患者容易出现。

预防措施：操作轻柔，术前应询问病史，老年人或原有心、肺、脑疾病的患者术前测血压、完善心电图及肺功能检查。一旦出现心脑血管意外，应立即中止操作，就地组织抢救。

2. 低血糖反应　患者出现心悸、乏力、出汗、饥饿感、面色苍白、震颤、恶心呕吐等低血糖反应，较严重者可出现意识模糊、精神失常、肢体瘫痪、大小便失禁、昏睡、昏迷等。

预防措施：术前仔细询问进食时间和进食量，出现低血糖反应时应立即进食、进饮，必要时给予高糖治疗。

3. 其他不可预测的意外　支气管哮喘、虚脱、坠床、惊厥、癫痫发作等。

预防措施：操作轻柔，术前仔细询问病史，根据情况给予酌情处理。

（六）操作注意事项

1. 使用针头引流时，通常不需要麻醉，如果要进行更大范围的处理，可能需要麻醉。正常情况下敷上冰袋或蒸汽冷却剂就足够了。

2. 如果感染在指 / 趾甲周围扩展，可能需要更宽的切口。如果涉及整个指 / 趾骨，则可以取下指 / 趾甲板，或者可以使用 Swiss roll 手术。

Swiss roll 手术：从指间关节远侧的甲上皮切开平行切口，将组织折叠在一小片不黏的纱布上，并缝合到两侧的手指或足趾上；对裸露的指甲床进行彻底清创，并用凡士林纱布包扎，然后在 48 小时内重新评估。如果没有感染迹象，可以将缝合线去除，皮瓣恢复原状，并进行二期愈合。

3. 成功引流后通常不需要抗生素，但进行过 Swiss roll 手术者，通常建议使用抗生素

（每日 2~3 次）（可同时用或不用 Burow 溶液或 1% 乙酸进行排水后浸泡），持续 2~3 日。可以考虑添加局部抗生素和 / 或类固醇，但尚无有证据的建议来指导该操作。

4. 口服抗生素的使用应受到限制，但明显的蜂窝织炎患者以及可能免疫力低下或重病的患者可能需要口服抗生素。

5. 如果进行切开排脓或 Swiss roll 手术，则需要麻醉。应注意麻醉药必须缓慢注射以避免产生组织胀痛，且不得注入指腹和指垫。可以使用的麻醉药种类较多，但最常见的是 1%~2% 的利多卡因。含 1∶100 000 肾上腺素的 2% 利多卡因，可用于无血管痉挛性疾病风险因素（如周围血管疾病、雷诺现象）的患者。肾上腺素的使用可在不使用止血带的情况下实现几乎无血的手术视野，并延长麻醉效果。缓冲和加热麻醉药有利于患者舒适。

（七）相关知识

机械排脓常见于急性甲沟炎的治疗，此法基于炎症的严重程度和脓肿的存在。如果仅存在轻度炎症并且没有明显的蜂窝织炎，则治疗包括温热浸泡、局部抗生素（用或不用局部类固醇）或局部疗法的组合；提倡使用温热浸泡来帮助自发排脓。尽管没有广泛的研究结果证明 Burow 溶液（醋酸铝溶液）和醋（乙酸）与温热浸泡结合使用的疗效，但这一方法已在临床上频繁使用。Burow 溶液具有收敛和抗菌特性，已被证明有助于控制软组织感染。

同样，由于该类溶液的抗菌特性，已发现 1% 的乙酸可有效治疗多药耐药假单胞菌伤口感染，浸泡会导致皮肤脱屑，这是正常现象。如果怀疑有假单胞菌感染，甲沟炎的局部抗生素选择包括莫匹罗星、庆大霉素或局部用氟喹诺酮。不推荐使用含有新霉素的化合物，因为有发生变态反应的风险（约 10%）。增加类固醇的外用可以减少症状缓解的时间，并且没有其他风险。

反复发作的急性甲沟炎可发展为慢性甲沟炎（图 3-1-12-2）。因此，应建议患者避免对甲皱造成伤害。银屑病和湿疹等全身性疾病可导致急性甲沟炎，在这些情况下，应针对根本原因进行治疗。

三、塞棉花法操作规范流程

（一）适应证

1. 由嵌甲发展来的慢性甲沟炎（图 3-1-12-3）表现为脓肿、肉芽形成和慢性甲皱襞肥大、甲板和甲皱襞变形的患者。

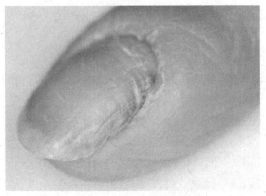

图 3-1-12-2　典型的慢性甲沟炎

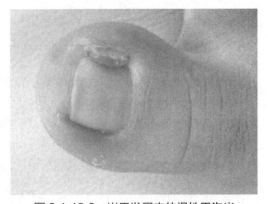

图 3-1-12-3　嵌甲发展来的慢性甲沟炎

2. 不愿意进行手术治疗的甲沟炎患者。

(二) 禁忌证

绝对禁忌证:严重心肺疾病,如严重心律失常、心肌梗死活动期、重度心力衰竭、哮喘、呼吸衰竭不能平卧,无法耐受疼痛者;严重高血压、精神异常及意识明显障碍,不能自行或配合操作者。

(三) 操作前准备

1. 患者的准备 将受累的脚,在温水浸泡后用清洁的毛巾"蘸"干,此时用新毛巾最好,患者会比较舒适,干燥后即可开始塞棉花。

2. 物品(器械)的准备 干净的棉签,牙签或者无菌的细针。

3. 操作者的准备

(1)核对患者信息:姓名、性别、年龄、主诉。

(2)询问患者既往有无高血压,心、肺、脑疾病等病史,有无服用抗血小板药物、抗凝药物(如阿司匹林、氯吡格雷等的情况)及有无出凝血异常疾病史。

(3)查看患者血常规、凝血功能、心电图及既往检查结果。

(4)明确患者有无塞棉花法的禁忌证。

(四) 操作步骤

1. 手术操作

(1)将棉签上的棉花拧成细线条状,其上可涂有莫匹罗星或者红霉素,这两种药使用一般不要超过 1 周。

(2)用牙签或者无菌的细针将准备好的细棉花条尽可能地塞到甲尖下面,如果太深,实在找不到甲尖,也可以塞在甲和伤口中间,将甲板与软组织隔开(图 3-1-12-4),然后将足适当抬高。

(3)每晚用温水(不需加其他物质,如盐、高锰酸钾等)泡脚,清洁局部的坏死组织和分泌物,将前一次塞入甲下的棉花取出丢掉。泡脚的水温以患者舒适为准,每次泡 10~15 分钟。

(4)用清洁的毛巾"蘸"干脚,干燥后再进行新一轮的塞棉花。

(5)每日重复上述步骤,一般坚持 4 周以上,可见明显改善(图 3-1-12-5)

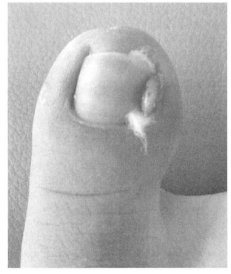

图 3-1-12-4 塞入棉花后的情况

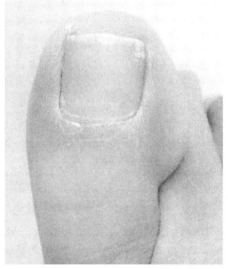

图 3-1-12-5 患者经塞棉花法治疗 4 周后,患趾的恢复情况

2. 拍照留图

(1)泡脚后、塞棉花前拍照：应拍双侧足部的整体图(以便对比患趾侧与对侧正常跖趾)和局部患趾的图片。

(2)塞棉花操作结束时进行拍照：拍患趾即可；每日重复。

(五) 并发症及处理

1. 心、肺、脑血管意外　心脏意外，如心绞痛、心肌梗死、心律失常和心搏骤停；肺部并发症，如低氧血症、呼吸困难及脑血管意外等，尤其是老年人或原有心、肺、脑疾病的患者容易出现。

预防措施：操作轻柔，术前应询问病史，老年人或原有心、肺、脑疾病的患者术前测血压、完善心电图及肺功能检查。一旦出现心脑血管意外，应立即中止操作，就地组织抢救。

2. 低血糖反应　患者出现心悸、乏力、出汗、饥饿感、面色苍白、震颤、恶心呕吐等低血糖反应，较严重的可出现意识模糊、精神失常、肢体瘫痪、大小便失禁、昏睡、昏迷等。

预防措施：术前仔细询问进食时间和进食量，出现低血糖反应时应立即进食、进饮，必要时给予高糖治疗。

3. 操作失误问题　牙签或针尖刺伤甲周软组织，发生出血、疼痛。

预防措施；操作轻柔，及时止血、消毒，必要时给予镇痛处理。

4. 其他不可预测的意外　支气管哮喘、虚脱、坠床、惊厥、癫病发作等。

预防措施；操作轻柔，术前仔细询问病史，根据情况给予酌情处理。

(六) 操作注意事项

1. 塞棉花法起效所需要的时间比较长，一般需 4 周才会出现明显的缓解，比手术治疗需要更长的时间。

2. 塞棉花法通常对所有的甲沟炎都有帮助，但不是所有的甲沟炎都能通过这个办法治愈，必要时还是要手术治疗。

3. 手法轻柔，注意不要把牙签或针尖刺到甲周组织，否则会造成严重疼痛。

4. 塞棉花后一般疼痛、炎症等症状会逐步好转，但是如果坚持 2 周以上症状仍未好转或更加严重，则要检查一下方法是否得当，是否按照"塞棉花—泡脚—抬高"的"三部曲"严格操作。最好及时就医，请医师评估情况。

(七) 相关知识

塞棉花法常见于嵌甲引起的慢性甲沟炎治疗，治疗前应认真耐心地指导患者穿宽松的鞋和适当修剪趾甲(不能将趾甲修剪得太短，如图 3-1-12-6 所示)。对症状较轻的患者进行非手术治疗，如局部换药引流、趾甲下垫放敷料使趾甲长出趾皱等"沟排"方法；但这些方法由于不能解决甲缘长入皮肤组织的根本问题，常常不能取得满意疗效。如果嵌甲仍反复发作，甚至恶化，仍然需要行塞棉花法或手术治疗。

其他无创治疗，如丙烯酸固定的钩形甲等，已在治疗嵌甲方面取得了良好的效果，尤其是在儿童中。大多数嵌甲都可以通过锚带和丙烯酸酯固定夹板方法无创地治愈，并且不需要进行侵入性手术。

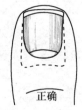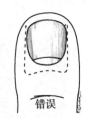

正确　　错误

图 3-1-12-6　修剪趾甲的示意图

四、手术切除操作规范流程

(一) 适应证

由嵌甲发展来的慢性甲沟炎(图 3-1-12-3),甚至更严重的情况,表现为脓肿、肉芽形成和慢性甲皱襞肥大、甲板和甲皱襞变形的患者。

(二) 禁忌证

1. 绝对禁忌证　严重心肺疾病,如严重心律失常、心肌梗死活动期、重度心力衰竭、哮喘、呼吸衰竭不能平卧,无法耐受手术者。严重高血压、精神异常及意识明显障碍,不能配合手术者。对利多卡因过敏者。

2. 相对禁忌证　急性或慢性病急性发作,经治疗可恢复者;心肺功能不全;严重高血压者、血压偏高、血压波动较大或偏低者;凝血常规、血小板异常患者,有严重出血倾向,血红蛋白<50g/L 或凝血酶原时间延长 1.5 秒以上者。

(三) 操作前准备

1. 患者的准备

(1)为避免交叉感染,应制订合理的消毒措施,根据消毒措施检查前完善 HBsAg、抗 HCV、抗 HIV 等相关检查。

(2)操作前应进食,避免低血糖。

(3)常规检查:40 岁以上者应术前测血压,60 岁以上者术前完善心电图检查。

(4)有高血压、冠心病和心律失常者,术前测血压及心电图检查;若发现禁忌证,应暂缓检查。

(5)签署甲切除手术知情同意书。

(6)嘱患者脱掉袜子,充分暴露患趾,仰卧位躺于手术床上,身体放松。

2. 物品(器械)的准备　常规消毒物品,包括络合碘、棉签;门诊手术包,包括眼科剪、刀柄、刀片、镊子、止血钳、无菌单等;双极电凝、线剪、脱脂纱布、凡士林纱布、3 号内缝线、无菌一次性橡胶手套;2% 利多卡因、肾上腺素。

3. 操作者的准备

(1)核对患者信息:姓名、性别、年龄、主诉。

(2)询问患者既往有无高血压,心、肺、脑疾病等病史,有无服用抗血小板药物、抗凝药物(如阿司匹林、氯吡格雷等)的情况及有无出凝血异常疾病史。

(3)询问有无麻醉药物过敏史。

(4)查看患者血常规、凝血功能、心电图及既往检查结果。

(5)明确患者有无甲切除手术禁忌证。

(6)确定患者已签署甲切除手术知情同意书。

(四) 操作步骤

1. 手术操作

(1)常规消毒:消毒范围为跖趾尖至足踝,注意不能漏跖趾间隙,可消毒 3~4 次。

(2)铺无菌单:尽量只露出患趾,注意用止血钳固定。

(3)神经阻滞麻醉:配置 2% 利多卡因加入肾上腺素(1:200 000),分别注射于跖趾根部及跖趾远端关节的内外侧。

(4)止血：止血带扎于踝上可止血；或者用线剪剪下无菌橡胶手套的手指套部分，再将远端剪一个小孔，可将其用作止血带，一般采用两个前后开口的指套套入患趾根部进行止血。

(5)根据患趾病灶范围，决定手术切除甲板与甲周软组织范围。

要达到手术根治的目的，建议遵守下列原则：①切除嵌甲赖以依托和生存的甲床，从而改变趾甲在沟部的生长方向；②清除趾甲根部的甲母质，避免趾甲的再生；③减轻或解除甲缘软组织受压状态，防止发生再次挤压。

代表性的手术方式：①单纯的甲板部分或全部切除，手术简单快捷，短期疗效较满意，但复发率高，还可能继发严重的甲变形和甲营养不良，单纯拔甲术现多为联合手术或复杂手术的基础；②病甲部分或全部拔除＋甲母质甲沟联合软组织处理，如 Bartlett 术和 Winograd 术，目前文献报道的多为这类手术的改良方式。

1)改良 Bartlett 手术：在上述(1)~(4)步骤的基础上进行，在嵌甲侧的甲板 1/4 处行甲板部分切除，并用刀片轻轻刮除肉芽组织，切除少部分甲床及甲母质。于足趾嵌甲侧缘 4~5mm 处，做长约 1cm 的梭形切口，将正常组织行梭形切除至趾骨；切除组织为正常、无炎症、无感染的组织，注意保护跖侧趾神经。经电凝止血、冲洗后，间断缝合切口。将甲皱襞从甲缘牵开，用无菌敷料包扎。术后常规使用口服广谱抗生素 3 日。

2)改良 Winograd 术：在上述(1)~(4)步骤的基础上进行，在患侧甲沟旁甲板 1/6 处做一平行于甲板中线的纵行切口，拔除嵌甲侧 1/6 趾甲，然后将嵌甲部分的生发层、嵌甲侧 1/6 甲床、患趾嵌甲侧皱襞 0.6~0.8cm 皮肤连同炎性肉芽及坏死组织一并切除，并仔细检查，确保位于该范围内的甲根的生发层被完全切除。创面彻底止血后，用 1-0 丝线全层间断缝合。术后常规使用口服广谱抗生素 3 日，患趾加压包扎，嘱患者术后前 2 日抬高患肢，尽量避免行走；每 3 日换药 1 次，2 周后拆除缝线。

2. 拍照留图

(1)消毒前拍照：应拍双侧足部的整体图(以便对比患趾侧与对侧正常跖趾)和局部患趾的图片。

(2)切除操作结束，包扎前进行拍照，拍患趾即可。

(五) 并发症及处理

1. 心、肺、脑血管意外　心脏意外，如心绞痛、心肌梗死、心律失常和心搏骤停；肺部并发症，如低氧血症、呼吸困难及脑血管意外等，尤其是老年人或原有心、肺、脑疾病的患者容易出现。

预防措施：操作轻柔，术前应询问病史，老年人或原有心、肺、脑疾病的患者术前测血压、完善心电图及肺功能检查。一旦出现心脑血管意外，应立即中止操作，就地组织抢救。

2. 低血糖反应　患者出现心悸、乏力、出汗、饥饿感、面色苍白、震颤、恶心呕吐等低血糖反应，较严重的可出现意识模糊、精神失常、肢体瘫痪、大小便失禁、昏睡、昏迷等。

预防措施：术前仔细询问进食时间和进食量，出现低血糖反应时应立即进食、进饮，必要时给予高糖治疗。

3. 切断重要神经、血管，以及正常组织切除过多　切穿跖趾，切伤邻近正常跖趾等。

预防措施：操作轻柔，根据情况给予酌情处理。

4. 其他不可预测的意外　支气管哮喘、虚脱、坠床、惊厥、癫病发作等。

预防措施：操作轻柔，术前仔细询问病史，根据情况给予酌情处理。

(六) 操作注意事项

1. 使用肾上腺素时，应注意患者无血管痉挛性疾病风险因素（如周围血管疾病、雷诺现象）。

2. 止血时间不超过 30 分钟，如果手术时间超过 30 分钟，则需松开止血带数分钟后，再继续止血。

3. 对甲癣严重伴甲板增厚变形者，可先经伊曲康唑、特比萘芬等抗真菌药物口服治疗，再根据疗效决定是否手术。踇外翻畸形引起的外侧嵌甲症，则先行踇趾矫形，再考虑手术治疗。

(七) 相关知识

Bartlett 术常用于嵌甲引起的慢性甲沟炎治疗，由于涉及病甲的去除，手术操作过程中应具备无菌观念，应使用无菌的 10% 过氧化氢溶液对足趾进行清洁并喷洒无色消毒剂，或者使用具有溶血作用的抗菌剂。然后，在纱布或垫子上用防腐剂或抗生素软膏覆盖指甲区域。敷料时必须考虑到渗漏、疼痛和敏感性问题。

大多数指甲外科手术均在严格的外科手术缺血状态下进行，以避免出血影响手术视野。区域止血带的使用相对安全有效。对于短暂的术中止血（如指甲撕脱、甲床的穿刺活检），挤压手指两侧是有效的。如果需要长时间的止血，可以在手指的根部周围放置一个一个烟卷引流管，并用止血钳固定以作为止血带，但最好不要持续 20 分钟以上；在更长的手术过程中，止血带可能需要放松几分钟。尽管这些操作注意事项看起来很简单，但绝对不要漏掉已经扎上的止血带，据报道，有数例指节局部坏死就是因为忘记取下止血带所致。

为了促进无血场的建立，建议在麻醉前先进行放血。宽阔的烟卷引流管紧紧缠绕成一个环，该环以从远端到近端的方式放置，并且把裸露的松动端留在远端。从手指"吸"血，然后抓住松动的末端，并从远端到近端解开引流管，直到甲板的近端环露出。在没有禁忌证的情况下，在利多卡因中添加肾上腺素可以减少止血带的使用，并能在围手术期更好地控制疼痛。

如果去除止血带后出现出血现象，压迫紧致的敷料会起到一定止血作用。如果持续出血，应使用 35% 氯化铝溶液或氧化纤维素（吸收性明胶海绵）。或者双侧注射利多卡因 + 肾上腺素，合并压迫血管来止血。

如果发生术后感染，应隔日或每日更换敷料。几层无菌纱布厚度应该保持在 2.5cm 以内，首先放置在手指或足趾的背侧，然后放在腹侧，最后在外侧边缘呈"U"形放置。必须注意，让敷料不要限制微血液循环。对于涉及足趾的手术，患者应在敷料后穿合适的鞋子或凉鞋，患者应平卧 24~48 小时，足部抬高至 30°。

五、甲活检术操作规范流程

(一) 适应证

1. 甲下黑线所体现的单个或多个指/趾甲后缘处一直延伸到甲板的游离边缘的棕色、棕黑色或黑色色素带。

2. 甲下血管球瘤。

3. 甲母痣。

4. 甲黑色素瘤等甲肿瘤。

(二) 禁忌证

绝对禁忌证:严重心肺疾病,如严重心律失常、心肌梗死活动期、重度心力衰竭、哮喘、呼吸衰竭不能平卧,无法耐受活检者;严重高血压、精神异常及意识明显障碍,不能配合活检者;对利多卡因过敏者。

(三) 操作前准备

1. 患者的准备

(1)为避免交叉感染,应制订合理的消毒措施,根据消毒措施检查前完善 HBsAg、抗 HCV、抗 HIV 等相关检查。

(2)操作前应进食,避免低血糖。

(3)有高血压、冠心病和心律失常者,术前测血压及进行心电图检查;若发现禁忌证,应暂缓检查。

(4)签署甲活检知情同意书。

(5)患者脱掉袜子,充分暴露患趾,仰卧位躺于手术床上,身体放松。

2. 物品(器械)的准备　常规消毒物品,包括络合碘、棉签;门诊活检包,包括刀柄、刀片、镊子、止血钳、无菌单等;脱脂纱布、无菌一次性橡胶手套、注射器;2% 利多卡因、肾上腺素。

3. 操作者的准备

(1)核对患者信息:姓名、性别、年龄、主诉。

(2)询问患者既往有无高血压,心、肺、脑疾病等病史,有无服用抗血小板药物、抗凝药物(如阿司匹林、氯吡格雷等)的情况,以及有无出凝血异常疾病史。

(3)询问患者有无药物过敏史。

(4)患者血常规、凝血功能、心电图及既往检查结果。

(5)患者有无甲活检禁忌证。

(6)已签署甲活检知情同意书。

(四) 操作步骤

1. 手术步骤

(1)常规消毒:消毒范围为跖趾尖至足踝,注意不能漏跖趾间隙,可消毒 3~4 次。

(2)铺无菌单:尽量只露出患趾,注意用止血钳固定。

(3)局部注射麻醉:配置 2% 利多卡因加入肾上腺素(1:200 000),在病灶周围进行局部注射麻醉,垂直进针,回抽无血后注射麻醉药,逐层进针,边回抽边注射,直至皮下脂肪层。

(4)止血、确定麻醉效果:用纱布止血,轻柔局部麻醉部位后,用镊子夹该部位,询问患者是否疼痛,如很疼,则继续加注麻醉药,直至无明显疼痛。

(5)取材:在典型原发病灶或病灶与正常组织交界处,做一棱形切口,约 3mm × 3mm 大小。

(6)标本收集:将切下的组织放入装有 10% 甲醛溶液的标本管,送检病理。

(7)缝合:采用间断缝合的方法缝合切口。

（8）消毒包扎：用络合碘消毒缝合切口后，纱布包扎。

（9）术后告知：告知患者 14 日后拆线，术后第 2 日换药，以后隔日换药 1 次，直至拆线，但切口如有较多渗出、化脓应加强换药和及时就诊；切口拆线前不能沾水；1 周后取病理结果复诊，根据结果再进行相应的处理。

2. 拍照留图

（1）消毒前拍照：应拍双侧足部的整体图（以便对比患趾侧与对侧正常跗趾）和局部患趾的图片。

（2）切除操作结束，包扎前进行拍照，拍患趾即可。

（五）并发症及处理

同上文"手术切除操作规范流程"中的"并发症及处理"。

（六）操作注意事项

1. 使用肾上腺素时，应注意患者无血管痉挛性疾病风险因素（例如周围血管疾病、雷诺现象）。

2. 取材部位要准确，要避开坏死组织或明显继发感染区，在病变与正常组织的交界处取材，要求取到病变组织及周围少许正常组织。

3. 取材应有一定的深度，要求与病灶深度平行的垂直切取。

4. 切取或钳取组织时应避免挤压，尽量不使用齿镊，以免组织变形而影响诊断。

5. 切取的活体组织直径较小者，必须用透明纸或纱布包好，以免遗失。

（七）相关知识

活检为"组织病理活体检查"的简称，是指因诊断、治疗的需要，从患者体内切取、钳取或穿刺等取出病变组织，进行病理学检查的技术。它是诊断病理学中最重要的部分，对绝大多数送检病例都能作出明确的组织病理学诊断，被作为临床的最后诊断方法。活检可以分为术前、术中、术后活检。

本节内容指的是术前活检，是指在治疗性手术前或在其他治疗（如放疗、化疗）前所做的活检。一般是取一小部分病变组织送病理活检，经甲醛固定、石蜡包埋、切片、HE 染色，需3~7 日才能得出诊断报告。其目的是明确诊断，以便临床择期采取相应的手术或其他治疗措施。某些内脏器官通过内镜钳取的材料更是典型的超小活检，如通过胃镜取胃黏膜病变、纤维支气管镜取肺病变，以便确诊是否为癌，然后再行手术等治疗。

此类术前活检的优点：创伤较小，一般在门诊即可做，绝大多数都能帮助临床确诊，使临床对下一步制订治疗方案能有确切的依据。缺点：对一些深在部位的病变取材较难；少数可造成出血或播散的病变应慎取小活检；取材不合规范或未取到病变，易造成诊断困难或漏诊；患者和临床医师要等待较长时间（3 日以上）才能得到诊断报告，对迫切需要明确诊断者不适用。

六、甲外科相关手术规范检查表

甲外科相关手术规范核查见表 3-1-12-1，相关并发症情况记录见表 3-1-12-2。

表 3-1-12-1 甲外科相关手术操作规范核查表

项目	内容	是	部分	否
操作前准备	核对患者信息：姓名、性别、年龄、主诉			
	充分沟通，获得患者或法定代理人签名的知情同意书			
	患者相关指标排查、物品（器械）准备及药物准备			
	患者充分暴露皮损，并进行手术无菌环境准备			
操作过程	根据甲病变类型采取适当手术操作			
	根据术中出血情况采取适当止血措施			
	密切观察患者的临床表现，以及时应对突发状况			
	检查手术仪器是否齐全，检查患者伤口处理是否完整			
操作后处置	记录患者术前、术中、术后的信息及照片，建议归档			

表 3-1-12-2 甲外科相关手术操作术后并发症情况记录表

症状	严重	轻微	无
感染			
复发			
血肿			
甲畸形			
甲坏死			

七、常见操作错误及分析

1. 甲再生速度缓慢，甚至出现甲坏死　这是由于缝合线过紧所致，再缝合过程中应注意减少伤口张力，留出伤口再生空间。

2. 术后感染或复发　这是由于术前、术中操作不规范所致。如果指甲表面粗糙，使得术前彻底清洗困难，可给予抗生素防止伤口感染。操作不规范可能导致软组织严重感染的并发症，偶尔也会使骨骼感染。常规或术前清洗甲可以软化甲板，并保持最低限度的污染风险。如果发生感染，应尽快使用广谱抗生素。

八、相关知识测试题

1. 急性甲沟炎最常见的致病菌是
A. 金黄色葡萄球菌　　　　　B. 大肠埃希菌　　　　　C. 嗜血杆菌
D. 厌氧菌　　　　　E. 溶血性链球菌

2. 下列关于甲沟炎的描述中,**错误**的是

A. 甲沟炎可因剪指甲过深引起

B. 非嵌甲引起的甲沟炎也可拔甲治疗

C. 甲沟炎不会引起指骨骨髓炎

D. 脓液可蔓延至对侧

E. 可形成甲根部环形脓肿

3. 一侧甲沟炎时不易引起

A. 化脓性指头炎　　　　　　　　B. 双侧甲沟炎

C. 指甲周围炎　　　　　　　　　D. 甲下积脓

E. 甲周围半球形脓肿

4. 对于甲沟炎伴甲下积脓,手术治疗应选择

A. 甲根部横切口,部分指甲切除引流

B. 拔甲术

C. 甲沟纵行切开,甲根上皮片翻起

D. 甲沟纵行切开引流

E. 甲根上皮片翻起,甲根部指甲部分切除术

5. 下列有关慢性甲沟炎治疗的说法中,**错误**的是

A. 对症状较轻的患者,可以进行非手术治疗

B. 对症状较重、反复发作或中重度病变的患者,可以予以"塞棉花"法或手术治疗

C. 塞棉花法操作的"三部曲"是"塞棉花 - 泡脚 - 抬高患肢"

D. 塞棉花法是万能的,所有的甲沟炎患者都可以采用该方法

E. 手术方式包括 Bartlett 术和 Winograd 术

答案:1. A　2. C　3. A　4. D　5. D

第十三节　自体表皮移植术

一、概述

用磨削的方法将患者病变区的表皮去除,将患者健康表皮移植到受皮区,使黑色素细胞成活、生长、蔓延,直至覆盖白斑区,这种移植治疗的方法被称为自体表皮移植术。

早在 20 世纪 50 年代,就有人试图用皮肤移植的方法治疗白癜风,但由于当时采用的是全层皮肤移植,容易造成瘢痕形成,美观效果不好,因此之后未能得到推广应用。20 世纪 60 年代,又有人用薄层皮肤移植治疗此病,并取得一定疗效。1971 年,首次有外国学者报道用负压吸疱法进行自体表皮移植成功,之后陆续有类似治疗白癜风获得较好疗效的报道。1988 年,国内开始出现用表皮移植治疗白癜风的报道,近年来更是已得到广泛的应用。

目前自体表皮移植是国内外治疗静止期白癜风应用最为广泛的外科疗法之一,治疗稳定期局限型和节段型白癜风的治愈率达 90% 左右。

二、自体表皮移植术操作规范流程

(一) 适应证

1. 稳定期白癜风。

2. 无色素痣。

(二) 禁忌证

1. 绝对禁忌证 ①皮损局部有炎症或感染；②白癜风活动期；③增生性瘢痕体质或瘢痕疙瘩体质患者；④治疗期望值过高的患者。

2. 相对禁忌证 ①妊娠或哺乳期患者；②免疫力低下或正在服用激素类药物、免疫抑制剂的患者；③有凝血功能障碍者；④患者有精神疾病或精神障碍，不能配合治疗者；⑤有其他严重系统性疾病者。

(三) 操作前准备

1. 患者的准备

(1)术前检查：血常规、凝血全套、梅毒、肝炎、HIV；40岁以上者应术前测血压，60岁以上者应术前完善心电图检查。

(2)术前谈话：交代施术的目的、方法及可能出现的并发症。

(3)确认患者正确理解并签署手术知情同意书。

(4)使用影像采集设备拍摄治疗部位的照片并存档。

2. 物品(器械)的准备

(1)白癜风表皮移植治疗仪或刀片。

(2)皮肤磨削机。

(3)平镊、虹膜剪、洞巾、油纱布、纱布、2%碘酊、75%乙醇溶液、生理盐水。

(4)确认监护设备、氧气及急救药品准备妥当。

3. 操作者的准备

(1)核对患者信息：姓名、性别、年龄、主诉。

(2)询问患者既往有无高血压，心、肺、脑疾病等病史，有无服用抗血小板药物、抗凝药物(如阿司匹林、氯吡格雷等)的情况及有无出凝血异常疾病史。

(3)询问患者有无麻醉药物过敏史。

(4)查看患者血常规、凝血功能、梅毒、肝炎、HIV及其他相关检查结果。

(5)通过详细询问病史，确认患者目前处于白癜风稳定期，并明确患者有无自体表皮移植术禁忌证。

(6)确定患者已签署自体表皮移植术手术知情同意书。

(四) 操作步骤

1. 消毒 供皮区、受皮区及表皮移植治疗仪(或刀片)均应严格消毒，确保无菌。

2. 皮区的选择 供皮区一般以腹部、股内侧的正常皮肤为供皮部位。

3. 表皮移植治疗仪设置 工作负压为40~50kPa，温度为45℃，时间为40~90分钟，即可发疱。负压吸疱初始压力不宜过高，以免形成血疱影响疗效。

4. 表皮移植

(1)供皮区用表皮移植治疗仪发疱后沿水疱基底部剪下水疱壁，也可直接使用刀片手工取皮。

（2）取下的表皮反置于油纱布上，并使之展平，去除其上纤维蛋白待植。

（3）白斑区用皮肤磨削机磨削至点状出血，生理盐水纱布覆盖。

（4）用平镊夹住疱壁，真皮朝下平铺在白斑部受皮区，其上覆盖油纱布。

（5）移植区若在皮肤较松弛部位或活动度较大的部位，除了要牢靠固定以外，还要制动，以防止移植后皮片脱落、移位，或者起皱影响皮片存活。

（6）在移植过程中要注意无菌操作。

（7）固定加压包扎，7~10日后去除敷料，此期间不要接触水，以避免敷料脱落。

（8）供皮区包扎处理同上。

（五）并发症及处理

1. 感染 自体表皮移植术后1周内由于护理不当可能发生各种病原微生物感染，包括细菌感染、病毒感染、真菌感染等。为了避免各种机会性感染影响皮片存活，需及时给予抗感染治疗。对于免疫功能低下的患者进行表皮移植术需谨慎，应避免治疗面积过大，术后要加强创面护理。

2. 瘢痕 由于操作不熟练或者术后护理不当可能导致术后供皮区或受皮区产生瘢痕，应注意在取皮时控制取皮深度，白斑部位进行磨削时也不宜磨削过深。要做好术后创面护理，固定加压包扎7~10日后去除敷料，此期间不要接触水，以避免敷料脱落。当已经发生术后瘢痕时，可以采用糖皮质激素局部封闭并配合激光治疗。

（六）操作注意事项

1. 发病与外伤有关，有同形反应及处于进展期的患者禁用此法。

2. 皮肤粗糙部位进行表皮分离时，表皮移植治疗仪应设定较高的温度和负压。

3. 供皮区一般选择腹部或大腿内侧较平坦的部位。

4. 受皮区位于眉毛、头皮部位时，应剃净毛发。

5. 使用皮肤磨削机时，应严格掌握深度，以创面点状渗血为度，太浅的移植表皮不易成活，太深则易形成瘢痕。

6. 严格无菌操作，以免继发感染。

7. 活动及易摩擦部位，术后应加强固定。

8. 术后7~10日内，供皮区、受皮区应注意保护，禁止浸水。

9. 嘱咐患者避免情绪紧张，劳逸结合，生活规律。

（七）相关知识

1. 表皮移植治疗仪的工作原理 通过表皮分离器对人体皮肤施以负压和加温双重的生物物理效应，形成水疱，使表皮在基底层或棘层与真皮呈绒毛状分离。治疗时，将白斑（受皮）区分离后的表皮剪去，取患者自体肤色正常（供皮）区分离的表皮，点状移植到受皮区，使黑色素细胞成活、繁殖、形成色素岛并逐渐扩大，进而使白斑消失。

2. 自体黑色素细胞移植术 借用细胞培养技术来增加黑色素细胞数量，然后将其移植到白斑处的一种治疗方法。目前常用的有自体黑色素细胞培养后移植、混合表皮细胞移植。

三、自体表皮移植术规范检查表

自体表皮移植术规范核查见表3-1-13-1。

表 3-1-13-1 自体表皮移植术操作规范核查表

项目	内容	是	部分	否
操作前准备	仔细核对患者基本信息			
	签署自体表皮移植术手术知情同意书			
	术前彻底清洁治疗部位皮肤			
	使用影像设备拍照存档			
	治疗区域皮肤进行表面消毒			
	佩戴好工作帽、口罩、手套及护目镜等			
	患者治疗前接受心理辅导,避免紧张和焦虑			
操作过程	供皮区进行取皮,根据移植的范围决定取皮的面积			
	取皮完成后在供皮区的创面上覆盖油纱布,并加压包扎			
	取下来的表皮平铺反置在油纱布上			
	使用皮肤磨削机磨削白斑部位直至点状出血			
	将取下的表皮平铺覆盖到白斑区,注意真皮朝下			
	覆盖油纱布,固定加压包扎			
操作后护理	7~10 日后去除敷料			
	此期间不要接触水,防治敷料脱落			
	进行术后护理方法指导			

四、常见操作错误及分析

1. 取下的表皮平铺至受皮区时,由于操作技术欠熟练或者对皮肤结构不熟悉导致未将真皮层朝下铺于受皮区,移植的表皮无法存活。

2. 术后由于包扎固定不紧,导致移植的表皮松动移位,影响表皮存活率。

五、相关知识测试题

1. 患者,男,28 岁,白癜风病史 4 年余,打算行自体表皮移植术。下列处理中,**非**必须的检查是

A. 告知手术风险,患者签字后完善检查　　B. 传染病检查

C. 腹部超声　　D. 血常规检查

E. 凝血常规检查

2. 下列情况中,**不宜**行白癜风自体表皮移植术的是

A. 节段型白癜风　　B. 白癜风稳定 6 个月以上

C. 泛发型白癜风　　D. 瘢痕体质的白癜风患者

E. 局限型白癜风

3. 关于白癜风自体表皮移植术的注意事项,下列选项中**不正确**的是

A. 有同形反应及处于进展期的患者禁用

B. 无须严格无菌操作

C. 供皮区一般选择腹部或大腿内侧较平坦的部位

D. 受皮区位于眉毛、头皮部位时应剃净毛发

E. 使用皮肤磨削机磨削皮肤时,以创面点状渗血为度

4. 白癜风自体表皮移植术的禁忌证**不包括**

A. 节段型白癜风

B. 患有严重内脏疾病

C. 白癜风活动期

D. 增生性瘢痕体质或瘢痕疙瘩体质者

E. 皮损局部有炎症或感染

5. 白癜风自体表皮移植术的适应证**不包括**

A. 局限型白癜风

B. 节段型白癜风

C. 活动期白癜风

D. 稳定期白癜风

E. 泛发型白癜风

答案:1. C　2. D　3. B　4. A　5. C

第十四节　腋臭微创手术

一、概述

腋臭是一种常见的疾病,在多汗症患者中发病率为 73%,在我国人群中患病率约为 4.56%,流行病学研究显示,腋臭具有性别差异和种族差异,女性发病率高于男性,黑种人和白种人发病率高于黄种人,同时具有家族遗传性。其确切的发病机制尚不完全清楚,目前大部分研究者认为与腋窝的顶泌汗腺分泌出的一种混浊黏稠液体有关,这种液体含有蛋白质、脂类和类固醇,以及水和电解质,其中某些物质通过细菌分解后会产生强烈的异味。

虽然腋臭不直接引起躯体疾病,但是由于腋臭的特殊气味,好发人群为青年人,此阶段患者对于个人形象和日常社会交往比较重视。腋臭的气味不仅影响患者日常交际、生活、工作等社会功能,同时患者易产生自卑感、焦虑、忧郁等负面情绪。因此,临床上患者多寻求腋臭治疗。

1. 腋臭的治疗方法　大致分为手术和非手术治疗两类,其中非手术方式包括口服或涂抹药物、局部肉毒毒素注射、激光治疗等;目前手术是最为有效的方法。传统的腋毛区棱形切除或在棱形切除基础上加做"Z"字皮瓣成形的方法因术后瘢痕明显、易引起患者术后上肢上举受限等问题,已基本被临床摒弃。目前临床应用较多的是微创手术治疗腋臭,但各种微创手术在手术切口长度、手术时间、术中出血量、治疗效果、术后恢复时间等方面不尽相同,各有优缺点,主要包括小切口抽吸术与小切口剪除术。

(1)小切口抽吸术:主要优点在于切口微小。但缺点也同样较为突出,首先是需要专门的吸脂设备,同时也由于主要依靠负压抽吸作用,相对脂肪组织而言顶泌汗腺的吸除较为困难,特别是毛囊周围的顶泌汗腺,导致术后治疗效率相对较低。此方法也同样存在手术区局部皮肤质地变差,术后易出现皮瓣下积液、皮瓣缺血坏死等问题。

(2)小切口剪除术:主要优点在于对手术器械要求低,手术在直视下操作,可根本上去除引起异味的顶泌汗腺,治愈率较高。缺点在于手术切口较长,手术耗时长,医师工作强度大,术中反复皮肤翻转修剪后局部皮肤常出现青紫、质地变差,术后易出现皮下积液;同时可能因部分皮片留有少量断裂的真皮下血管网,术后肾上腺素缩血管作用消失后出现反弹性出

血,故术后皮瓣下积血发生率相对较高,影响术后皮瓣成活,易造成局部皮肤坏死。

2. 腋臭的诊断指标　依据 Park 等制定的标准,患者在 24~25℃环境下判断腋臭气味,若腋下任何情况下均不散发异味或活动后腋下有轻微异味,则判定为非腋臭患者;若活动后腋下散发出浓烈的异味,但距患者 1.5m 以外不能闻到,或者未活动时也散发出强烈的臭味,并在 1.5m 之外能闻到,即可诊断为腋臭。

二、腋臭微创手术操作规范流程

(一) 适应证

适用于所有的腋臭、多汗症患者,以及经其他方法治疗复发或效果不佳的患者。

(二) 禁忌证

1. 顶泌汗腺发育尚未成熟、年龄未满 18 周岁的青少年。青春期以后的青年顶泌汗腺发育已基本完善,并开始处于分泌高峰期,适宜选择手术,而年龄过小者,可能由于顶泌汗腺尚未完全发育而导致残留,手术后复发的风险提高。

2. 具有全身外科手术禁忌证者。

3. 严重糖尿病患者,因伤口愈合能力较差,一般不建议手术。

4. 腋下有瘢痕增生、溃疡、炎症性皮肤病的患者。

5. 女性避开月经期,以免加重出血,形成血肿。

6. 曾经接受过激光或冷冻治疗的病例,应在上一次治疗 3~6 个月或之后再接受微创手术。

(三) 术前准备

1. 需要告知患者术前一日洗澡,并且常规备皮。

2. 患者需准备宽松开衫衣物。

3. 患者需进行凝血功能、心电图、血常规、胸部 X 线片以及输血四项等检查。

4. 若患者为女性患者,则应该避开月经期。

5. 签署手术知情同意书。

(四) 操作步骤

1. 小切口剪除术

(1)术前设计:取仰卧位,双臂外展掌心向上置于头两侧,充分暴露腋窝,沿腋毛区域外 0.5~1.0cm 标记手术范围,视腋毛区范围大小在腋窝顶部中央取 1~2 条平行腋横皱襞切口,长度略短于腋毛宽度,如设计 2 条平行切口,则保证中间桥状皮瓣的长宽之比不小于 1.5∶1.0,以保证皮瓣血液的供应。

(2)麻醉:常规消毒铺巾,2% 利多卡因 20ml,0.9% 生理盐水 100ml,0.1% 盐酸肾上腺素 0.5ml,混合后于手术区域真皮深层注射肿胀麻醉,每侧用量 50~60ml。

(3)操作方法

1)沿设计的切口线依次切开皮肤皮下各层组织,达皮下脂肪层,超出毛囊底部 0.2~0.3cm,在真皮层与皮下组织层钝锐性分离皮下组织至标记线,左手用拇指、示指、中指抵住皮瓣外翻,翻转皮瓣可见顶泌汗腺。

2)以手指垫于皮瓣下,在直视下用眼科剪剪除顶泌汗腺同时破坏并去除毛囊及毛乳头,中间桥状皮瓣不能修剪过薄,修剪时注意避免损伤真皮下血管网,形成保留真皮下血管网的超薄皮瓣。

3）创面彻底止血后，庆大霉素盐水冲洗剥离腔穴，清除残存破碎组织，少许出血点予以电凝止血，皮瓣侧出血点尽量不用电凝，以防止皮瓣电灼伤，轻压片刻即可止血。

4）腔内组织碎屑清除干净，检查无活动性出血后，纱布卷由腋腔两端向切口滚压，排尽残液，用 6-0 尼龙线间断缝合切口，将皮肤及皮下组织一并带起缝合。

5）在腋窝剥离范围边缘各以 4-0 丝线缝合 2 针或数针，后留双长线备打包用。凡士林油纱覆盖创面，无菌纱布打散后形成纱布球压于腋窝，充分填充凹陷后打包，外加无菌棉垫"8"字形弹力绷带加压包扎固定。

6）术中应注意：操作轻柔、止血彻底、包扎压力适中，如发现血肿应及时处理。

（4）术后处理：常规应用抗生素 3 日，术后 7 日拆除打包，观察腋窝皮瓣成活情况，术后 10~12 日拆线。术后限制上肢肩关节活动（特别是上举及外展运动），拆线后以弹力绷带加压包扎 1 周以上，2 周内上肢避免大幅度活动。

2. 小切口抽吸术

（1）患者仰卧位，双上肢外展，双手置于枕部；常规进行皮肤消毒、铺巾。

（2）用亚甲蓝在距腋毛分布区外 1cm 处标记抽吸范围；在上臂内侧距腋毛分布区 2cm 处标记切口线，长 5~10mm。

（3）取 500ml 生理盐水、20ml 2% 利多卡因以及 1mg 肾上腺素配制成肿胀液。在每侧抽吸区各注射 150ml，使术区组织肿胀、发白。

（4）沿切口线切开皮肤、皮下组织至脂肪层，于脂肪浅层用组织剪沿标示范围锐性剥离腋毛区，使其形成一潜在的腔隙，用直径约 4mm 的吸脂针进行抽吸，以破坏皮下脂肪、顶泌汗腺、汗腺导管、毛乳头等组织结构，至标记部位光滑表皮呈暗红色为止。

（5）最后生理盐水冲洗腔隙，以 5-0 尼龙线间断缝合切口，伤口放置引流条，用弹力绷带行"8"字形加压包扎。

（五）术后注意事项

术后若患者不能上抬或者外展上臂，应详细观察上肢是否出现胀痛及麻木等现象，避免过紧包扎，以免血管或者神经受到压迫。

（六）并发症及处理

1. 血肿　术后血肿是较常见的并发症，如果处理不及时可以导致皮瓣皮肤坏死、切口感染和延迟愈合等严重后果。发生的原因：①术中止血不彻底、电凝止血不牢靠、结扎止血线结脱落等；②术后负压引流不畅和加压包扎固定不牢靠；③术后上肢活动过多，皮瓣与创面贴合不紧，引流条拔除过早等。一旦出现血肿，需拆除部分缝线，尽早清除血肿，重新加压包扎。

2. 皮肤坏死　是腋臭术后较严重的并发症，主要是皮肤浅层修剪太薄、真皮和真皮下血管网破坏、术后包扎固定不当所致。早期术区皮肤出现苍白色或暗褐色及灰黑色斑，1 周以后坏死皮肤形成黑色硬痂。大部分皮肤坏死患者都可以通过积极换药、抗感染等促进创面愈合，后期可形成瘢痕。极少数患者皮肤坏死面积较大，需手术植皮。

3. 感染　多见于血肿、皮下积液、皮肤坏死、切口裂开等并发症后。如发现切口感染应及时换药处理，若天气炎热应勤换药。为了预防感染，术前要清洁皮肤，术中要严格无菌操作，术后定期观察切口，及时处理并发症，局部感染积极换药处理，促进愈合。

4. 局部瘢痕　多见于真皮损伤过重、皮肤坏死、血肿、感染之后。为了避免瘢痕,尽量术中应减少真皮损伤,避免血肿等并发症,一旦出现瘢痕,可在术后 6 个月左右行瘢痕切除术。

5. 异味残留　多见于顶泌汗腺清除范围不够,腺体残留。为了减少残留,手术应在患者年满 18 岁后进行,顶泌汗腺清除范围应超过腋毛区 1cm。但微创腋窝手术并无 100% 的治愈率,术后有可能残留少部分气味,必要时可再次手术。

三、腋臭小切口剪除术规范检查表

腋臭小切口剪除术规范核查见表 3-1-14-1。

表 3-1-14-1　腋臭小切口剪除术规范操作核查表

项目	内容	是	部分	否
操作前准备	核对患者信息:姓名、性别、年龄、主诉			
	询问患者既往有无高血压,心、肺、脑疾病等病史			
	询问患者有无服用抗血小板药物、抗凝药物(如阿司匹林、氯吡格雷等)的情况及有无出凝血异常疾病史			
	若需麻醉,应询问患者有无麻醉药物过敏史			
	查看患者血常规、凝血功能等检查结果			
	询问患者有无准备宽松开衫衣物,有无备皮等			
	明确患者有无手术禁忌证			
	确定患者已签署手术知情同意书			
	物品(器械)准备:确定手术相关设备正常,包括手术包、电刀、术中使用药物、术中监护设备等			
操作过程	手术步骤			
	手术体位			
	术前画线设计			
	常规消毒铺巾单			
	术前麻醉药物配置			
	麻醉药物注射(包括范围、层次)			
	切开皮肤、皮下脂肪			
	在脂肪层钝性分离,注意分离层次			
	修剪顶泌汗腺和毛囊,注意保护真皮下血管网			
	电凝创面彻底止血			
	冲洗、清理剥离腔穴			
	缝合切口			
	留线打包			
	外包扎固定			
操作后处置	术后使用抗生素 3 日左右			
	交代患者术后注意事项,如限制肩关节活动			
	嘱咐患者术后 1 日来院观察是否有出血、血肿等情况			

四、常见操作错误及分析

1. 术前手术范围及切口线标记　手术范围标记不够,直接导致术中剥离和清除范围不够、术后气味残留、切口线不合理、术中操作困难,或者术后皮瓣血运差、皮肤可能坏死。

2. 术中剥离层次过深或过浅　过浅容易残留顶泌汗腺,过深则会去除过多皮下脂肪,使腋神经损伤的可能性增大。

3. 术中顶泌汗腺清除不够彻底　特别是距离切口较远的位置。

4. 术中止血不彻底　直接导致术后血肿形成,伤口愈合不良。

5. 术后打包及外包扎过紧　会使双上肢肿胀、麻木不适,过松则易出现出血、血肿、皮肤坏死等并发症。

6. 术后没提醒患者注意肩关节制动　术后出现出血、血肿、皮肤坏死等并发症。

五、相关知识测试题

1. 下列选项中,与腋臭的发生关系最密切的是

A. 皮脂腺功能旺盛　　　　　　　B. 真菌感染　　　　　　C. 细菌感染

D. 顶泌汗腺功能旺盛　　　　　　E. 毛囊角化过度

2. 腋臭微创手术中,皮下脂肪层中剥离范围为

A. 等于腋毛范围　　　　　　　　　B. 超出腋毛范围 0.5~1.0cm

C. 超出腋毛范围 1.0~2.0cm　　　　D. 腋毛范围内 0.5~1.0cm

E. 腋毛范围内 1.0cm

3. 常见的腋臭微创手术并发症包括(多选题)

A. 血肿　　　　　　　　　　　　B. 皮肤坏死　　　　　　C. 肩关节上举受限

D. 异味残留　　　　　　　　　　E. 瘢痕

4. 若患者术后包扎良好,术后却出现伤口愈合不良,下列选项中与该现象**无关**的是

A. 局部血肿　　　　　　　　　　B. 分离范围过大

C. 患者术后过度活动　　　　　　D. 腋下皮肤自身血供不良

E. 感染

5. 腋臭患者腋窝的顶泌汗腺位于

A. 真皮内　　　　　　　　　　　B. 表皮和真皮之间

C. 真皮深层和浅层脂肪内　　　　D. 浅层脂肪和深层脂肪内

E. 深层脂肪内

答案:1. D　2. B　3. ABDE　4. D　5. C

第二章

微创皮肤美容与新型整形美容外科技术

第一节　肉毒毒素注射

肉毒毒素注射
术（视频）

一、概述

肉毒毒素（botulinum toxin）是由厌氧的肉毒梭菌产生的一种细菌外毒素，是目前已知在天然毒素和合成毒剂中毒性最强烈的生物毒素之一。根据毒素抗原的不同，肉毒毒素分为 A、B、C、D、E、F、G 七个型，其中以 A 型毒力最强，目前用于临床治疗的主要是 A 型肉毒毒素。肉毒毒素与运动神经有特异性亲和力，可作用于周围运动神经末梢、神经肌肉接头处，抑制突触前膜乙酰胆碱囊泡的释放，阻断神经冲动的传导，从而引起肌肉的松弛性麻痹，即化学性去神经化作用。

肉毒毒素注射临床应用范围很广泛，在皮肤及整形领域主要用于皱纹及神态的管理、体态的调整、多汗性疾病的控制等。

二、肉毒毒素注射规范流程

（一）适应证

在皮肤和整形领域的适应证主要包括：

1. 暂时性改善 65 岁及以下成人的多种静态及动态皱纹。

2. 改善面部及身体形态，如治疗咬肌肥大、腓肠肌肥大等。

3. 改善多汗相关性疾病，如手足多汗症、腋臭等。

另有采用肉毒毒素注射来改善毛孔粗大、细腻皮肤质地、治疗玫瑰痤疮的潮红等，均属于临床扩展适应证，国内外均有相关报道。

（二）禁忌证

1. 绝对禁忌证

（1）已知对 A 型肉毒毒素及配方中任一成份过敏者。

（2）重症肌无力或兰伯特 - 伊顿综合征（Lambert-Eaton syndrome）的患者。

（3）注射部位存在局部感染。

2. 相对禁忌证

（1）过敏性体质者。

（2）妊娠期、哺乳期妇女（某些产品说明书中明确不可用，也有产品说明书中无此 2 条，所以列为相对禁忌证，临床中按实际情况确认用法）。

（三）操作前准备

1. 患者的准备

（1）注射前卸妆，清洁注射区域皮肤。

（2）完成注射前拍照。

（3）签署知情同意书。

2. 物品（器械）的准备　肉毒毒素制剂，注射用生理盐水，2.5ml、1.0ml 注射器，一次性无菌巾，无菌换药盘，乙醇溶液或碘伏，棉签，无菌纱布，标记笔。

3. 操作者的准备

（1）需要一个干净而无物的操作台，用含乙醇溶液的消毒剂清洁双手。

（2）准备好放置锐器和废弃物的区域。

（3）与患者沟通治疗方案，进行面部评估后，标记笔标记注射位点。戴上无菌无粉手套。

（四）操作步骤

1. 肉毒毒素的不同配置方式　一般用 0.9% 氯化钠溶液与真空干燥的肉毒毒素制剂进行配制。配置肉毒毒素时，为尽可能保证其药物活性，要注意控制配置液体的流速，采用缓慢贴壁注入药瓶、轻轻震荡的方式促进药物溶解。操作者可根据注射的目的和自身需要的精准度来选择配置浓度，常见配比见表 3-2-1-1。

表 3-2-1-1　常见肉毒毒素配比表

加入的稀释液体积 /ml	取得的剂量（每 0.1ml 的单位数）/U
1.0	10.0
2.0	5.0
2.5	4.0
3.0	3.3
4.0	2.5

2. 消毒治疗目标区域及周边皮肤。

3. 根据治疗需求注射在相应部位肌肉，单次注射总剂量不要超过 400U。因不同品牌肉毒毒素免疫原性不同，如无必要不建议短期内或在同一次治疗中，注射不同品牌的肉毒毒素，以免引起免疫耐受或其他不可预计的副作用。部分患者可以考虑采用外用麻醉药减轻疼痛感。

4. 不同适应证的操作基本步骤

（1）减少面部皱纹：主要是针对面部动态皱纹的控制，减轻肌肉运动力度，达到对静态纹路出现时间的延缓和已经出现的静态皱纹的减少。

1）设计注射位点：主要注射位点，根据患者面部表情的不同而不同。主要针对额部、眼部、眉间、鼻部等动态纹路明显的区域进行注射。注射时可以要求患者做相应表情,来判断肌肉动态的个体性,注射效果取决于注射位点的精细化和个体化设计。不建议多次注射单部位肌肉,以免引起周围肌肉拮抗性运动,导致其他区域的皱纹加深。

2)进行注射:注射层次主要在皮下、真皮浅层或肌肉内,都可以达到相应治疗目的。根据不同注射层次,药物弥散度略有不同,大致的注射点位间隔在 1.5cm。一般建议采用 31G 针头,略微倾斜进针,见浅皮丘出现即可。注射时应注意避免明显的血管,以免产生过多淤青。

(2)改变面部或身体形态:主要是针对部分过度肥大肌肉,暂时性减轻肌力,从而使肌肉因为暂时性失用而出现肌肉形态的改变,最终达到面部或身体形态的改变。通常注射的肌肉为较大的肌肉,所以注射的基本要求是使肌肉均匀放松。注射深度:在肌肉内部深层,避免弥散到其他的位置,引起预计之外的肌肉松弛。

注射前可要求患者用该肌肉发力,方便术者确定肌肉的边界,要均匀地确定注射位点,注射间隔为 1.5~2.0cm。这类注射可根据注射者的习惯调整药物配比,比如采用 4ml 生理盐水配置 100U 肉毒毒素,以保障注射药物弥散均匀。

(3)多汗类疾病的治疗:可以改善的多汗类疾病主要是多汗症和腋臭。这 2 种疾病的注射层次都需要到皮下,看到细小皮丘出现即可,注射间距为 1.0~1.5cm。

(五)并发症及处理

1. 术后暂时反应　由于肉毒毒素对于部分肌肉的松弛作用,不可避免会产生相应的面部表情或结构改变。大多数患者注射后在 1 周内起效,2~4 周达到较明显疗效。面部肌肉松弛可能导致上睑稍松弛、眼形状的改变、额部肌肉紧绷感、眼袋的加深等,这些都属于注射后的暂时改变,通常在出现 1~2 周后消退;一般无须特殊处理,但需要与患者在术前沟通,尽可能让患者有足够的心理预期。

2. 术后不良反应

(1)局部注射反应:包括疼痛、水肿、瘀斑等,一般无须处理,数日内即可消退。疼痛主要集中于注射点附近,一般持续数分钟。额部与眼周注射后,少数求美者会在注射后 1 周出现上睑水肿,可能与肌肉收缩力下降及淋巴回流受阻有关。注射时若刺破小血管且压迫不够,可能会在注射点附近出现瘀斑,一般 3~7 日消退。

处理措施:注射时使用细小的针头(30G 或更细针头),注射后局部压迫片刻及冷敷。

(2)作用外延:若注射点靠近不需要治疗的肌肉,可能导致相关肌肉松弛或收缩力下降:①面部表情肌,可导致表情不自然、不对称,以及眉毛位置异常、口角歪斜等;②上睑提肌,可导致上睑下垂;③眼内肌,可导致复视;④咽喉部肌肉,可导致发音异常。

处理措施:需要注意注射剂量、注射容量和注射层次三个因素。在保证效果前提下,尽量做到使用最小的注射剂量、高浓度、低容量并注射到浅层。

(3)上睑下垂:额纹处注射时,不得将肉毒毒素注射到上睑部和眉区,避免影响上睑提肌,否则在不干预情况下,数周或数月才会自行恢复。

处理措施:症状明显者,白天使用交感神经兴奋滴眼,如萘甲唑啉或去甲肾上腺素滴眼液,可暂时兴奋上睑板肌而增大眼裂,缓解症状,但维持时间仅有 2~3 小时;部分报道认为可以采用射频类热能设备促进肉毒毒素代谢,缩短这一过程,但最终仍需等待肉毒毒素作用消失。

（4）复视或斜视：眼周注射需避开眼球，注意细心准确，避免注射过量，尤其注意切勿注射过深，使药液进入眼眶而影响到眼外肌；一旦出现要等待自然恢复。

处理措施：复方樟柳碱 2ml 行颞浅动脉旁皮下注射，1 次 /d，14 次为 1 个疗程，同时服用维生素 B_1、维生素 B_{12}、维生素 C 等。

（5）变态反应：肉毒毒素为一种蛋白质，制剂中还含有各种赋形剂（如白蛋白、明胶、右旋糖酐等），这些物质都具有抗原性，可能引起变态反应。轻度表现为皮疹、红斑、水肿等；重度可出现全身症状，甚至休克，以及呼吸、心跳停止。

处理措施：注射场所必须配有肾上腺素和氧气等必要的抢救药品及设施。注射后嘱患者在医院留观 15 分钟以上。对于高敏患者，可以在注射前做皮试，确保安全。一旦出现严重变态反应，应立即实施吸氧、肾上腺素注射等抢救措施。

（6）全身毒性反应：正常情况下，美容为目的的肉毒毒素注射不会导致全身性中毒。临床使用不超过 400U 肉毒毒素通常是安全的。多数肉毒毒素中毒一般是由于求美者在不正规场所用了不正规产品所致。常见症状：头痛、头晕、全身无力、抬头及四肢运动困难、复视、斜视及视觉模糊、呼吸困难、发音困难、咀嚼无力、饮水发呛及吞咽困难等。

处理措施：抗毒素为目前治疗肉毒毒素中毒的唯一有效药物。凡是出现肉毒毒素中毒症状者，都应尽快使用抗毒素治疗。

（六）操作注意事项

1. 确定肉毒毒素溶液配制的最终浓度。
2. 注意无菌原则，避免污染注射区域。
3. 注射位点、层次准确，注射剂量精确。
4. 注射手法轻柔，尽量避开明显的血管部位；一旦触及血管，出现淤青，可立刻冰敷缓解。

（七）相关知识

1. 注射后 2 日内不要揉搓或用力按摩注射区域，也不要做热敷或桑拿，避免肉毒毒素作用外延。

2. 肉毒毒素注射后 24~48 小时即可出现肌肉松弛或麻痹的效果，所以注射后 2 日即可出现动态皱纹减弱、肌肉收缩力下降、汗液分泌减少等效果，并可维持 4~6 个月，甚至更长时间。肌肉缩小的效果一般要到注射后 1 个月作用才开始出现，其原因是肌肉收缩停止较长时间后才能出现失用性萎缩，这种效果可以维持 3~6 个月。更长效果的保持需要进行再次注射，同时还需要减少该肌肉的运动及负荷。

3. 肉毒毒素的最小治疗间隔不能短于 3 个月，不可在短时间内重复大剂量注射，否则易引起机体产生中和抗体从而耐药。对于注射效果有少许不满意的部位，可以在注射后 1~2 周做少量的调整性注射或补充注射。

4. 关于肉毒毒素与怀孕的关系，目前没有明确的研究报道，但建议在注射后 1 个月内最好不要怀孕。

三、肉毒毒素注射术规范检查表

肉毒毒素注射术规范核查见表 3-2-1-2，并发症情况记录见表 3-2-1-3。

表 3-2-1-2 肉毒毒素注射术操作规范核查表

项目	内容	是	部分	否
操作前准备	核对患者信息：姓名、性别、年龄、主诉			
	充分沟通，获得患者或其法定代理人签名的知情同意书			
	患者相关指标排查、患者本身清洁、治疗物品(器械)准备及药物准备			
	术前拍照、术者消毒双手戴手套			
操作过程	根据注射目的配置肉毒毒素浓度			
	消毒治疗目标区域及周边皮肤			
	根据治疗需求对相应部位肌肉进行注射			
	不同适应证的操作基本步骤			
	减少面部皱纹 设计注射位点：主要注射位点，根据患者面部表情的不同而不同。主要针对额部、眼部、眉间、鼻部等动态纹路明显区域进行注射。注射时可以要求患者做相应表情，来判断肌肉动态的个体性，注射效果取决于注射位点的精细化和个体化设计 注射步骤：注射层次主要在皮下、真皮浅层或肌肉内，都可以达到相应治疗目的。根据不同注射层次，药物弥散度略有不同，大致的注射点位间隔在 1.5cm。 一般建议采用 31G 针头，略微倾斜进针，见浅皮丘出现即可。注射时应注意避免明显的血管，以免产生过多淤青			
	改变面部或身体形态：注射前可要求患者用该肌肉发力，方便术者确定肌肉的边界，均匀地确定注射位点，注射间隔为 1.5~2.0cm。这类注射可根据注射者的习惯来调整药物配比，比如采用 4ml 生理盐水配置 100U 肉毒毒素，以保障注射药物弥散均匀			
	多汗类疾病的治疗：可以改善的多汗类疾病主要是多汗症和腋臭两种疾病。这两种疾病注射层次都需要到皮下，见细小皮丘出现即可。注射间距为 1.0~1.5cm			
操作后处置	由于肉毒毒素对于部分肌肉的松弛，不可避免会产生相应的面部表情或结构的改变。大多数患者注射后在 1 周内起效，2~4 周达到较明显疗效。由于面部肌肉松弛，可导致上睑稍松弛、眼形状改变、额部肌肉紧绷感、眼袋的加深等。这些都属于注射后的暂时改变，通常在出现 1~2 周后消退。一般无须特殊处理，但需要与患者在术前沟通，尽可能让患者有足够的心理预期			
	嘱咐患者若出现严重不良反应建议就医			

表 3-2-1-3　肉毒毒素注射术后并发症情况记录表

症状	严重	轻微	无
局部注射反应(包括疼痛、水肿、瘀斑)			
作用外延			
上睑下垂			
复视或斜视			
变态反应			
全身毒性反应			

四、常见操作错误及分析

根据治疗需求注射相应部位肌肉,注意一次性注射总量最好不要超过 400U。因不同品牌肉毒毒素免疫原性不同,如无必要,不建议短期内或同一次治疗中注射不同品牌肉毒毒素,以免引起免疫耐受或其他不可预计的副作用。部分患者可以考虑采用外用麻醉药减轻疼痛感。

五、相关知识测试题

1. 肉毒毒素的作用机制,抑制其释放的是

A. 乙酰胆碱　　　　　　　　B. 多巴胺　　　　　　　　C. 神经肽

D. ATP　　　　　　　　　　E. P 物质

2. 溶解肉毒毒素制剂用于面部除皱时,推荐的生理盐水剂量是

A. 2.0ml　　　　　　　　　　B. 2.5ml　　　　　　　　C. 3.0ml

D. 4.0ml　　　　　　　　　　E. 5.0ml

3. 眉间复合体构成的肌肉**不包括**

A. 皱眉肌　　　　　　　　　B. 睫状肌　　　　　　　　C. 降眉间肌

D. 降眉肌　　　　　　　　　E. 额肌

4. 面部表情肌中负责提眉的肌肉是

A. 皱眉肌　　　　　　　　　B. 额肌　　　　　　　　　C. 眼轮匝肌

D. 降眉间肌　　　　　　　　E. 鼻背肌

5. 眉间纹注射后若出现上睑下垂现象,可暂时缓解的药物是

A. 肾上腺素　　　　　　　　B. 盐酸萘甲唑啉　　　　　C. 褪黑素

D. 去甲肾上腺素　　　　　　E. 新斯的明液

答案:1. A　2. B　3. B　4. B　5. B

第二节　填充剂注射术

一、概述

人们一直希望使用注射填充材料来改变皮肤和皮下软组织轮廓。直到最近的数十年才

出现可以实现这一目标的有效、安全的材料。目前,整形外科医师已经可以利用填充剂改善老化的痕迹或矫正在多种疾病过程中发生的轮廓缺损。但填充剂大量注射的背后,也有越来越多的人付出毁容和损害健康的代价。

常见的填充剂包括:

1. 透明质酸 又称玻尿酸,是一种大多数活的生物体中常见的黏多糖,并且是皮肤结缔组织、骨、软骨和滑液的组成成分。在人的皮肤中,透明质酸起到增加体积、减能和润滑的作用。透明质酸可以与水结合并在注射后降解的过程中仍保持容积填充的效果,这一过程被称为"等容积降解"。因其不同的来源、加工方法和交联技术,透明质酸在体内的降解时间也会不同。透明质酸是目前应用最广泛的注射填充剂。

2. 胶原蛋白 胶原蛋白类产品是最早用于注射除皱的填充剂,在解决面部、眼周、唇周及口角的皱纹时,可得到较为理想的治疗效果。胶原蛋白是一种细胞外蛋白质,是由 3 条肽链组合成的螺旋形的纤维状蛋白质。胶原蛋白是人体内含量最丰富的蛋白质,占全身蛋白质总量的 30% 以上,是细胞外基质中最重要的组成部分。健康的人体皮肤中有 70% 是胶原蛋白,随着年龄的增长,胶原蛋白会逐渐流失,从而导致支撑皮肤的胶原肽键和弹力网断裂,其螺旋网状结构随即被破坏,皮肤组织萎缩、塌陷,继而出现干燥、皱纹、松弛无弹性等衰老现象。

补充胶原蛋白是延缓衰老的必要方式,食用富含胶原蛋白的食物是补充胶原蛋白最常用的方法,只是收效甚慢,而对于已经形成的皱纹,注射填充是补充胶原蛋白最快、最直接的方法。

二、填充剂注射术操作规范流程

(一) 适应证

1. 皱纹的填充 如前额纹、鱼尾纹、眉间纹、鼻根横纹、下睑皱纹(泪沟)、鼻唇沟、颊纹、口周纹、颈纹、膨胀纹(包括妊娠纹)。

2. 各种凹陷的填充 如痤疮凹陷、外伤性凹陷,炎性、肿瘤切除后等凹陷,半侧颜面萎缩,不明原因的皮下组织筋膜的萎缩,艾滋病的病灶萎缩等。

3. 容量的体积增大 如颞部颊部的填充及隆鼻、隆胸等。

4. 年轻化 面部和手部等部位的皮肤年轻化。

(二) 禁忌证

1. 患有出血或凝血障碍疾病者。

2. 有过敏史者。

3. 患有自体免疫性疾病者。

4. 注射部位有感染灶者。

(三) 操作前准备

1. 完善病史询问,既往有无过敏史、有无出凝血异常疾病史等。

2. 签署知情同意书。

3. 术前应向患者做好解释工作,消除患者对疼痛的恐惧感。

4. 核对注射产品,包括药品名、生产批号、生产日期,保留注射产品的产品条码。

5. 术前照相留档。

6. 需要皮试的填充剂,术前做好皮试。

(四) 注射操作

1. 基本原则　不同缺损和畸形注射层次不同,如真皮层、真皮深层、真皮下层、皮下筋膜层,筋膜间隙等。

(1)多数情况下可降解的填充剂注射到真皮层,持久性填充剂多数注射到真皮下层、筋膜层和筋膜间隙或腔内。

(2)单纯真皮层缺损注射到真皮层或真皮下层;筋膜缺损注射到筋膜层;容量性增大注射到筋膜层、筋膜间隙或肌肉间隙;面部皮肤年轻化,多注射到真皮深层、真皮下层或筋膜层。

2. 具体操作

(1)麻醉:在使用注射填充材料之前,可对治疗的区域进行麻醉。

1)神经阻滞:如颏神经、眶下神经、眶上/滑车上神经阻滞效果良好,可以获得面部大面积的麻醉效果。

2)利多卡因局部浸润麻醉:可能会使矫正部位的解剖结构变形,因此存在矫正过度或矫正不足的可能。浸润麻醉中使用肾上腺素可能会减少淤青。

3)也有部分医师在注射填充时,仅在进针口进行少量局部麻醉。

(2)注射

1)注射针头的选择:在很大程度上取决于注射产品的黏度。黏度较低的产品使用30~31G 的针头注射。黏度更高的产品可以通过 30G 的小针缓慢注入,也可以选用较大的28G 针头,注射更容易。

2)注药方式:通常是在退针的过程中采用逆行方式推药,注射方法可以从简单的线性注射、小剂量点状注射到更复杂的方法,例如连续线性注射、扇形注射、交叉注射,以及连续多点穿刺注射。通常情况下,根据治疗的部位联合应用这些方法。

线性注射或隧道注射方法既可以进行皮内注射也可以进行皮下注射,当针头插入到目标位置后,采用退针注射的方式注入填充材料。线性注射最常用于矫正皱纹。然而,当治疗更深的皱褶时,必须在不同层次中进行多次平行的线性注射才能达到所需的体积填充效果。这种方法常用的实例包括眉间皱纹、鼻唇沟、唇部和泪沟等。扇形注射方法由线性注射方法变化而来,只是在针完全从皮肤抽出前向不同的方向再次插入,仍以退针注射的方式注入填充材料;在不同的方向上多次重复这一过程,直到完成充分的矫正。这种方法在颞部填充时特别适用,但也可用于下颌前沟和鼻唇沟的矫正。

交叉注射方法经常用于较大面积区域的矫正,如木偶纹/下颌前沟或面颊下部凹陷。两个互相垂直的扇形注射也是一种交叉注射的形式,这种方法常用于颊部填充。多次将针刺入深部组织并注入小部分填充材料的注射方法被称为点状注射方法。这些注射必须要靠近,以防止产生不规则的外观。

有经验的医师通常将这些方法联合应用。

(3)术前术后拍照:注射前后都需要拍照存档,拍照时角度、光线、患者表情均须一致。

(4)术后注意事项

1)注射填充剂后不可热敷,不可以采取热敷的形式消除脸上红肿或淤青现象。虽然热敷可以促进脸部血液循环,但却会使填充剂的功能以及性质和形状受到影响,所以注射透明质酸后不可以热敷。

2) 注射填充剂后不可冰敷, 填充剂注入体内后, 填充剂需要一个与人体融合的过程, 如果采用冰敷的方式消肿, 会加速填充剂分解的速度, 使效果保持时间缩短。

3) 注射填充剂后 4 小时内保持身体挺直, 因为填充剂注射到体内后, 需要一定的时间与人体融合, 所以在注射填充剂后的 4 小时内, 应保持身体挺直的状态, 这样可以避免填充剂偏移到其他位置。

4) 注射填充剂后 24 小时内避免注射处接触水、化妆品, 避免用手触摸注射填充剂后的伤口。

5) 注射后 1 周内避免脸部按摩, 避免剧烈运动。

6) 注射后忌辛辣刺激食物及烟酒 4 周。

7) 若术后出血疼痛、注射部位发红、肿胀等症状且持续不退或加重, 需及时就医。

(五) 并发症及处理

1. 肿胀和淤青　无论使用的任何填充剂, 注射到任何部位, 在正常注射后 24~48 小时, 注射部位都会出现轻微的肿胀、局部发红现象, 这属于正常情况。淤青也是很常见的并发症, 注射时穿破小血管即可出现淤青, 一般在 1 周内可以自行消退, 不需要特殊处理。如果出现影响外观的表现, 也需要等到肿胀期后才能判断是否为注射过量所致, 再进行处理。

2. 外形不满意　最常见的外形不满意是因为注射过量和变形、移位。注射过量常见的部位是下颌、苹果肌和额头。过尖、过翘的下颌看上去非常"假", 不协调; 过于饱满的苹果肌, 看起来显得胖, 同时会显得僵硬, 没有自然的表情; 过于饱满的额头, 看起来很像"寿星佬"的额头。

常见主要原因: ①注射层次和注射量控制不当; ②重力的影响, 睡觉体位的压迫或者注射初期其他外力因素; ③注射面积过大, 单位面积注射量过多, 容易发生形变。

处理措施: ①如果外观没有太大影响, 可以不用特殊治疗, 等填充剂自行吸收即可; ②如果注射的是透明质酸, 可以通过运动、热敷、按摩等方式加速透明质酸的吸收; ③对于急切想要改善的患者, 视注射填充剂的种类, 进行相应处理, 如透明质酸可通过注射溶解酶来溶解; ④手术取出。

3. 肿块、鼓包、肉芽肿

常见主要原因: ①注射不均匀导致术后即刻或者早期出现皮下肿块; ②注射了不正规的产品, 部分没有批文的非法填充剂在生产过程中会掺杂其他异物或者有细菌残留, 容易产生排异反应, 诱发组织增生形成肿块、鼓包, 甚至肉芽肿。

处理措施: ①如果注射的是透明质酸, 可注射溶解酶溶解, 若溶解后仍有肿块, 像瘢痕一样突起, 可用溶解酶与少量曲安奈德同时注射; ②手术取出。

4. 局部感染　局部的红肿、发热, 甚至脓肿, 严重的可能出现面容损毁。

常见主要原因: 大部分由无菌操作不当引起, 在注射过程中, 表皮的细菌通过针孔进入到皮下, 产生红肿等感染现象。

处理措施: ①局部清创消毒, 溶解或取出填充物, 可注射抗生素; ②如形成脓肿, 需立即清创引流排出, 进行抗感染治疗。

5. 栓塞　栓塞是填充剂注射后的一种严重并发症, 比较少见, 很多美容工作室的操作人员不懂得解剖层次和血管位置, 在注射过程中, 一旦把透明质酸注射到血管内, 可能出现局部组织坏死、视力受损, 甚至威胁生命。大多数累及部位是眉间的注射。

常见主要原因: 主要是注射时, 针头直接刺入较粗的血管内, 填充剂直接注射入血管, 引起栓塞。

避免栓塞的措施：①注射正规的填充剂产品；②了解注射部位解剖结构，小心危险区域；③注射前回抽；④尽量在最小压力下推注；⑤随着注射移动针头，以 0.1~0.2ml 的量递增注射；⑥选用小容量注射器精确注射，使用小针头缓慢注射；⑦必要时使用微型钝针注射；⑧遇到阻力或者患者出现疼痛不适时，应停止注射；⑨经常监测患者情况。

处理措施：①如果是在注射中突发的栓塞，应立即停止注射，进行放血减压处理；②可立即注射溶解酶溶解；③若出现严重栓塞，需要及时进行相应的处理，比如眼科的专科治疗、高压氧治疗、扩血管等；④如果出现皮肤坏死，需进行清创处理，去除坏死组织，并进行抗感染治疗。

（六）操作注意事项

1. 操作前，了解注射部位相关解剖知识，了解注射产品的适应证、禁忌证。了解相关的美学知识，积极与患者沟通，了解患者的诉求，打消患者不切实际的期望。

2. 操作过程中要轻柔，避免暴力操作，注射剂量宁少勿多。

三、填充剂注射术规范检查表

填充剂注射术规范核查见表 3-2-2-1。

表 3-2-2-1　填充剂注射术核查表

项目	内容	是	部分	否
操作前准备	核对患者信息：姓名、性别、年龄、主诉			
	询问患者既往有无过敏史、有无出凝血异常疾病史等			
	明确患者有无注射禁忌证			
	确定患者已签署手术知情同意书			
	术前已照相留档			
	需要皮试的填充剂，术前已做好皮试			
	核对注射产品，包括药品名、生产批号、生产日期，保留注射产品的产品条码			
操作过程	**麻醉**			
	无菌操作			
	神经阻滞麻醉进针位置			
	神经阻滞麻醉进针角度			
	神经阻滞麻醉进针深度			
	注射			
	针头大小、种类的选择			
	注射前回抽			
	注射层次			
	退针的过程中采用逆行方式推药			

续表

项目	内容	是	部分	否
操作过程	合适的注射量			
	对注射材料及注射部位解剖结构充分了解			
	注射材料的主要成分			
	注射材料的特性(包括适用部位、维持时间等)			
	注射过多是否有挽救措施			
	注射部位重要血管、神经的走行			
	注射部位组织结构层次			
	注射部位美学结构特点			
操作后处置	注射后与患者沟通,告知注射效果及注射的剂量			
	交代患者术后注意事项,如注射部位24小时不可接触水,不可冷、热敷,否则有持续疼痛或不适等情况,且影响美容效果			

四、常见操作错误及分析

1. 对注射材料特性了解不清楚,注射针头选择不正确,注射方式不准确。

2. 操作过程中,注意注射进针的层次,准确的注射层次能保证注射的效果、减少并发症的发生。

3. 操作过程中注意观察患者的疼痛情况,异常的疼痛往往是栓塞的表现。

五、相关知识测试题

1. 用透明质酸进行唇部填充时,最常见的并发症是

A. 肿胀和皮肤青紫　　　　　　　　B. 疱疹病毒感染

C. 血管栓塞　　　　　　　　　　　D. 血肿形成

E. 红唇外形不满意

2. 填充材料注射方法中,最安全的是

A. 真皮层注射　　　　　　　　　　B. 插入浅表静脉注射

C. 进针后,边前进边注射　　　　　D. 进针到注射部位,边退边注射

E. 进针后,先注射形成一个皮丘,再形成下一个皮丘

3. 作为注射材料,必须具备的条件包括(多选题)

A. 组织相容性好

B. 无变态反应,非致热原

C. 不致癌,不致畸

D. 无抗原性,不导致免疫及组织相关性疾病

E. 非微生物生存基质

4. 注射填充剂时,用钝针注射的目的在于(多选题)

A. 减少疼痛　　　　　　　　　　　B. 避免误伤血管

C. 避免引起血管栓塞　　　　　　　　　D. 减少组织损伤

E. 易于操作

5. 注射充填的并发症包括(多选题)

A. 血肿　　　　　　　　　　　B. 淤青　　　　　　　　　C. 皮肤坏死

D. 血管栓塞　　　　　　　　　E. 损伤神经

答案: 1. A　2. D　3. ABCDE　4. BCD　5. ABCDE

第三节　水光针治疗

030202

水光针治疗
(视频)

一、概述

水光针治疗,又称间充质疗法、中胚层疗法、美塑疗法,是通过有创的、非常细微的针头或排针将皮肤营养药物注射到皮肤内的一种治疗方式。水光针的主要药物成分是透明质酸,可根据患者皮肤状态,添加肉毒毒素、维生素、促进代谢的美白药物等。

水光针治疗是 1952 年由法国医师 Michel Pistor 提出的,主要原理是直接给深层肌肤提供“养料”。20 世纪 90 年代初,由 Lionel Bisson 推荐在法国、美国医学会承认此项技术。法国卫生部将这种皮肤治疗方法纳入正式的医学治疗项目,法国医学会批准水光针治疗为医学专业技术。21 世纪初,随着国际医疗技术的交流发展,水光针治疗逐渐在我国开展起来。

目前国际美容医学联盟已将水光针治疗纳入美容医学整体学科的大框架之内。起初,该技术可将一些治疗用的药剂混合后,注入患者的中胚层,早期用来治疗一般性的疾病。随着技术的发展,水光针治疗被广泛运用于皮肤美容,主要是保湿补水、改善肤色、收缩毛孔及祛除皱纹等方面。

二、水光针治疗操作规范流程

(一) 适应证

1. 面部细小皱纹　包括额纹、鱼尾纹、法令纹、颈纹等,水光注射对表浅细纹的疗效较好,尤其是下睑处的皮肤较薄,使用填充剂矫正会不自然,而单独肉毒毒素对于静态纹效果不理想。

2. 眼袋、黑眼圈　可改善眼部血液循环不佳导致的黑眼圈症状,缓解眼部皮肤暗淡、干燥,促进局部代谢。

3. 皮肤松弛及弹性下降　对于因弹性缺乏而致的轻度皮肤松弛下垂可起到明显的紧致作用。

4. 痤疮瘢痕　适用于陈旧性痤疮瘢痕而导致的面部凹凸不平。

5. 色素沉着及面部色斑　适用于面部皮肤暗黄、肤色不均、晒斑、黄褐斑等。

6. 油性皮肤及毛孔粗大　可以通畅毛孔,净化和分解油脂,达到收紧毛孔的效果,并能去除多余的厚实角质,使皮肤清爽干净、细嫩。

7. 秃发　能刺激休眠的毛囊进入活动期,可用于早期秃发及斑秃的辅助治疗。

(二) 禁忌证

1. 有皮损或表皮炎症者,应该避开伤口或者等待伤口完全愈合。

2. 心脏病、糖尿病、传染性皮肤病或者其他传染病患者。

3. 瘢痕增生体质者应避免微针水光针治疗。

4. 有金属植入物者。

5. 过敏体质者慎用，或者在小范围试验确认对药物无过敏后可使用。

6. 妊娠期、月经期的女性。

7. 精神病患者。

8. 填充剂注射后者。

(三) 操作前准备

1. 患者的准备

(1)注射者术前摄影，各个角度拍摄。

(2)清洁面部皮肤，外涂表面麻醉药(5% 利多卡因软膏)等待 30~40 分钟，麻醉药表面覆盖塑料薄膜，可有利于药物渗透与吸收。

(3)对麻醉药物过敏者，可在注射部位冰敷 10 分钟后直接注射。

2. 物品(器械)的准备　碘伏消毒棉球、无菌巾、无菌手套、纱布、生理盐水、注射器及注射药物。

3. 操作者的准备　配制注射药物、标记特殊部位。

(四) 操作步骤

1. 面部诊断、确定治疗方案，洁面乳彻底清洁面部，并拍照。

2. 治疗区表面冰敷 10 分钟，疼痛敏感者可酌情使用局部麻醉药软膏 30 分钟，但表面麻醉药外用常会对皮肤产生一定的刺激，故首选冰敷。

3. 面部消毒，铺无菌单，用生理盐水擦拭操作部位。

4. 配药，使用三通或两通管将药物混匀。

5. 将药物抽入注射器，边滴药物边行微针操作，微针滚轮由轻至重在治疗部位滚动、行横、竖、斜多方向“米”字形操作，同一位置通常滚动 8 次。也可以直接将药物注入真皮，打出皮丘，均匀分布，每个注射点用量控制在 0.01ml，问题明显区域可加密注射，可通过单针头微针注射也可以使用多针头自动微针注射枪。但使用注射枪时，需提前开机调节操作参数。

6. 面部涂抹相关原液，修复面膜敷贴 30~40 分钟，治疗后 12 小时可正常使用清水洁面。

7. 一般 7~10 日作为 1 个治疗，6 次为 1 个疗程，通常 2~3 次即可有明显效果，连续 2 个疗程以上效果更佳。

(五) 并发症及处理

1. 疼痛　一般在进针和推药时出现局部疼痛，药物浓度过高、推注速度过快或不均匀可加剧疼痛。

处理措施：尽量选用细小的针头注射(30G 或以上)；注射后局部冰敷；配置药液时避免浓度过高；快速进针、缓慢推注；心理安慰。

2. 瘙痒　一般为局部注射反应或皮肤局部过敏。

处理措施：一般无须治疗，可自行消退；若出现荨麻疹，可口服抗组胺药或外用药物辅助治疗，避免再次注射同种药物。

3. 红斑、血肿　注射点较多,且真皮下血管丰富,局部出血可能形成红斑、血肿,血小板减少、凝血机制异常、毛细血管扩张、月经期等都可能导致局部出血增多形成血肿。

处理措施:避开血管、不要在月经期行水光注射,注射前可预防性冰敷或使用局部麻醉药;若已形成血肿,48小时内局部冰敷,48小时后手法按摩或热敷,促进血肿吸收。

4. 包块、硬结　多由于以下原因导致:①注射时层次选择错误,局部注射过量、过浅;②产品选择不适当;③术后运动较为频繁的区域,如鼻唇沟、颏部的运动都会对注射物产生挤压导致其流动,造成形态不佳。

处理措施:注射时注意少量多次,层次不可过浅,鼻唇沟、颏部等活动度较大的部位可选用肉毒毒素、透明质酸钠联合治疗的方法,注射后局部制动,也可用医用胶带外固定24小时以限制肌肉运动。对于已经出现包块,可采用局部热敷、按摩、射频消融等方式促进吸收,严重者可注射透明质酸酶或手术取出。

5. 水肿　水光注射时,加入肉毒毒素后,在眼周容易出现水肿的情况,大多与肌肉收缩力减低造成淋巴回流能力下降有关。注射透明质酸后,由于透明质酸类亲水性较强,吸水后形成黏弹性的液体引起。少数人会出现较为严重的水肿,一般无发热及疼痛感,无须特殊处理,可自然消退。

6. 变态反应　任何药物都有可能引起变态反应,常见的有肉毒毒素、胶原、透明质酸酶等,属于完全抗原的蛋白质类制剂;也包括少见引起变态反应的透明质酸、羟基磷灰石、聚乳酸、激素等非蛋白质类制剂。

处理措施:

(1)蛋白质制剂注射前行皮肤过敏试验;注射后30分钟内留院观察可及时发现绝大部分的过敏症状并可及时治疗。

(2)对症处理,局部皮疹可口服抗组胺类药物。

(3)出现过敏性休克时,立即停止药物注射并进行抢救。先予以吸氧并保持呼吸道通畅,若出现呼吸道梗阻时,早期予以沙丁胺醇扩张支气管,必要时行气管插管或切开。进行抗休克治疗:肾上腺素0.5mg/次,皮下注射,必要时每隔15分钟重复一次,出现持续低血压或循环衰竭时,需静脉注射1:10 000肾上腺素,并静脉滴注肾上腺素注射液,滴速1~4μg/min。抗休克同时可进行抗过敏治疗:给予糖皮质激素,如地塞米松10~20mg,或甲泼尼龙100~300mg静脉注射。治疗期间,应密切监测生命体征,进行对症支持治疗。

(4)心脏呼吸骤停,立即行CPR、电除颤、复苏用药,联系急诊科室等。

(六) 操作注意事项

1. 注射部位顺序　眉间、额头、眼周、脸颊、嘴角、颏部、下颌缘、颈部、鼻子。

2. 操作深度　由于眼周皮肤最薄,血管丰富,容易出血造成淤青,所以注射时要适当调短针头长度及降低负压。建议女性皮肤操作深度为眼周、口周、颈部0.8mm,额部、脸颊等部位1.0~1.2mm即可;男性皮肤操作深度在1.4~1.6mm之间;操作时负压不可过大,否则容易导致皮肤淤青或色素沉着,皮肤粗厚干燥的部位可以进行重叠注射。

3. 鼻部的处理　鼻部皮肤毛孔粗大伴有"黑头粉刺"者适合水光针治疗,注射时负压调至最大,可有效吸出。

4. 注射后乙醇溶液擦去标记线,注射部位冰敷15分钟,防止淤青。

5. 注射后6小时内不要接触水,24小时内不要使用化妆品。

6. 注射后 2 周内不要饮酒,不吃辛辣刺激食物,避免阳光直射。

7. 有任何异样情况及时告知注射医师。

8. 注射后 1 周、2 周、1 个月、3 个月、6 个月随诊复查。

(七) 相关知识

水光注射器常用的有单针注射器和多针头注射器。单针微针注射器每次注射量可精确控制,一般每次单发注射 0.01ml,2ml 药物可注射 200 点,但是这种注射器在皮肤内的注射深度需要人为控制,操作者需要具备一定的临床经验。近年来使用较多的是多针头自动微针注射枪,可以控制注射深度,更精确均匀地将透明质酸等注射到皮肤的真皮层内。

这种注射枪包括三部分:

1. 可以自动控制的推注系统 通过一个可以控制移动距离的推杆控制单次推注的距离,以精准控制注射量,该推注器可以适用于多种大小不等的注射器。

2. 配备负压吸引的多针头注射头 该注射头可以连接负压管,按压在皮肤之后可以轻轻将皮肤向上吸引,以保证针头刺入的准确深度,该注射器可以安装不同数量的细针头,在注射时插入皮肤内 1.0~1.5mm 的深度,多针头同时注入药物。

3. 电脑控制面板 可以数字化地调整注射量、针刺深度、注射频率等。

多针头自动微针注射枪的优点是可以由机器控制注射深度,尤其在整个面部注射时,可以达到一致的注射深度;每次注射量可以精准控制,如单次 0.01ml,在注射区域中得到均匀分布;注射枪设计符合人体工程学原理,可增加操作者注射的舒适性;针头很细 31G 以下,能减少疼痛和皮肤淤青;多针头同时注射,大大节约操作时间,每次只需要 30 分钟。

水光针的药物配制:主要由无交联的透明质酸钠、A 型肉毒毒素、维生素 C、维生素 B_6、氨甲环酸、胎盘素注射液及富血小板血浆(PRP)等药物和成分组合。它们主要功效见表 3-2-3-1。

表 3-2-3-1 水光针的药物配制

药物及成分	功效
透明质酸钠(无交联)	保湿、补水
A 型肉毒毒素	除皱、嫩肤、收缩毛孔、抑制油脂分泌
维生素 C	促进新陈代谢、抗氧化
维生素 B_6	治疗脂溢性痤疮
氨甲环酸	淡斑、美白
胎盘素注射液	淡斑、美白、抗衰老
PRP、自体脂肪干细胞	淡斑、抗衰老、促进伤口愈合及胶原再生

注:PRP.富血小板血浆。

三、水光针治疗规范操作检查

水光针治疗规范核查见表 3-2-3-2。

表 3-2-3-2　水光针治疗规范核查表

项目	内容	是	部分	否
操作前准备	核对患者信息：姓名、性别、年龄、主诉			
	询问患者既往有无高血压，心、肺、脑疾病等病史			
	询问患者有无服用抗血小板药物、抗凝药物（如阿司匹林、氯吡格雷等）的情况及有无出凝血异常疾病史			
	明确患者有无禁忌证			
	确定患者已签署治疗知情同意书			
	物品（器械）准备：确定相关设备正常，急救药品准备妥当			
操作过程	外用麻醉药是否使用正确			
	水光注射液是否配置合理			
	每点注射深度是否正确			
	每点注射量是否适当			
	注射后是否冷敷			
	注射后情况			
	是否有淤青			
	患者疼痛感是否明显			
	有无过敏			
	有无硬结、包块			
操作后处置	向患者简要介绍治疗情况			
	交代患者术后注意事项、饮食建议			

四、常见操作错误及分析

1. 注射出针时药物外漏，主要常见于单针注射针头出皮肤后，仍用力推注射器或注射器内存在压力，导致药物外漏，造成浪费。

2. 消毒后未用生理盐水擦掉消毒液，注射时消毒液浸入皮肤，导致注射后皮肤刺痛或红肿。

五、相关知识测试题

1. 下列**不属于**水光注射适应证的是

A. 鼻唇沟明显，填充面部凹陷

B. 面部细小皱纹，包括额纹、鱼尾纹、法令纹、颈纹等

C. 皮肤松弛及弹性下降，以及因弹性缺乏而致的轻度皮肤松弛下垂

D. 面部皮肤暗黄、肤色不均、晒斑、黄褐斑等

E. 皮肤干燥、脱皮

2. 下列关于水光注射操作的说法中,**错误**的是

A. 7~10 日为 1 个治疗,6 次为 1 个疗程,一般 2~3 次即可见明显效果,连续 2 个疗程以上效果更佳

B. 修复面膜敷贴 30~40 分钟,治疗后 12 小时可正常使用清水洁面

C. 将药物抽入注射器,边滴药物边行微针操作,微针滚轮由轻至重在治疗部位滚动,行横、竖、斜多方向"米"字形操作,同一位置通常滚动 8 次

D. 每个注射点注射药物量控制在 0.01ml,问题明显区域可加密注射,既可通过单针头微针注射,也可以使用多针头自动微针注射枪

E. 水光注射一次就可以,不需要重复注射

3. 关于水光注射后注意事项,下列说法**不适当**的是

A. 注射完成后由医师均匀按摩塑形或压迫止血,患者不可自行按压

B. 注射后用乙醇溶液擦去标记线,注射处冰敷 15 分钟,防止淤青

C. 注射后注射处 6 小时内不要接触水,24 小时内不要使用化妆品

D. 注射后 2 周内不要饮酒,不吃辛辣刺激食物,避免阳光直射

E. 注射后不可冰敷

4. 关于水光注射后的常见并发症,下列说法**不正确**的是

A. 一般在进针和推药时出现局部疼痛,药物浓度过高、推注速度过快或不均匀可加剧疼痛

B. 水光注射时,加入肉毒毒素后,在眼周容易出现水肿的情况,大多与肌肉收缩力减低造成淋巴回流能力下降有关

C. 注射时注射层次选择错误,局部注射过量、过浅;产品选择不适当;术后运动较为频繁的区域,如鼻唇沟、额部的运动都会对注射药物产生挤压导致其流动,造成形态不佳

D. 任何药物都有可能引起变态反应,常见可引起变态反应的有肉毒毒素、胶原、透明质酸酶等

E. 注射点较多,且真皮下血管丰富,局部出血可能形成红斑、血肿;另外,血小板减少、凝血机制异常、毛细血管扩张、月经期不影响血肿形成

答案:1. A 2. E 3. E 4. E

第四节 点阵射频微针的治疗

点阵射频微针治疗(视频)

一、概述

点阵射频微针(fractional microneedle radiofrequency,FMR)集点阵、微针、射频技术于一体,通过微针机械穿透表皮,将射频能量以点阵模式直接作用于深层靶组织,启动继发性创伤愈合级联反应,刺激胶原新生,促进真皮重建。相对于传统激光技术,FMR 作为射频技术的分支,同一般射频技术一样,不存在色素选择性,从而对于肤色较深的亚洲人群适用范围广泛,基本不损伤表皮。发射模式:通过物理性的针穿刺入皮肤一个固定深度,再进行放电,产生热量,引起局部灶性损伤,而穿刺点间正常表皮及组织作为干细胞库促进创伤愈合过程。根据点阵射频微针的镀膜方式,可分为绝缘性和

非绝缘性两大类型。从器械角度来说，绝缘性微针由于只有深层针体放电，表皮内段针体没有能量释放，原则上能更好地保护表皮。

二、点阵射频微针操作规范流程

(一) 适应证

1. 凹陷性瘢痕：痤疮瘢痕、萎缩纹。
2. 改善皱纹和肤质：适用于毛孔粗大、皱纹、肤质及纹理改善。
3. 改变面部轮廓：改善下颌线，紧致皮肤，提升面部轮廓。
4. 汗腺相关性疾病：腋臭、多汗症。

(二) 禁忌证

1. 绝对禁忌证　有明显的心肺疾病，以及植入心脏起搏器者。
2. 相对禁忌证

(1) 存在脑血管疾病、未控制的高血压疾病。

(2) 精神异常，存在明确精神疾病者。

(3) 妊娠期、哺乳期妇女不推荐进行此治疗。

(4) 在过去 1 个月使用过剥脱性药物治疗者。

(5) 正在使用金属类正畸装置或有金属假牙者，需要告知医师。

(6) 2 周内局部做过注射、填充、皮肤磨削术等者可行试探治疗，如没有异常反应及感受即可正常治疗。

(7) 瘢痕体质的患者需要沟通治疗风险及治疗的必要性。

(三) 操作前准备

1. 患者的准备

(1) 卸妆、面部清洗干净，要求清洁度高，面部不要有残留护肤品或化妆品。

(2) 治疗前取下身上的金属物品。

2. 物品(器械)的准备　设备检测、治疗头准备、透明薄膜、纱布、消毒剂、术后修复药品。

3. 操作者的准备

(1) 术前沟通：核对患者信息，再次沟通患者的诉求、对副反应的接受程度；询问患者既往有无高血压，心、肺、脑疾病等病史，有无服用药物，有无出凝血异常疾病史，有无已有瘢痕存在，有无药物过敏史，有无金属植入物(如假牙或其他)。

(2) 确定患者已签署点阵射频微针治疗知情同意书。

(3) 术前拍照：确定患者已经完成清洁面部，去除面部护肤品或化妆品等，去除全身，尤其是头面部佩戴金属饰品。面部治疗需要采集正面、左右 45° 及局部问题部位的相关照片；颈部、腹部、腋窝等特殊部位，若为完全暴露治疗区及局部问题部位，也要采集相关照片。

(4) 术前麻醉：外用表皮麻醉药物在治疗过程中很重要，直接影响到患者的舒适度、治疗能量选择和后期效果。一定要均匀敷到治疗区，兼顾到发际线、下颌等区域。外用表皮麻醉药视麻醉药的不同而使用时长不同，一般在 30~40 分钟，最好超过 1 小时，以到达较好的表皮麻醉效果。若患者对麻醉药存在过敏情况，如外用药物后出现红肿，应暂停治疗，对症处理。

(5) 清除麻醉药与消毒：清洁患者面部麻醉药，最好采用无色消毒剂进行麻醉药的清洁并且消毒治疗区;保证尽量减少麻醉药及护肤品的残留。避免使用乙醇溶液等刺激性较大的消毒剂。

(四)操作步骤

1. 可在面部侧面及下方等相对隐蔽的区域进行试验性治疗,询问患者的疼痛度,等待1~2分钟,观察红斑反应;如无异常反应,再进行整体治疗。如红斑或不适感比较强烈,则将脉冲宽度缩减10毫秒和/或降低能量;如患者没有红斑或者水肿,则将脉冲宽度增加10毫秒和/或增加能量。循序渐进地进行个体化能量设置。

2. 面部治疗通常建议从非敏感部位开始,最后进行眼周等敏感部位的操作。根据患者不同的需求,可采用不同的能量参数和治疗次数。如果患者需要改变面部轮廓松弛感,需要进行多遍治疗,在韧带分布的面部"锚定区"进行重点治疗。对于颈部治疗区、腹部治疗区,产生色素沉着的可能性大,因此需要适当降低能量。单次治疗覆盖率建议不大于20%,可在一遍治疗后再次重复治疗。

3. 对于腋下多汗症或腋臭的治疗,通常需要更深的治疗深度以及更大的治疗能量,因此患者的痛感也较为严重,建议采用浸润肿胀麻醉。

4. 面部治疗后即刻可以采用含生长因子或其他修复成分的药物或产品进行湿敷;也可以给予红黄光后续治疗,甚至可采用短期外用或口服激素药物来达到减轻炎症反应,促进术后修复的目的。由于大部分情况下,临床治疗效果是依靠于射频的热能机制,不建议给予患者即刻冰敷。

5. 治疗后1周内就可要求患者用冷开水轻柔洗脸,1周后正常洗脸,采用轻柔转圈手法,避免强行过早使痂皮脱落。大部分患者无明显自觉症状,少数会觉得面部有轻度痒感,加强保湿霜使用次数后常可消失。早期可(但非必须)使用3~7日术后面膜,消除红肿,促进痂皮脱落,1周后不再使用术后面膜。

(五)术后副反应及处理

点阵射频微针与其他光电治疗一样,术后的炎症反应控制、促进皮肤修复很重要。但是由于射频治疗中需要适当造成热损伤,故并不建议采用即刻的冰敷作为术后即刻措施。可以采用红黄光促进炎症吸收、中药制剂(如湿润烧伤膏)保护伤口、生长因子溶液即刻湿敷、涂抹生长因子凝胶促进伤口愈合和保湿等来减轻术后反应,缩短术后炎症期,降低术后不良反应出现的概率。

1. 术后延迟性红斑　术后患者注意睡眠,保持心情愉快,可以促进伤口的修复。同时最好采用湿润烧伤膏或生长因子类修复药品,2~3次/d,持续14~28日。注意增加具有修复功能的保湿霜的使用。部分患者超过半年还存在点状光斑印,属于点状延迟性红斑,可以采用强脉冲光或非剥脱点阵激光促进皮肤的恢复。

2. 术后结痂　大部分患者在治疗后会出现点状黑痂,在术后7~14日可以基本脱落。对于超过1个月仍未完全脱落的黑痂,考虑患者术后保湿欠佳。可给予促进痂皮脱落的药物,如湿润烧伤膏。

3. 术后色素沉着　通常出现在术后30日左右,表现为治疗区肤色变黑,可以外用抗氧化产品(如维生素C)淡化色素沉着,也可以采用果酸等治疗加速色素沉着的淡化。

(六)操作注意事项

1. 治疗过程中,手具可以轻度按压在治疗区皮肤表面,但不需要过度压紧,要听到机器提示音后再抬起手具,以免放电不完全。

2. 面部治疗终点,大致可以看到明显的红斑及轻度的水肿,部分区域按压方式不当,可在针眼周围看到点状的表皮发白,局部水肿;部分患者会出现明显的风团样反应,大部分在治疗后1~2小时慢慢消退。

3. 在颈部、腹部等部位治疗时,由于能量降低,各种皮肤终点反应均会降低,一般不宜出现明显的表皮发白,通常在治疗后2分钟内出现稍微延迟的红斑反应即可。但是所采用的设备不同,治疗终点反应会稍有不同。

4. 在治疗腋臭等多汗性疾病时,因为麻醉方式和治疗的层次不同,操作平台不平整,可以将治疗手具紧压在皮肤表面,以保证治疗的深度,同时减少表皮可能的损伤。

5. 绝缘微针从器械设置上能很好地保护表皮,但是由于能量大部分集中在表皮深层或真皮层,肉眼可见的表皮反应较绝缘微针来说,不太明显。所以在进行治疗测试时,建议延长观察时间到5分钟左右,注意观察是否有延迟性风团或红斑出现。采用绝缘微针的治疗时,一旦出现肉眼可见的风团或红斑,往往意味需要下调能量,在存在黄褐斑的患者中应格外注意这一点。

（七）相关知识

点阵射频微针作为一种结合点阵、微针、射频能为一体的设备,其对皮肤的作用的治疗机制目前尚未完全清楚。基础研究显示,该治疗对于基质金属蛋白酶家族、胶原蛋白家族、热休克蛋白家族等都有一定的影响;除了促进皮肤损伤再修复过程,以达到预期的治疗效果以外,其抗炎作用、血管凝固作用,对皮脂腺的影响都被认为在治疗过程中发挥了作用。基于这种认识,点阵射频微针的应用领域不仅局限于瘢痕类疾病、肤质纹理的改善,据报道还可以运用于其他治疗无效的中度以上的痤疮、难治性玫瑰痤疮等。

至于点阵射频微针对于面部轮廓的紧致改善作用,除了对于真皮胶原重建的影响,主要推测是由于对于韧带部分的损伤后修复导致的收紧感及部分对淋巴回流的影响,导致面部有紧致提升的视觉效果。值得注意的是,在针对皮肤质地和面部紧致的治疗中,都发现该治疗的起效时期一般在3~6个月,部分患者会随着时间推移,在1年后还能看到皮肤和轮廓的进一步改善。

三、点阵射频微针治疗规范检查表

点阵射频微针治疗规范核查见表3-2-4-1,并发症情况记录见表3-2-4-2。

表3-2-4-1　点阵射频微针治疗操作规范核查表

项目	内容	是	部分	否
操作前准备	核对患者信息:姓名、性别、年龄、主诉			
	充分沟通,获得患者或其法定代理人签名的知情同意书			
	患者相关指标排查、患者本身清洁、治疗物品(器械)准备及药物准备			
	术前拍照、麻醉、清除麻醉药与治疗区消毒准备			
操作过程	光斑测试,从非敏感部位开始,最后进行眼周等敏感部位的操作			
	根据患者不同需求设定不同能量参数和治疗次数			

续表

项目	内容	是	部分	否
操作过程	**不同治疗部位注意点**			
	治疗面部轮廓松弛,需要进行多次治疗,在面部的韧带"锚定区"进行重点治疗			
	颈部治疗区、腹部治疗区,产生色素沉着的可能性大,因此需要适当降低参数。单次光斑的建议覆盖率不大于20%,可在一次治疗后再次重复治疗			
	腋下多汗症或腋臭的治疗,因为治疗的需求,通常需要更深的治疗深度以及更大的治疗能量,同时患者的痛感也较为严重,建议采用浸润肿胀麻醉			
	密切观察患者的临床表现,以及时应对突发状况			
操作后处置	治疗后可以立刻使用含生长因子或其他修复成分的药物或产品进行湿敷;或给予红黄光后续治疗,采用短期外用或口服激素药物来达到减轻炎症反应			
	不建议给予患者即刻冰敷			
	治疗后1周内可用冷开水轻柔洗脸,2周后正常洗脸			

表 3-2-4-2　点阵射频微针治疗操作术后并发症情况记录表

症状	严重	轻微	无
延迟性红斑			
结痂			
色素沉着			

四、常见操作错误及分析

1. 治疗前未卸妆或未取净金属物品　点阵射频微针操作前应卸妆、面部清洗干净,要求清洁度高,面部不要有残留护肤品或化妆品;一定要取下身上的金属物品,若是佩戴了金属饰品,会干扰射频的磁场均匀性以及稳定性。

2. 能量参数设置不合适　因为各人对治疗反应不同,因此在正式治疗前需在面部侧面及下方等相对隐蔽的区域进行测试光斑,询问患者的疼痛度,观察红斑反应。根据反应进行能量的微调。

3. 患者疼痛　在治疗靶点位于深部时,需要更深的治疗深度以及更大的治疗能量,因此患者的痛感也较为严重,建议采用浸润肿胀麻醉。

五、相关知识测试题

1. 微针射频按微针镀膜方式分为

A. 绝缘微针和非绝缘微针

B. 点阵模式和非点阵模式

C. 单针模式和多针模式

D. 多极模式和非多极模式

E. 单点模式和多点模式

2. 点阵射频微针的适应证**不包括**

A. 凹陷性瘢痕 　　　　B. 生长纹 　　　　C. 毛孔粗大

D. 毛发去除 　　　　E. 面部提升

3. 点阵射频微针治疗术后反应**不包括**

A. 术后结痂 　　　　B. 术后水疱 　　　　C. 术后红斑

D. 术后色素沉着 　　　　E. 术后瘢痕

4. 点阵射频微针治疗起效时间一般为

A. 3~6 个月 　　　　B. 3~6 周 　　　　C. 1~3 周

D. 3~6 年 　　　　E. 1~2 周

5. 对于超过半年未恢复的点阵射频微针治疗后红斑,可采用的治疗手段为

A. 强脉冲光或非剥脱点阵 　　B. CO_2 点阵激光 　　C. 694nm 激光

D. 308nm 激光 　　　　E. 果酸治疗

答案:1. A　2. D　3. B　4. A　5. A

第五节　面部埋线提升术

一、概述

面部埋线提升术,是指通过导针将可吸收生物材料导入人体软组织内,利用其产生的提拉和力学作用,将人体松弛的面部组织复位提升,对抗或矫正皮肤软组织下垂,同时促进胶原形成;而生物材料吸收后能形成人工支持韧带,从而达到防皱去皱、矫正下垂和改善皮肤质地的效果,最后达到预防衰老的目的。

面部埋线提升术最早是由俄罗斯的整形外科医师 Sulamanidze 于 1999 年提出,当时他提出的概念为"缝线提升",后将研究成果发表于美国《皮肤科》杂志。相比于传统的除皱手术,该技术具有伤口较小、术中出血少、手术时间短以及恢复快等优点。

面部埋线提升术现已在整形美容外科中运用得越来越广,其使用的生物膜性材料也不断更新换代,种类日渐繁多,使得软组织的提升效果更为有效和持久。

二、面部埋线提升术操作规范流程

(一) 适应证

1. 面部松弛

(1)肌肉松弛:常见的面部皮肤下垂,有可能是因为面部肌肉缺少锻炼,导致肌肉松弛。

(2)胶原蛋白流失:胶原蛋白的作用包括支撑皮肤弹性,胶原蛋白流失过多常常导致面部下垂。

(3)面部脂肪过少或短期内减肥过度导致皮下脂肪流失,也是导致面部皮肤下垂的重要原因。

2. 眉下垂或位置降低

(1)先天性低眉:出生时眉毛的位置较正常人低,为防止早期视力降低,不得已人为地将

眉抬高,这种现象在黄种人表现较明显。

(2)退行性低眉:老年人随着年龄增大,皮肤中弹性纤维发生且呈进行性退行发展,主要表现在面部皮肤的松垂、前额出现横向皮肤皱纹、眼尾鱼尾纹及眉下垂。

(3)医源性低眉:上睑松弛者进行上睑去皮重睑成形术所造成的低眉后果。

3. 局部(颞部、颧脂肪垫、面颊等)轻度凹陷。

4. 面部细小皱纹、毛孔粗大、鼻唇沟明显,以及肤色和弹性改善。

(二) 禁忌证

1. 手术部位为面部时,面部皮下脂肪量过多或过少;颏下脂肪过多。

2. 作为手术部位的面部、颈部皱纹明显、松弛严重导致赘皮过多,术后容易导致局部皮肤堆积。

3. 手术部位有囊肿性痤疮、银屑病、湿疹、感染等严重皮肤疾病。

4. 近期接受过除皱手术及面颊溶脂术。

5. 短期内接受过大量脂肪填充手术。

6. 患有严重的全身性疾病,如心脏病、高血压、糖尿病等。

7. 正在应用抗凝药物。

8. 对手术效果期望过高的求美者。

9. 有瘢痕疙瘩或瘢痕异常增生史。

(三) 操作前准备

1. 患者的准备

(1)手术前摄影,各个角度拍摄,清洁面部皮肤。

(2)全身麻醉患者,术前禁食 8 小时,局部麻醉患者不需要禁食,保持心情放松。

2. 物品(器械)的准备　碘伏消毒棉球、消毒器械、无菌巾、无菌手套、纱布、生理盐水、注射器、麻醉药。

3. 操作者的准备

(1)术前埋线设计并标记特殊部位。

(2)签署知情同意书,向患者做好解释工作,消除患者的恐惧感。

(四) 操作步骤

1. 悬吊线埋置方法　首先检查评估面部皮肤在站立位的皮肤松弛情况。设计时先从下颌缘正中开始,向额头方向依次设计,之后再以眼角、眉间、法令纹为主的下垂部位进行设计。

术中患者取半卧位,常规消毒铺巾,麻醉起效后按照预先标记的埋置通道,将不同型号和粗细的穿刺针,从发际线边缘进针,在皮下穿行,到达指定穿刺点后再向前推进 1cm。术者用右手将线向前推送同样距离,左手牢固按压针尖末端,将突出于针尖外的倒刺线固定;而后用右手迅速将针抽出,将线留置皮下,用左手轻压埋线区域,使线与组织确切贴合,右手轻轻用力向进针点提升,确定拉紧并无法上提,仔细检查无凹陷与不平后,再进行另一条线的穿刺埋置。线线间距根据具体情况应控制在 1cm 以上,检查调整至双侧对称后,最后剪去皮外多余线,使倒刺线完全埋置皮下。

2. 螺旋平滑线埋置方法　先布线于辅助提拉固定区,平行布线 15~30 根(与悬吊线垂直),线距 1~2mm,若松垂严重或皮下脂肪较少,密度和层次可以增加,位于悬吊线以上平面。

（1）眉间、额中间部：一般十字交叉布线 10~30 根，在悬吊线浅层，若眉间皱纹较重或眉间凹陷明显，可多层重叠布线。

（2）颞部：位于悬吊线浅层，十字交叉布线，根据颞部凹陷情况布 10~30 根线。

（3）下眶区：可以沿着 2 个层次布线，眼轮匝肌眶部和眶部深层以及泪槽韧带表面，共布线 5~8 根，位于眶缘上下 2~3mm 部位；皮下，眼轮匝肌表面，上达眼轮匝肌增厚区（眼台），下至眶颧沟下 3mm 左右，左侧跨越泪槽，右侧跨越睑颊沟下缘，一般布线 8~12 根。

（4）鼻唇沟区：平行于鼻唇沟，在沟的深层（骨膜表面 5~8 根，可重叠）布线，浅层（皮下）在沟内侧布线 2~3 根，正中 1~2 根（鼻唇沟脂肪间隔内侧），垂直于鼻沟视情况斜平布线 8~12 根。

（五）并发症及处理

1. 局部肿胀，皮肤红斑　一般由于术中损伤小血管引起，局部热敷 1 周左右通常可完全吸收，术中局部麻醉药中加入肾上腺素可减少出血。

2. 深部血肿　一般由于术前准备不充分，或者局部未使用止血药物，在术中损伤深部血管引起。处理措施：穿刺抽吸、压迫、引流，必要时行开放清除血肿并止血。

3. 局部紧绷、刺痛感　一般在术后 1 周出现，可自然恢复。应避免短期内局部按摩。

4. 线齿滑脱　早期因为面部剧烈运动造成部分倒刺滑脱或小移位。术后 1 周内应避免过度咀嚼以及大笑等剧烈表情肌活动。

5. 局部不平整、凹凸不平等情况　一般因为走行层次较浅所造成，或穿进了面部支持韧带引起。一般轻度不平整 2~4 周可自行恢复，严重者需要局部穿刺松解粘连，必要时注射透明质酸或自体脂肪矫正。

6. 双侧不对称　由于双侧标记及穿刺层次、埋线数量与方向不同造成。术前不对称者，要充分沟通，拍照留图，避免术后纠纷。轻度者可自行恢复，严重者需加埋线或进行填充治疗。

7. 线头外露，甚至痛性结节　主要原因是远端穿刺点较浅，接近真皮层。处理措施：穿破皮肤，提出线头，剪掉稍多缝线即可。

8. 术后感染　术中未严格无菌操作，或患者本身属于感染高危人群，如糖尿病患者。处理措施：初期全身抗生素治疗，若局部出现小脓肿可穿刺引流，并剪除局部缝线。

9. 神经损伤　一过性神经损伤多见，一般可自行恢复。

（六）操作注意事项

1. 术前询问病史，既往有无高血压、心脑血管疾病，是否服用抗凝药物等，是否有手术禁忌证。查看患者各项检查，如心电图、胸部 X 线片、血常规、凝血功能等检查。

2. 术中操作轻柔，避免损伤大血管、神经，引起较大血肿或神经损伤；严格无菌操作，埋线材料国家正规厂家生产。

3. 术后主要注意事项

（1）术后 24 小时内穿刺伤口禁止接触水，防止伤口感染。

（2）术后通常口服或静脉注射抗生素 3~5 日。

（3）术后可能产生淤青或肿胀，但不影响正常生活。建议术后 48 小时内可以适当冰敷，48 小时后可以适当热敷，但是避免过度冰敷或热敷。

（4）术后 3~5 日避免大幅度的颜面部咀嚼运动或大力按摩。

(5) 术后 1 周内可用漱口水,避免因刷牙摩擦导致的疼痛而加剧肿胀。

(6) 术后 1~2 周内,请勿游泳或按摩,同时避免剧烈运动。

(7) 术后 3 日可口服活血化瘀药物,以促进改善水肿及瘀青情况。

(8) 必要时可进行面部加压包扎 1 周或坚持佩戴弹力套 2 周以上。

(七) 相关知识

1. 面部埋线材料

(1) 聚对二氧环己酮(PPDO)线:属于脂肪族聚醚酯,是对二氧环己酮(PDO)的一种聚合物,广泛应用于生物可吸收手术缝合线。与 PDO 相比,PPDO 在保留其优异的生物相容性与降解性的基础上,还具有更高的抗张强度及更好的持结性能,因此是非常理想的缝合和修复组织的材料。PPDO 的吸收期约 180 日。

(2) 左旋聚乳酸线:以聚左旋乳酸为主要成分,植入体内后经过 6~10 个月缓慢溶解吸收,从而可以持续地刺激手术部位的皮肤,使胶原蛋白再生,改善老化松弛的皮肤和皱纹。术后组织学改变如下:

1) 胶原蛋白及弹性纤维在刺激细胞再生后产生,可以使皮肤保持年轻。

2) 植入可吸收线后无肉芽肿增生,不出现组织坏死,生物相容性好。

3) 增加毛细血管的通透性,有利于改善组织营养。

4) 促进局部微循环发生改变。

5) 激活成纤维细胞的活性。

6) 提升皮肤并起到支撑加固效果。

7) 轻微的提升可导致皮肤紧致。

2. 现有的埋线提升术中常用线

(1) 平滑线:分为 2 种,一种是小规格平滑线,针体 29~27G(针体由细到粗),线号 7~5号;另一种是大平滑线,针体 26~23G,线号 4~3 号。小平滑线的应用范围相对比较广泛,几乎所有面部均可用,如眶下纹、眼角纹、抬头纹、颈纹、脸颊收紧等几乎都可以应用。补针和修饰时基本上都采取小平滑线。大平滑线适用于臀部、胸部、腰腹部,以及身体各个部位。

(2) 螺旋线:是一种特殊材质的线体,它特有的螺旋结构不仅可以有效地控制线体的位置,还能有效进行收线和藏线。应用范围:鱼尾纹、眶下纹、眼袋收紧、法令纹、木偶纹、小细纹、脸颊收紧、眉型提升等。

(3) 麻绳线:是由 2~3 根线撮合而成一种小线体,一般针体 27~25G。它主要应用范围:川字纹、法令纹、木偶纹等比较深者,以及双下颌、脸颊、颈部、胸部、私密、腹部、腰部、臀部收紧者均可用。

(4) 液态填充线:是一种特殊材质的线体,由比较多的细线捆扎成一撮,通常由 12~16 根小线捆扎而成。通常为 25~23G。适用范围:深的法令纹、川字纹、木偶纹、局部线条状断裂。

(5) 隆鼻线:又称为 MISKO 线,分为需要助推器操作和不需要助推器的改良型。适用范围:鼻小柱增高、鼻小柱侧偏修正、鼻翼收紧修正、鼻梁塑性修正等。

(6) 锯齿线:又称"V 线",常见的是"大 V 线"和"小 V 线"。

1) "大 V 线":针体 21~18G,线号 2~0 号,适用抗衰、紧致、提拉。

2) "小 V 线":针体 23~21G,线号 4~3 号,适用眼型、眉型、嘴型、脸颊等轮廓的神态修饰和局部矫正。

(7)双头线：又称提拉线，入针层次为浅筋膜、深筋膜、腱膜、骨膜等。适用于极致抗衰，对松弛下垂比较严重的患者，可用于面部、胸部、臀部，以及腰腹部等部位的操作。

3. 影响埋线提升的因素　埋线的规格大小、植入数量，可吸收线维持时间，植入线的层次（过深或过浅），手术部位皮肤松弛度，手术部位皮肤脂肪肌肉组织肥厚，术后护理。

埋线提升术后配合肉毒毒素注射下颌缘及降口角肌后会增加提升的效果。采取沿着下颌缘左右两侧皮丘式注射肉毒毒素各5~8U，降口角肌左右两侧注射肉毒毒素各2U即可，并嘱1周内禁止用力按摩，以防止肉毒毒素扩散。

三、面部埋线提升术规范检查表

面部埋线提升术规范核查见表3-2-5-1。

表3-2-5-1　面部埋线提升术核查表

项目	内容	是	部分	否
操作前准备	核对患者信息：姓名、性别、年龄、主诉			
	询问患者禁食、禁饮情况			
	询问患者既往有无高血压，心、肺、脑疾病等病史			
	询问有无服用抗血小板药物、抗凝药物（如阿司匹林、氯吡格雷等）的情况及有无出凝血异常疾病史			
	查看患者血常规、凝血功能、心电图及既往检查结果			
	明确患者有无手术禁忌证			
	确定患者已签署手术知情同意书			
	物品（器械）准备：确定手术相关器械、设备正常，监护设备、氧气及急救药品准备妥当			
操作过程	术前设计线是否符合要求			
	操作严格无菌操作			
	动作轻柔、操作规范			
	各部位埋线数量是否合理			
	层次准确			
	双侧对称			
	凹凸不平			
	明显血肿、红斑			
	线头外露			
	局部凹陷			
	神经损伤			
操作后处置	向患者简要介绍手术情况			
	交代患者术后注意事项，及饮食建议			

四、常见操作错误及分析

1. 埋线层次错误 埋线过深或过浅,主要集中在浅筋膜。缝线过深容易损伤血管、神经,导致深层较大血肿,甚至神经损伤;缝线过浅容易看到缝线外形或凹凸不平。

2. 进针和出针点位置错误 若位置较浅,会导致局部可触及结节,甚至造成缝线外露。在操作中若出现这样的情况,可拉出缝线,剪除稍多的缝线,使得进针处皮下无缝线。

五、目前常用训练方法简介

1. 模型训练 可在仿真的面部模型上进行各个区域的术前画线设计,以及各个手术部位的布线情况设计,甚至进行各个层次的进针、出针的训练。

2. 虚拟训练 在计算机软件上进行虚拟训练,可以术前画线、布线设计等。

3. 其他 参加各种会议、培训班进行手术培训和观摩。

六、相关知识测试题

1. 患者,女,55 岁,因"鼻唇沟加深、面部皮肤软组织下垂"门诊就诊,既往有心脏病史,具体用药不详。下一步处理中**不恰当**的是

A. 告知手术风险,患者签字后安排手术

B. 术前行心电图检查

C. 术前行血压测量

D. 常规行血常规检查

E. 常规行凝血功能检查

2. 患者,男,50 岁,因"泪沟明显"门诊就诊。下列埋线提升方案中最合理的是

A. 螺旋平滑线于眼轮匝肌眶部和眶部深层,以及泪槽韧带表面,共布线 5~8 根

B. 十字交叉布线 10~30 根

C. 悬吊线提升

D. 螺旋平滑线布线 10~30 根

E. 麻绳线布线 5~10 根

3. 下列选项中,**不属于**面部埋线提升术常见并发症的是

A. 局部凹凸不平   B. 血肿、红斑   C. 缝线外露

D. 神经损伤   E. 休克

4. 关于聚对二氧环己酮(PPDO),下面说法中**不恰当**的是

A. 聚对二氧环己酮是对二氧环己酮的一种聚合物,属于脂肪族聚醚酯

B. 现在已经不用于面部埋线

C. 180 日左右可吸收

D. 是目前最常用的面部提升缝线

E. 与对二氧环己酮相比,具有更高的抗张强度及更好的持结性能

5. 患者,45 岁。下列选项中,**不属于**面部埋线提升术禁忌证的是

A. 近期有接受过除皱手术或面部溶脂术

B. 面颈部皱纹明显、松弛严重(赘皮过多)

C. 面部有囊肿性痤疮、银屑病、湿疹、感染等严重皮肤疾病

D. 面部皮下脂肪量过多或过少

E. 近期注射过透明质酸

答案 1. A 2. A 3. E 4. B 5. E

第六节 相关技术新进展

一、富血小板血浆在整形美容外科中的应用

(一) 概述

富血小板血浆(PRP)的概念始于20世纪70年代的血液学领域,被用来描述血小板计数高于外周血的血浆。这种富含血小板的血浆主要用于治疗血小板减少症的患者。PRP具有许多特性,可以帮助伤口愈合、减少炎症、促进新生细胞的生长,在随后的20世纪80年代和90年代,PRP开始被用于外科手术,先主要在运动损伤领域应用,后来在心脏、小儿、泌尿、整形外科等均有应用。

随着研究的深入,近些年来PRP在皮肤病学和美容外科的应用引起了人们的重视,主要包括组织再生、伤口愈合、瘢痕修复、皮肤恢复、面部年轻化,以及脱发治疗等。

(二) PRP 操作规范流程

1. PRP 的制备 目前,国际上尚无统一的标准化提取方法。市场上已有多种商业化制备系统,主要包括单采技术、单次离心技术和二次离心技术,可以较为便捷地获取富含高浓度血小板的血浆。这些制备系统的所有的操作都是基于小容量抽取血液和离心的原理。目前应用最多的二次离心制备法简要过程如下:

(1)通过静脉采血到加有抗凝药(如柠檬酸钠溶液抗凝药)的注射器。

(2)将加入抗凝药的血液进行第1次离心,离心后分为3层:贫血小板血浆(platelet-poor plasma,PPP)、PRP 和红细胞层。

(3)清除红细胞并再次进行离心。

(4)去除大部分 PPP 后得到终产物 PRP(混有少量 PPP)。

(5)添加凝血酶或钙剂作为血小板激活剂。

制备过程中有几个因素会影响最终的 PRP 产品,如温度、离心力和离心时间、离心顺序和次数、抗凝药的使用以及活化机制。据报道,更长时间和更强力的离心会将血小板进一步推下沉积层,可能影响生长因子浓度和细胞完整性。去除红细胞层后,额外离心可产生几种不同的血小板制剂。

2. PRP 在整形美容外科的应用进展

(1)脂肪移植:脂肪移植因其能恢复面部轮廓和治疗萎缩性病变而备受关注。血小板制备与自体脂肪转移相结合,可以改善容量维持和减少面部瘢痕。由于脂肪的吸收率问题一直是脂肪移植的一大困扰,添加 PRP 被认为可以延长移植物寿命,从而产生更好的填充效果。当 PRP 与脂肪移植相结合时,伤口愈合、营养支持、血管生成和脂肪源性干细胞增殖都会得到增强。这些发现进一步得到了体外研究的支持,PRP 激活时含有大量的血小板衍生生长因子和转化生长因子 β_1,可以显著促进脂肪源性干细胞增殖和真皮成纤维细胞的增殖。

在面部瘢痕的情况下，与单纯脂肪移植相比，脂肪移植联合PRP在手术后1年可获得更好的轮廓恢复和体积维持。PRP和脂肪移植联合应用表明，PRP对脂肪存活率和伤口愈合率总的来说是有益的。但也有文献报道当PRP与乳腺脂肪移植术相结合时，与传统方法相比没有显示出任何有益的效果；而且在进行乳房脂肪移植时，使用PRP可导致更高的脂肪细胞坏死率，且脂肪移植的总次数没有减少。

（2）面部年轻化：对于面部皱纹、痤疮瘢痕或皮肤光损伤的患者，局部应用和皮肤注射PRP的益处都有明确的研究，但大多数文献为病例报告或病例系列研究，而随机对照试验较少。在所有的研究类型中，通常都没有提到使用的血小板制剂的特定类型。此外，缺乏通用的临床结果指标使得进行有效比较十分困难。尽管存在这些局限性，PRP与皮肤再生手段（如微针或激光）的结合使用正变得越来越流行。激光表面修整或微针穿刺后，皮肤上会形成小孔，可以作为PRP的有效输送途径。Asif等人评估了微针疗法结合PRP的应用效果，发现结合PRP治疗萎缩性痤疮瘢痕的效果更佳。同样，PRP在分次激光表面修整后使用对皮肤整体外观改善更好，红斑和水肿减少。PRP的其他优点包括提高患者满意度、增强皮肤弹性、增加新胶原生长，减少炎症性色素沉着。

（3）整容和除皱术：虽然PRP在美容手术中已显示出改善效果，但PRP在面部除皱方面相关的应用尚未明确。在一个对1 089人次整容患者的研究中，587名患者接受PRP，其余的患者接受肿胀技术，两组间的血肿发生率没有差异。另一项研究证明了相似的结果：作者对除皱术患者单侧应用PRP，与另一侧进行比较，结论是PRP可以减轻整容术后的水肿和瘀斑，但两侧之间没有统计学差异。

（4）少发及脱发治疗：PRP用于脱发已经显示出促进头发再生的巨大潜力，并且学者对男性和女性秃发进行了大量研究。与其他PRP的应用相比，PRP用于脱发的结果是直接的可量化的，使得客观比较结果成为可能。文献中描述了几种将PRP应用于头皮的方法，但没有一致的单一方法来确定PRP的最佳浓度。PRP通过皮下注射或皮内注射的方式应用于患有秃发头皮的所有区域，不同的剂量、频率、治疗持续时间和注射面积均被纳入考虑，注射量通常在0.8~12.0ml之间。一些研究设计了PRP作为毛发移植和毛囊单位提取术辅助手段的良好效果。2017年，Sand等人对17项研究进行了系统回顾，探讨了PRP对头发修复的影响，均显示了积极的效果，但亦有2篇文章描述并没有显著改善。尽管如此，这些研究都指出了PRP在头发修复中的有效性，以及需要多次注射才能获得显著效果。与安慰剂相比，PRP治疗的患者头发生长显著增加，Ki-67（细胞增殖的标志物）水平增加，头发营养不良减少。PRP对脱发患者的作用机制包括促进干细胞分化、激活抗凋亡通路、延长乳头细胞存活时间、刺激促血管生成通路等。

3. 禁忌证及不良反应 PRP是一种日益流行的技术，在整形和美容外科领域的许多方面表现出应用前景。许多创新PRP的应用目前正在接受评估，有多种商业系统提供不同的PRP获取方法，从而产生不同的血小板和生长因子浓度。此外，白细胞、抗凝药和激活因子的存在与否会进一步影响PRP的质量和最终的临床结果也在研究当中。对于PRP的大多数应用目前缺乏标准化的治疗方案，需要多次注射，长期随访数据有限也是目前PRP治疗的一些重要限制因素。但皮肤年轻化和脱发的治疗目前具有较高水平的临床证据。到目前为止，还没有与使用PRP相关的重大副作用的报道，这使得PRP已成为一种安全、廉价和容易获取的，用于各种美学目的的治疗方式。

二、机器人辅助手术

(一)概述

机器人辅助手术精准度高、操作灵活、创伤小、可远程操控,正在逐步取代一些操作困难的外科手术,而且应用范围越来越广。外科手术机器人在整形美容外科的应用及相关研究中也备受关注。对于整形美容外科医师来说,接受这个新的手术平台,探索它的潜在用途,非常重要。

目前使用最为广泛的是达芬奇机器人系统,截至 2012 年,全球就已有 2 000 多台达芬奇手术机器人,每年实施机器人辅助手术超 20 万例次;到 2018 年 11 月,达芬奇机器人在中国已完成了 10 万例次手术。该机器人系统现已经发展到第四代,可为医师提供最大可放大 20 倍的手术部位三维高清视野,拥有 4 个机械臂,可达到 7 个自由度的运动,沿垂直轴 540°和水平轴 180° 旋转,且每个关节活动度都>90°,相对于传统腔镜系统优势十分明显。

(二)机器人操作规范流程

1. 术前准备 机器人各组成部分(成像系统、床旁机械臂系统、外科医师控制台)合理安放位置;正确连接系统各部分,进行系统自检、确认图像、音频信号、数据传递及机械手臂待机状态,预调仪器各参数;机械手臂覆盖无菌保护套;确定各机械手臂位置;调节光源亮度。

2. 术中操作 连接 CO_2 管道,建立气腔环境,置入镜头,依次完成其余穿刺置入,连接机械臂与穿刺器,安装手术器械。

3. 术后整理 取下手术器械和腔镜,去除无菌保护罩,机械臂关节折叠至初始位,关闭系统。

(三)手术机器人在整形美容外科的应用进展

1. 机器人辅助显微外科 2005 年,Katz 等首次在猪模型上进行了达芬奇系统辅助血管吻合术,随后在犬跗骨和股骨血管上进行了吻合术。在这些研究中,他们总结了机器人技术在显微外科三维立体视野和减少生理颤抖方面的积极作用,进一步的动物和人类尸体研究工作也巩固了这一观点。

在一项 22 例游离皮瓣乳房再造队列研究中,利用机器人可以方便地获得长度达 10cm 的血管蒂。另一项使用机器人进行血管吻合的研究表明,与传统方法相比,使用机器人所需的手术时间增加,但与临床前研究一样,使用达芬奇机器人进行微血管吻合术的好处包括消除震颤和运动缩放。最新的临床报道已经有使用机器人进行超显微外科手术的报道。马斯特里赫特大学的研究人员选取了 20 位患有淋巴水肿的女性,一组接受常规手术,另一组在机器人系统辅助下进行手术。结果发现机器人辅助手术组的患者伤口愈合更快,并通过术后随访证实了机器人辅助完成超显微手术的可行性和安全性。该系统在消除震颤方面可以做到外科医师移动操纵杆 1cm,机械臂只移动 0.1mm。

2. 肌皮瓣的获取 按照传统方式,肌皮瓣的获取需要在肌肉所在部位皮肤做较大的切口,而使用机器人获取肌皮瓣可以显著获益,因为微创摘取皮瓣可以显著减小外部可见的伤口瘢痕和继发畸形等问题。背阔肌和腹直肌皮瓣是重建手术中最可靠和最常用的皮瓣,已有多项研究报道成功而安全地通过机器人辅助获取背阔肌或腹直肌肌瓣。在这些研究中,除了取瓣时间这一点外,机器人辅助肌瓣获取都显示出众多的优势,主要表现在:①改善供瓣区的视觉效果;②减少出血;③减轻瘢痕;④减少术后疼痛和住院时间;⑤减少腹壁疝的发生。

3. 经口机器人辅助手术 口腔入口小,咽腔狭窄而不规则,直视下手术操作困难。经口腔和口咽的机器人辅助手术已经成为机器人辅助整形手术的最佳应用。它避免了传统的下颚和唇裂入路,从而能减少术后吞咽、咀嚼、发音功能障碍,甚至是呼吸功能障碍的发生,这得益于机器人设备提供了更好的入路和视野。Bonawitz 和 Duvvuri 描述了使用机器人用于提升和置入皮瓣的良好效果。另一些人则认为使用机器人进行肌黏膜推进皮瓣咽成形术在防止口咽瘘风险和改善功能方面都有很好的效果。

4. 神经修复 在动物模型中,使用机器人辅助的神经修复已被证明在技术上是可行的,并能减少生理震颤和改善手术视野。神经采集也被证明在尸体和动物模型上是可行的。在被确认的临床研究中,机器人辅助已被成功地用于修复臂丛神经、修复交感神经以治疗霍纳综合征、对手掌多汗症进行胸交感神经切除术、修复肿瘤切除后的周围神经等。

（四）禁忌证

1. 严重的心、肺、肝、肾功能不全。

2. 凝血功能障碍或血液疾病。

3. 局部感染。

4. 严重术区组织粘连。

5. 其他不能进行腔镜手术的情况。

机器人辅助手术的主要缺点仍然是高昂的使用费用和设备维护费用。在机器人辅助外科技术为外科手术带来革命性进步的同时,也应注意把握此类手术的适用指征,避免不适宜地扩大应用范围,带来不必要的浪费,增加患者的负担。

三、虚拟现实技术

（一）概述

虚拟现实（virtual reality,VR）和增强现实（augmented reality,AR）是混合现实的一类技术。计算机处理、运动跟踪传感器和人机交互技术的进步有助于实现空间数据捕获技术、三维模型或图形的渲染,以及视觉投影之间复杂的相互作用。许多 VR 和 AR 系统使数字内容能够投射到身体表面或通过头戴式设备实现可视化。外科模拟,结合视觉和触觉反馈以促进技术的熟练已被应用在许多外科领域。现实中,物理和数字世界的混合,可以提高手术体验,带来更高的精确度、准确性和效率。该类技术种类繁多,操作规范及使用方法主要参照各产品的使用说明。由于只是为术者提供更真实的感受,所以无明确禁忌证及不良反应。

（二）虚拟现实技术在整形美容外科应用进展

1. 术前设计的应用

（1）通过术前 VR 图像规划和评估术后结果,如鼻整形、颅颌面手术等。

（2）模拟手术条件:Eckardt 等使用手术模拟计算金属模板的配置,以获得腓骨移植的最佳轮廓。Ikawa 等证明 VR 技术可用于创建钛网托,用于下颌骨重建,术后使用虚拟现实数据制作个性化的义齿,改善功能性咬合和美观。Xie 等人开发并使用了一个虚拟现实系统,用于模拟和术前规划困难的截骨术和肌骨融合手术,该仿真系统使用快门式眼镜来显示虚拟手术,并允许交互和进行手术决策。

（3）指导儿童颅面手术：因为传统成像的分辨率有限，使儿童解剖结构空间关系难以可视化。Seruya 等人利用虚拟三维模型来指导颅缝手术，发现 VR 可以提高该手术的效率、精度和准确性。Landes 等人在流产的胎儿中比较虚拟现实程序创建唇、腭和腭咽发育解剖学的三维重建能力。

（4）探测穿支血管：该应用基于计算机断层血管造影引导下三维虚拟重建绘制皮瓣穿支，如股前外侧皮瓣和腹壁下动脉穿支皮瓣。

（5）测量乳房容积：Vos 等人利用 VR 系统从 MRI 图像中呈现患者乳腺肿瘤的三维全息图，并可以对肿瘤进行详细的观察和体积测量。并在随后的手术中，通过使用虚拟现实技术更好地识别肿瘤和乳腺组织。

2. 术中工具　VR 引导下的截骨术被发现在任何给定的轴线上，平移误差均<1.5mm，旋转误差<3°；与传统技术相比，AR 引导下截骨线的误差显著减少。在儿童颌面外科中，Doscher 等人成功利用 VR 引导下颌骨牵张成骨；其他小组也证明了 AR 在牵张器放置中的实用性。Mitsuno 等人证明，虚拟三维人脸模型可在术中使用头戴式显示器上进行叠加，以便比较和评估面部对称性。虚拟现实技术还与机器人辅助手术和内镜手术相结合。如 CT 图像和三维模型被实时叠加在术中内镜视频上，以指导外科医师识别有受伤风险的解剖结构。为了便于术中皮瓣的监测，AR 被用来在皮肤上叠加吲哚菁染料血管造影图像。

3. 帮助外科医师进行操作训练　VR 技术在当今发展最快的应用之一就是外科训练。Vartanian 等人利用从尸体上获取的轴向图像开发了鼻子的虚拟模型，用户可以戴着虚拟现实眼镜互动。Smith 等人通过编辑尸体的二维组织学切片，创建了面部软组织的精确三维模型；随后，作者使用该模型开发了交互式外科教学动画，演示辅助颧骨抬高、表面肌肉腱膜系统除皱术和面部老化过程中的操作。Tolsdorff 等人开发的交互式虚拟现实仿真系统用于鼻窦手术，利用由力反馈触觉设备控制的虚拟内镜提供更真实的模拟。Dayan 等人使用 VR 模拟咽鼓管解剖，辅以计算机动画来说明咽鼓管扩张的机制及其在腭裂修复中的意义。Raposio 等人开发了一个三维虚拟模型，使用患者的 MRI 和 CT 扫描并在头戴式显示器上显示，这个模型可以用在虚拟现实中充当电子刀的触针来进行解剖。随着虚拟解剖的进行，骨和软组织可以被移除，以便查看底层结构。